デンタルスタッフの口腔衛生学・歯科衛生統計

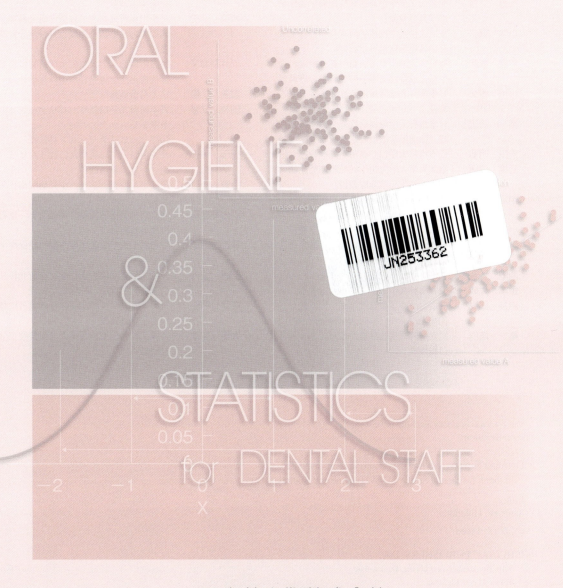

医歯薬出版株式会社

● 執　筆（執筆順）

泉福　英信	国立感染症研究所細菌第一部室長
小川　祐司	新潟大学大学院医歯学総合研究科口腔健康科学講座予防歯科学准教授
佐藤　　勉	日本歯科大学東京短期大学歯科衛生学科教授
粟野　秀慈	九州歯科大学口腔機能学講座クリニカルクラークシップ開発学分野教授
相田　　潤	東北大学大学院歯学研究科国際歯科保健学分野准教授
安藤　雄一	国立保健医療科学院統括研究官
植田耕一郎	日本大学歯学部摂食機能療法学講座教授
中山　渕利	日本大学歯学部摂食機能療法学講座助教
天野　　修	明海大学歯学部形態機能成育学講座解剖学分野教授
小関　健由	東北大学大学院歯学研究科口腔保健発育学講座予防歯科学教授
於保　孝彦	鹿児島大学大学院医歯学総合研究科発生発達成育学講座予防歯科学分野教授
小川　智久	日本歯科大学附属病院総合診療科2准教授
原　　節宏	日本歯科大学附属病院総合診療科准教授／顎関節症診療センターセンター長
吉田　明弘	松本歯科大学口腔細菌学講座教授
髙橋　信博	東北大学大学院歯学研究科口腔生物学講座口腔生化学分野教授
中尾　龍馬	国立感染症研究所細菌第一部第六室主任研究官
小方　頼昌	日本大学松戸歯学部歯周治療学教授
岸　　光男	岩手医科大学歯学部口腔医学講座予防歯科学分野教授
西田　　互	にしだわたる糖尿病内科院長
金本　大成	昭和薬科大学微生物学研究室教授
岩井　武尚	慶友会つくば血管センター・認定NPO法人バージャー病研究所所長
秦　　浩信	国立病院機構北海道がんセンター歯科口腔外科
伊藤　博夫	徳島大学大学院医歯薬学研究部予防歯学分野教授
野村　義明	鶴見大学歯学部探索歯学准教授
五味　一博	鶴見大学歯学部歯周病学講座教授
長野　孝俊	鶴見大学歯学部歯周病学講座准教授
薄井　由枝	東京医科歯科大学非常勤講師
小島　美樹	梅花女子大学看護保健学部口腔保健学科教授
嶋﨑　義浩	愛知学院大学歯学部口腔衛生学講座教授
景山　正登	景山歯科医院院長
有川　量崇	日本大学松戸歯学部社会歯科学系公衆予防歯科学准教授
武内　博朗	武内歯科医院理事長／鶴見大学歯学部探索歯学講座
岩渕　博史	神奈川歯科大学大学院歯学研究科顎顔面機能再建学講座顎顔面外科学分野准教授
沢井奈津子	神奈川歯科大学大学院歯学研究科顎顔面機能再建学講座顎顔面外科学分野
富永　　燦	富士見台歯科院長
田村　文誉	日本歯科大学口腔リハビリテーション多摩クリニック口腔リハビリテーション科教授
児玉　実穂	日本歯科大学附属病院口腔リハビリテーション科講師
上野　尚雄	国立がん研究センター中央病院歯科医長
宇佐美雄司	国立病院機構名古屋医療センター歯科口腔外科医長
森崎市治郎	梅花女子大学看護保健学部口腔保健学科教授
齋藤　俊行	長崎大学大学院医歯薬学総合研究科社会医療科学講座口腔保健学教授
葭原　明弘	新潟大学大学院医歯学総合研究科口腔保健学分野教授
大島　克郎	日本歯科大学東京短期大学歯科技工学科教授

This book was originally published in Japanese under the title of :

Dentaru Sutaffu no Kōkūeiseigaku・Shikaeiseitōkei
(Textbook for Dental Staff — Oral Hygiene and Statistics)

Editor:
Senpuku, Hidenobu

© 2018 1st ed.

ISHIYAKU PUBLISHERS, INC.
　7-10, Honkomagome 1 chome, Bunkyo-ku,
　Tokyo　113-8612, Japan

Preface

序文

　本書は，基本的な知識に加え，現代の歯科医療に沿った新しいエッセンスを取り入れた最新の歯科衛生士学生用のテキストである．大学教員に加え，最先端の歯科医療を導入している臨床歯科医や臨床衛生士にも執筆をお願いし，現在および今後必要となる口腔衛生学・歯科衛生統計をよりわかりやすくまとめた．また，歯科衛生士学生のみならず，歯科医療に携わるデンタルスタッフにも活用できる．

　現在の日本は，感染症，気象変動，経済の変化，情報網の発達，人口，少子高齢化，外国人の流入などさまざまな変化に直面している．歯科医療従事者は，これらにいち早く対応できる歯科医療を提供しなければならない．口腔衛生学を正しく学ぶこと，歯科衛生統計を正しく理解することは，歯科衛生士として活動していくために重要なことであり，かつ要となる．

　福沢諭吉は，「学問の要は活用にあるのみ．活用なき学問は無学に等し」という言葉を残した．まさに本書は，この言葉を実践するための知識や技術を学ぶためにうってつけのテキストである．

　2020年のオリンピック，また2025年にかけて日本は「団塊の世代」の超高齢社会に伴う医療システムの変革期を迎える．これまで受けられた「当たり前の医療」の形が，さまざまな理由で変わっていくことが予想され，世界における日本の歯科医療がより注目され，その情報は一瞬のうちに世界中を駆け巡ることであろう．わが国では実際の医療の質と比べ，「受けられる医療に満足していない」人が多いことが指摘されている．患者と医療従事者の信頼関係が満たされない限り，医療は成立しない．医療従事者の能力，誠意がより必要となり，常に歯科衛生士として試されることになる．

　本書は，口腔衛生学・歯科衛生統計を学ぶことを通じて，歯科衛生士が患者との信頼関係のもとに歯科医療を施せる一助になると確信している．また，歯科衛生士としての将来像を描くにも最適であろう．

　著者一同，歯科衛生士学生に本書をぜひ活用していただき，新しい時代の幕開けに備えられることを願っている．

2018年1月

泉福 英信

デンタルスタッフの 口腔衛生学・歯科衛生統計
CONTENTS

序章　口腔衛生学とは………1

1章　口腔保健と公衆衛生………2

I 口腔保健……………………………………2
1 国際社会情勢………………………………2
　1-世界保健機関（WHO）の口腔保健戦略 ···· 2
　2-持続可能な開発目標と口腔保健 ……… 3
2 口腔疾患の世界における概要 ……… 4
3 口腔保健調査とサーベイランス ……… 5
　1-WHO口腔診査法 ……………………… 5
　　COLUMN WHO STEPS ……………………… 5
　2-サーベイランス ……………………… 5
II 公衆衛生 ……………………………… 6
1 先進国と開発途上国 ……………… 6
2 地球温暖化 ………………………… 7
　1-地球環境の変化とその影響 ………… 7
　2-地球規模の環境問題 ……………… 7
　3-地球環境保全のための国際的な取り組み
　　 ……………………………………… 7
　4-地球温暖化 ………………………… 8

3 生活環境 …………………………… 8
　1-空気と水 …………………………… 8
　2-温熱環境と気候 …………………… 10
4 人口 ……………………………… 11
　1-人口静態統計 ……………………… 11
　2-人口動態統計 ……………………… 14
　3-平均余命と平均寿命 ……………… 14
　4-健康寿命 …………………………… 14
5 公害と放射線対策 ……………… 15
　1-公害の概念と歴史 ………………… 15
　2-わが国の公害行政 ………………… 15
　3-大気汚染 …………………………… 15
　4-水質汚濁 …………………………… 16
　5-騒音，振動，悪臭，地盤沈下，
　　土壌の汚染 ………………………… 16
6 少子高齢化 ……………………… 17

2章　歯科疾患の疫学と歯科保健統計………19

I 口腔の健康状態と保健行動の評価指標……19
1 口腔健康状態 ……………………… 20
　1-口腔診査が必要なもの ……………… 20
　2-口腔診査が必要ないもの …………… 29
2 口腔保健行動 ……………………… 29
II 口腔保健に関する主な政府統計と地域統計
　…………………………………………… 30
1 政府統計 …………………………… 30
　1-政府統計総論 ……………………… 30
　2-政府統計各論 ……………………… 31

2 地域ベースの統計の活用例 ……… 42
III 疫学的方法 ……………………… 43
1 疫学とは …………………………… 43
2 疫学における病因論 ……………… 43
3 疫学調査の方法 …………………… 44
　1-記述疫学 …………………………… 44
　2-分析疫学 …………………………… 44
　3-介入疫学 …………………………… 44
4 スクリーニング …………………… 46

Ⅳ データの分析方法 ……………………… 47	3-相関 ………………………………… 48
1 データのまとめ方 ……………………… 47	2 データの分析の実際と検定 …………… 49
1-データの分類と尺度 ……………… 47	1-基礎統計量の集計 ……………… 49
2-データのバラツキと代表値 ……… 47	2-検定 ……………………………… 50

3章　歯・口腔の基礎知識 ……… 54

Ⅰ 口腔機能の役割 ………………………… 54	1 歯石 ……………………………………… 72
Ⅱ 口腔の基本構造 ………………………… 55	1-歯肉縁上歯石 …………………… 72
1 口腔 ……………………………………… 55	2-歯肉縁下歯石 …………………… 72
1-口腔前庭 ………………………… 55	3-歯石の構成 ……………………… 73
2-固有口腔 ………………………… 56	2 歯周ポケット …………………………… 73
2 舌 ………………………………………… 56	1-定義 ……………………………… 73
3 口蓋と口峡 ……………………………… 57	2-歯周ポケットの測定 …………… 73
4 唾液腺 …………………………………… 57	3-治療の必要性 …………………… 74
5 歯 ………………………………………… 58	4-歯周ポケットの全身への影響 … 74
1-歯の役割と形 …………………… 58	Ⅸ 摂食嚥下機能とその障害 ……………… 75
2-歯列 ……………………………… 58	1 先行期（認知期） ……………………… 75
3-歯の交換 ………………………… 59	2 準備期（咀嚼期） ……………………… 75
4-歯槽とその周囲の構造 ………… 59	3 口腔期（嚥下第一期） ………………… 76
5-歯の構造と歯周組織 …………… 59	4 咽頭期（嚥下第二期） ………………… 77
Ⅲ 口腔・顎顔面の発生と成長 …………… 61	5 食道期（嚥下第三期） ………………… 77
1 口腔の発生 ……………………………… 61	Ⅹ 発声と構音 ……………………………… 78
2 顎顔面の発生 …………………………… 61	Ⅺ 痛み ……………………………………… 79
3 口腔・顎顔面の成長 …………………… 62	1 痛みとは ………………………………… 79
Ⅳ 口腔粘膜 ………………………………… 62	2 歯・歯周組織・口腔に生じる侵害受容性
1 口腔内の部位の名称と粘膜の特徴 …… 62	疼痛 ……………………………………… 80
2 粘膜の異常像 …………………………… 63	1-歯髄炎による痛み ……………… 80
Ⅴ 唾液 ……………………………………… 64	2-歯に生じる炎症性の痛み ……… 80
Ⅵ 口腔細菌叢（口腔フローラ） ………… 66	3-歯周組織に生じる歯周炎による痛み … 80
Ⅶ 歯の付着物・沈着物 …………………… 69	4-その他の口腔に生じる炎症性の痛み … 81
1 ペリクル（獲得被膜） ………………… 69	5-歯が原因ではない歯の痛み
2 色素沈着物 ……………………………… 70	（非歯原性歯痛） ……………… 81
1-外因性着色 ……………………… 70	3 歯・歯周組織・口腔に生じる神経障害性
2-内因性着色 ……………………… 71	疼痛 ……………………………………… 81
3-その他の着色 …………………… 72	4 歯・歯周組織・口腔に生じる心因性疼痛 … 81
3 食物残渣 ………………………………… 72	Ⅻ 顎関節 …………………………………… 82
4 マテリア・アルバ（白質） …………… 72	1 顎関節とは（一般の関節との違い） … 82
Ⅷ 歯石，歯周ポケット …………………… 72	2 顎関節の動きと下顎の運動の関係 …… 83

4章　口腔疾患の成り立ち……85

I　う蝕……85
1　う蝕病因論の変遷……85
2　う蝕関連細菌……85
- 1-S. mutans および S. sobrinus の性状……86
- 2-ミュータンスレンサ球菌の病原性……87
- 3-その他のう蝕関連細菌……88

3　バイオフィルム……89
- 1-バイオフィルム……89
- 2-バイオフィルムの形成機構……89
- 3-バイオフィルム感染症……90

4　バイオフィルム（歯肉縁上プラーク）の糖代謝……90
- 1-バイオフィルム（歯肉縁上プラーク）の糖代謝……90
- 2-生態学的プラーク説……92
- 3-糖代謝からみたう蝕予防……93

5　う蝕の発症……94
- 1-宿主要因……94
- 2-環境要因……95

6　う蝕と歯髄炎……97
- 1-う蝕……97
- 2-う蝕の進行……97

II　歯周病……99
1　歯周病原性細菌……99
- 1-歯周病における歯周病原性細菌の位置づけ……99
- 2-正常な歯肉溝と歯周ポケットにおける菌叢の違い……99
- 3-歯周病原性細菌とその病原発現……100
- 4-歯周病原性細菌と抗菌薬……100

2　バイオフィルム……101
- 1-バイオフィルムの形成過程……101
- 2-バイオフィルムの薬剤抵抗性を考慮した形成阻害法……101
- 3-バイオフィルムと誤嚥性肺炎……102

3　歯肉炎（歯肉病変）……103
- 1-プラーク性歯肉炎……104
- 2-非プラーク性歯肉病変……104
- 3-歯肉増殖……105
- 4-薬物性歯肉増殖症……105
- 5-遺伝性歯肉線維腫症……105

4　歯周炎……106
- 1-慢性歯周炎……106
- 2-侵襲性歯周炎……107
- 3-遺伝疾患に伴う歯周炎……107

5　歯根膜炎……107
6　智歯周囲炎……108
7　インプラント周囲疾患……108

III　口臭……108
1　口臭の分類……108
2　原因……109
- 1-唾液分泌量の低下……109
- 2-歯周病……110
- 3-舌苔……110

3　口臭の検査法……110
- 1-官能検査……111
- 2-口臭測定器……111

4　口臭への対処法……111

IV　口腔粘膜疾患……112
1　口腔粘膜疾患の種類……112
- 1-口内炎……112
- 2-口腔カンジダ症……112
- 3-角化性病変……114
- 4-腫瘍性病変……115
- 5-口腔がん，口腔扁平苔癬，口腔白板症の予防……116

V　顎関節症……116
1　顎関節症とは……116
2　顎関節症の原因……117
3　顎関節症の治療……118

VI 全身疾患と口腔への関連性 …………118
1 糖尿病 …………118
1-糖尿病の定義 …………118
2-糖尿病の患者数 …………118
3-糖尿病の分類 …………119
4-糖尿病と歯周病の深い関係 …………119
5-歯科外来における糖尿病患者への注意点 …………120
2 心疾患 …………120
1-感染性心内膜炎 …………121

3 バージャー病 …………123
1-歴史と病因 …………124
2-病態 …………124
3-診断基準 …………125
4-治療と予後 …………125
5 がん …………125
1-口腔のがん …………125
2-全身のがん …………126
3-がん治療が口腔に及ぼす影響と口腔管理について …………126

5章　口腔疾患とその関連疾患の予防 …………129

I 予防の概念 …………129
II う蝕の予防 …………130
1 う蝕のリスク因子 …………130
1-宿主と歯の要因 …………130
2-食事の要因 …………131
3-微生物の要因 …………131
4-社会的決定要因，その他の要因 …………131
2 う蝕リスクの検査 …………131
1-歯の状態の検査 …………131
2-う蝕活動性試験 …………132
3-問診 …………133
3 フッ化物によるう蝕予防の方法 …………133
1-フッ化物によるう蝕予防の歴史 …………133
2-フッ化物の摂取と代謝 …………133
3-フッ化物の局所応用によるう蝕予防 …………134
4-フッ化物の全身応用 …………135
5-フッ化物によるう蝕予防機序 …………135
6-過量なフッ化物による為害作用 …………136
4 う蝕予防におけるプラークコントロールの意味 …………136
1-物理的プラークコントロール …………136
2-化学的・生物学的プラークコントロール …………137
5 食生活習慣とう蝕予防 …………137
6 う蝕リスクの評価・判定と予防 …………138

III 歯周病 …………139
1 歯周病のリスク因子 …………139
1-細菌因子 …………139
2-宿主関連因子 …………140
3-環境関連因子 …………140
4-咬合因子 …………141
2 歯周病の検査，健診 …………141
1-歯周病の検査 …………141
2-歯周ポケットの検査 …………141
3-歯の動揺度 …………142
4-コンタクトの検査 …………142
5-プラークの付着状態の検査（O'LearyのPCR） …………143
6-根分岐部病変の検査 …………143
7-診査の記録 …………144
8-診断基準 …………144
9-歯周病の健診 …………145
3 歯周病予防におけるプラークコントロール …………146
1-口腔の清掃部位からみたプラークコントロール …………146
2-歯周病の予防手段と処置 …………146
Column PMTC (Professional Mechanical Tooth Cleaning) …………150
3-デブライドメントのスキル〜エキスプローラーを用いた触診 …………151

4 歯周病を予防する薬剤 …………………151	Ⅳ 口腔疾患に関連した全身疾患の予防 ……154
1-歯磨剤 …………………………… 151	1 う蝕, 歯周病予防と全身疾患 ……………154
2-抗菌薬 …………………………… 152	1-口腔疾患と生活習慣 ……………… 154
5 喫煙の影響と禁煙支援 ……………………153	2-口腔疾患と全身疾患 ……………… 155
1-喫煙と歯周病との関連性 ………… 153	2 口腔健康管理と全身疾患 …………………155
2-喫煙が歯周組織に与える影響 …… 153	1-要介護高齢者の口腔健康管理 …… 155
3-喫煙が関連する歯周病の臨床所見 … 153	2-長期入院患者の口腔健康管理 …… 157
4-歯周病に対する禁煙の効果 ……… 153	3-周術期口腔機能管理 ……………… 157
5-日常臨床での禁煙支援 …………… 153	

6章　口腔ケアの実践 ……… 159

Ⅰ 歯および歯肉のケア ………………………159	2 可撤性補綴装置のケア ……………………168
1 口腔ケアを始める前に ……………………159	3 インプラントのケア ………………………170
2 ブラッシング ………………………………161	Ⅲ 舌のケア（舌苔の除去） …………………172
3 ブラッシング方法の具体例 ………………161	Ⅳ 歯肉, 舌以外の口腔粘膜のケア …………173
4 フロッシング ………………………………161	Ⅴ 唾液分泌 ……………………………………174
5 歯間ブラシ …………………………………164	1 刺激唾液の検査 ……………………………175
6 ブラッシングの順序 ………………………165	2 安静時唾液の検査 …………………………175
7 化学的清掃法 ………………………………165	3 唾液が減少している場合の対処法 ………176
8 実際の歯や歯肉のケア ……………………165	Ⅵ 咬合 …………………………………………177
Ⅱ 修復物および補綴装置のケア ……………166	
1 固定性補綴装置および充塡物・修復物の	
ケア …………………………………………168	

7章　食と健康 ……… 181

Ⅰ 咀嚼機能と食物摂取 ………………………181	Ⅲ 歯科補綴治療と栄養・保健指導の実践 ……186
1 咀嚼の意義 …………………………………181	1 咀嚼機能低下と NCDs の関係 ……………186
2 食事摂取と健康寿命 ………………………181	1-咀嚼機能低下と糖質偏重食 ……… 186
3 咀嚼機能と栄養状態 ………………………182	COLUMN 咀嚼機能を測定・評価するシステム
Ⅱ 健康と栄養 …………………………………183	―グルコセンサー― …………………187
1 栄養と食事摂取基準 ………………………183	2-咀嚼機能低下とタンパク質・ビタミン・
2 食物の消化と栄養素の代謝 ………………184	ミネラル低栄養 …………………… 187
3 栄養の現状と課題 …………………………185	2 歯科補綴における保健指導の重要性 ……188
	3 オーラル・フレイルと NCDs の予防で
	健康寿命の延伸へ …………………………188

8章 院内感染対策・医療安全……190

I 感染症……190
1 ウイルス感染……190
- 1−ウイルスとは……190
- 2−歯科医療で気をつけるウイルス……190

2 多剤耐性菌……191
- 1−メチシリン耐性黄色ブドウ球菌……192
- 2−バンコマイシン耐性腸球菌……192
- 3−カルバペネム耐性腸内細菌科細菌……192
- 4−多剤耐性アシネトバクター……193

3 昆虫……193

II スタンダードプレコーション……193
1 手洗い……193
- 1−手洗いの重要性……193
- 2−手洗いの分類……194
- 3−手洗い時の注意……195

2 ディスポーザブル，ラッピング……195
- 1−ディスポーザブル製品……195
- 2−ラッピング……196
- 3−マスク，ゴーグル，グローブ……196
- 4−適切な器具の取り扱い……199

III 滅菌，消毒，洗浄……202
1 滅菌……202
- 1−高圧蒸気滅菌……202
- 2−低温プラズマ滅菌……202
- 3−エチレンオキサイドガス滅菌……202

2 消毒……203
- 1−薬液消毒……203

3 洗浄……204
- 1−洗浄剤……204
- 2−用手洗浄……204
- 3−超音波洗浄器……204
- 4−ウォッシャーディスインフェクター……204

IV 診療室における洗浄，滅菌，消毒の流れ……205
1 器械・器具の滅菌の流れ……205
- 1−洗浄における注意点……205
- 2−滅菌・消毒における注意点……205

2 エアタービン，マイクロモーターハンドピースの滅菌の流れ……206

V ワクチン……206
1 B型肝炎ワクチン……206
2 インフルエンザワクチン……206

VI 医療廃棄物の処理……207
1 感染性廃棄物と非感染性廃棄物……207
2 一般廃棄物と産業廃棄物……207
3 感染性廃棄物の管理……207
- 1−分別・梱包……207
- 2−施設内における保管……209
- 3−表示……209
- 4−処理……210

4 在宅医療廃棄物……210

9章 特別な支援が必要な人への歯科保健……211

I 妊婦……211
1 口腔内の状況……211
2 口腔保健管理……212
3 歯の形成に必要な栄養学的知識……213
4 妊婦自身の口腔保健管理……213
5 口腔保健管理の受け方に関するアドバイス……213
- 1−歯科治療……213
- 2−放射線検査……213
- 3−歯科麻酔……213
- 4−薬物投与……214

II 造血幹細胞移植患者……214
1 造血幹細胞移植とは……214
2 造血幹細胞移植と口腔に関連する諸問題……214
3 造血幹細胞移植の治療ステージに合わせた口腔衛生管理……215
- 1−治療前……215
- 2−移植治療中……216

3-移植治療後 …………………………216
Ⅲ AIDS 患者 ………………………………217
１ 疾患の知識 ………………………………217
　　1-AIDS とは ……………………………217
　　2-HIV 感染症の状態を示す臨床検査値 …217
　　3-HIV 感染症の自然経過 ………………218
　　4-IIIV 感染者数の動向 …………………218
　　5-HIV 感染様式 …………………………218
　　6-HIV 感染症の治療 ……………………218
２ HIV 感染者・AIDS 患者の歯科医療における
　　配慮 ………………………………………219
　　1-歯科診療における感染対策 …………219
　　2-HIV 感染者の歯科診療 ………………219
　　3-HIV 関連口腔症状の対応 ……………219
Ⅳ 障害のある人の歯科保健 ………………221
１ 身体障害と口腔衛生 ……………………221
　　1-身体障害と口腔衛生の問題 …………222
　　2-口腔ケア ………………………………222
　　3-摂食嚥下障害 …………………………222
　　4-障害児・者の歯科医療と口腔衛生 …223
２ 知的能力障害と口腔衛生 ………………223
３ 精神障害 …………………………………224
　　1-統合失調症 ……………………………224
　　2-摂食障害 ………………………………224
４ 医療的ケア児に対する歯科・口腔衛生
　　サービス …………………………………225
Ⅴ 終末期医療 ………………………………225
１ 終末期医療とは …………………………225
２ 終末期医療としての口腔衛生管理
　　（口腔ケア） ……………………………226
３ 終末期の患者に好発する口腔のトラブル …227
　　1-口腔乾燥 ………………………………227
　　2-口腔感染症 ……………………………227
　　3-歯科的な問題 …………………………227
　　4-口臭 ……………………………………227

10章　地域歯科保健活動 ………229

Ⅰ 地域歯科保健 ……………………………229
１ 地域保健とヘルスプロモーションの概念 …229
２ ヘルスプロモーションと歯科保健 ……230
３ ハイリスクストラテジー，ポピュレーションス
　　トラテジーと健康格差や疾病格差の解消 …230
４ ノーマライゼーションと生活機能 ……232
　　COLUMN　ソーシャル・キャピタル ………233
　　COLUMN　健康の社会的決定要因 …………233
５ 地域歯科保健の変遷と 8020 運動 ……233
６ 健康日本 21 と健康増進法 ……………234
７ 歯科口腔保健の推進に関する法律 ……235
Ⅱ 地方自治体の役割 ………………………236
１ 市町村 ……………………………………236
２ 都道府県 …………………………………236
Ⅲ 母子保健 …………………………………237
１ わが国の母子保健対策 …………………237
２ 母子保健対策における歯科保健 ………237
Ⅳ 学校保健 …………………………………238
Ⅴ 成人保健 …………………………………239
１ 成人保健の活動および関係する法律 …239
２ 歯科保健の現状 …………………………239
３ 歯科保健事業 ……………………………239
　　1-歯周疾患検診 …………………………239
　　2-周術期における口腔機能の管理などチーム
　　　医療の推進 ……………………………240
Ⅵ 高齢者保健 ………………………………241
１ 老人保健の活動および関係する法律 …241
２ 高齢者の健康状態 ………………………241
３ 高齢者の口腔健康状態 …………………241
　　1-喪失歯 …………………………………241
　　2-口腔乾燥症 ……………………………242
　　3-摂食嚥下障害 …………………………242
４ 高齢者対策 ………………………………242
　　1-地域包括ケアシステムおよび介護
　　　サービス ………………………………242
　　2-認知症対策 ……………………………243

5 高齢者に対する歯科保健医療……………243
　1-在宅および施設入所高齢者への対策……243
　2-口腔機能向上支援………………………244
　3-誤嚥性肺炎予防…………………………244
Ⅶ 産業歯科保健……………………………245
1 産業保健の活動および関係する法律……245
2 職業性疾病…………………………………245
　1-職業性疾病………………………………245
　2-職業性歯科疾患…………………………245
3 産業保健管理および産業保健活動………247
Ⅷ 精神保健…………………………………248
1 精神保健の活動および関係する法律……248
2 精神障害者の口腔健康状態………………248
3 精神障害者への歯科保健活動……………248

11章　保健・医療・福祉の制度………250

Ⅰ 社会保障制度……………………………250
1 社会保障制度とは…………………………250
2 社会保障制度の分野と機能………………251
　1-社会保障制度の分野……………………251
　2-社会保障制度の機能……………………251
Ⅱ 社会保障制度と法規……………………252
1 社会保険と法規……………………………252
　1-医療保険に関する法規…………………252
　2-年金保険に関する法規…………………252
　3-雇用保険に関する法規…………………253
　4-労働者災害補償保険に関する法規……253
　5-介護保険に関する法規…………………253
2 公的扶助と法規……………………………254
　1-公的扶助に関する法規…………………254
3 社会福祉と法規……………………………254
　1-社会福祉に関する法規…………………254
4 公衆衛生と法規……………………………255
　1-保健衛生に関する法規…………………255
　2-予防衛生に関する法規…………………256
Ⅲ 歯科口腔保健対策と歯科口腔保健の推進に
　　関する法律………………………………257

索　引……………………………………261

執筆分担

序章
　…………………………泉福英信

1章
Ⅰ …………………………小川祐司
Ⅱ❶❷❺ …………………佐藤　勉
　❸❹ ……………………粟野秀慈
　❻ ………………………相田　潤

2章
　…………………………安藤雄一

3章
Ⅰ, Ⅸ, Ⅹ…植田耕一郎, 中山渕利
Ⅱ, Ⅲ ……………………天野　修
Ⅳ, Ⅴ, Ⅵ ………………小関健由
Ⅶ …………………………於保孝彦
Ⅷ …………………………小川智久
Ⅺ, Ⅻ ……………………原　節宏

4章
Ⅰ❶〜❸❺❻ ……………吉田明弘
　❹ ………………………髙橋信博
Ⅱ❶❷ ……………………中尾龍馬
　❸〜❼ …………………小方頼昌
Ⅲ …………………………小川智久
Ⅳ …………………………岸　光男
Ⅴ …………………………原　節宏
Ⅵ❶ ………………………西田　亙
　❷ ………………………金本大成
　❸ ………………………岩井武尚
　❹ ………………………秦　浩信

5章
Ⅰ, Ⅱ ……………………伊藤博夫
Ⅲ❶❷ ………野村義明, 五味一博
　　　　　　　　　　　　長野孝俊
　❸ ………………………薄井由枝
　❹ ………………………小方頼昌
　❺ ………………………小島美樹
Ⅳ …………………………嶋﨑義浩

6章
　…………………………景山正登

7章
Ⅰ …………………………有川量崇
Ⅱ …………………………髙橋信博
Ⅲ …………………………武内博朗

8章
Ⅰ, Ⅴ ……………………泉福英信
Ⅱ, Ⅵ ………岩渕博史, 沢井奈津子
Ⅲ, Ⅳ ……………………富永　燦

9章
Ⅰ ……………田村文誉, 児玉実穂
Ⅱ, Ⅴ ……………………上野尚雄
Ⅲ …………………………宇佐美雄司
Ⅳ …………………………森崎市治郎

10章
Ⅰ, Ⅱ ……………………齋藤俊行
Ⅲ, Ⅳ ……………………相田　潤
Ⅴ〜Ⅷ ……………………葭原明弘

11章
　…………………………大島克郎

＊本書の写真はすべて許諾を得て掲載しています．

序章—口腔衛生学とは

　地球温暖化，環境破壊，震災の発生，エネルギー問題など，人類のおかれている環境は目まぐるしく変化してきている．医療の発達，パーソナルコンピュータや携帯電話などの情報通信技術の進歩など，人間が生きていくための手段も向上し続けて終わりはない．人々の構成も，少子化，超高齢化，外国人の流入などで変化をみせ，グローバル社会の到来，寝たきり高齢者や長期入院患者の患者比率の増大などで，病気の事情も変化してきている．口腔衛生学は，これらの変化に対応し，的確な対策を練って，いち早く行動を起こすことができる学問である．食べること，話すことは，ヒトが生きていくための基本的な機能であり，それを支えるのが口腔機能である．人生の初めから終わりまで，知識，技術を駆使して，健康的な状態に整え，予防，保健活動を駆使しながら，口腔機能を限りなく守るための学問が口腔衛生学である．口腔衛生学は，人と人のコミュニケーションを大切にし，患者，歯科医師，医師をはじめとした専門職，行政機関，保健所，病院などとの信頼関係を構築し，個人医療に加えチーム医療，疫学調査，野外活動，検診といった院外活動も視野に入れた幅広い口腔保健活動を導いている．
　歯科衛生士はこのような保健活動の核になる存在であり，口腔衛生学をより発揮できる歯科医療従事者のキーパーソンといっても過言ではない．
　口腔衛生学を学ぶには，さまざまな知識が必要である．しかし，知識だけではどうにもならず，それらをいかに活用していくかが重要である．よって活用のしかたを学ぶことも大切である．基礎知識を学び，臨床的な口腔疾患の予防法を実践する．それらを乳幼児期から成人，高齢期までのライフステージに即した口腔の健康を維持するための口腔保健活動に発展させる．また，社会情勢を学び，法律のもとでどのように口腔保健活動を推進していくか思考し，啓蒙，啓発活動も行う．近年で大きな問題となっている長期入院患者，終末期患者，寝たきり高齢者，骨髄移植患者，AIDS患者，特別な支援が必要な患者に対する口腔保健活動を総合的に取り組む．これらは，歯科衛生士が行う活動の根幹となり，口腔衛生学を学ぶことで，より実践的に達成することができる．
　希望の花言葉として，夢，前進，勝利，未来，勇気，元気，努力，成功，成長がある．口腔衛生学は，これら花言葉のように歯科医療に希望を与える学問である．この口腔衛生学を学び実践することで，歯科衛生士が歯科医療に希望を生み出していくことを期待する．

1章 口腔保健と公衆衛生

I 口腔保健

1 国際社会情勢

1―世界保健機関（WHO）の口腔保健戦略

　口腔疾患は世界で39億人が罹患しており，先進国・開発途上国を問わず人々の生活の質（Quality of Life：QOL）を損ねる公衆衛生問題である．そのため2007年に開催された，第60回世界保健総会（World Health Assembly：WHA）では，口腔保健が主要議題の1つとして扱われ，21世紀における口腔保健の世界的取り組み目標が提示された[1]．

口腔保健決議書（WHA.60.17）[1]
1. 健康的な食習慣と栄養摂取の確立により低栄養を改善
2. 若年者の禁煙を推進して口腔や全身の健康を増進
3. 安全な水の確保や衛生状態の改善により口腔衛生を推進
4. 適切なフッ化物の有効利用に関する政策の普及
5. 口腔がん予防のリスクコントロールや早期発見ができる保健医療従事者の養成
6. HIV・エイズに関連する口腔疾患の早期発見や予防からHIV・エイズ患者の口腔健康の増進とQOLの確保
7. 予防から早期発見，治療，予後までの一貫した口腔保健体系の整備
8. 健康的な生活習慣確立のための学校歯科保健の推進
9. 高齢者のQOL向上に対する口腔保健の推進
10. エビデンスに基づいた口腔保健情報の再整備
11. 口腔保健に関する学術研究の推進

　人口構造が少子高齢化へと推移し，非感染性疾患（Non-communicable diseases：NCDs）★の罹患が深刻化することから，適切なライフスタイルの確立や環境改善を支援することが求められる[2]．

　WHOは，NCDsとしての口腔疾患を基本概念に位置づけ，喫煙，過度の飲酒，不健康な食生活などのリスクファクターをコントロールして，口腔と全身の両方の健康を増進する「コモンリスクファクターアプローチ」の必要性を訴えている[3]．

★NCDs：不健康な食事や運動不足，喫煙，過度の飲酒などの原因が共通しており，生活習慣等の改善により予防可能な疾患を総称してNCDsと位置づけられている．

そのためには，予防・管理を有機的かつ包括的に遂行することが重要であり，学校保健や老人保健などさまざまな分野と施策を共有させている．

2―持続可能な開発目標と口腔保健

　口腔保健は，保健医療を取り巻くあらゆる環境に目を向け，これらを総合的に解決する必要がある．持続可能な開発目標（SDGs，図 1-1）は，2016〜2030 年までの 15 年間における国際目標で，17 の目標と 169 項目の具体的な達成基準が盛り込まれている[4]．SDGs はあらゆる形態の貧困に終止符を打つための取り組みをさらに進めることをねらいとし，貧しい国，豊かな国，中所得国を含むすべての国々に対して豊かさを追求しながら，地球を守るための行動を求めている．貧困に終止符を打つためには，経済成長を推進する一方で，健康や教育，社会的保護，雇用機会といった幅広い社会的なニーズに取り組みつつ，気候変動対策や環境保護を図る戦略が必要とされている．

　SDGs の 3 番目の目標は，あらゆる年齢層の人々の健康的な生活を確かなものとし満足度を増進するとして，保健がテーマになっている．口腔保健はその一分野として緊密な役割をもっており，歯科医療従事者は他の職種と協調して医療保健サービスに積極的に参画することが求められている．特に誰一人として置き去りにしないユニバーサル・ヘルス・カバレッジ（Universal Health Coverage：UHC）の実現には，口腔の健康にとどまらず包括的な健康の維持増進に貢献する責任とその役割を自覚することが重要であり，**多職種連携の一端を担う必要性が示されている**[5]．

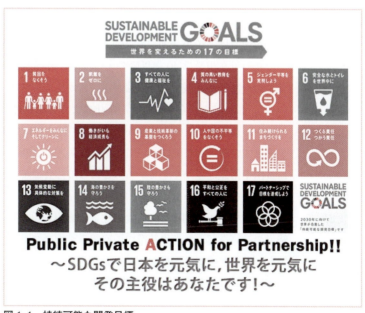

図 1-1　持続可能な開発目標

(Sustainable Development Goals：SDGs)

2 口腔疾患の世界における概要

　口腔保健の国家的，地域的活動の指針を与えるためには，口腔疾患の罹患状況を把握することが不可欠である．口腔疾患の指標として，WHOは集団におけるう蝕罹患状態をDMF[★1]，歯周病の状態を地域歯周疾患指数（Community Periodontal Index：CPI）にて提示している[2]．

★1 DMF：う蝕を評価する指標（p.20参照）

★2 DMFT：永久歯のう蝕を評価する指標（p.20参照）

　WHOオーラルヘルスデータベースによると[6]，若年者のDMFT[★2]は減少傾向が認められ，DMFT3歯以下を達成している国は130カ国を超えている．一方で，90％以上の児童・生徒がう蝕経験を有しており，高齢者では根面う蝕とともに歯の喪失が急増している．さらに，開発途上国ではライフスタイルの変化に伴う砂糖消費量の増加に加え，適切なフッ化物応用が行われていないために，乳歯のう蝕罹患と未処置が社会問題化している[7]．

　歯周病は地域的な差は顕著ではないものの，若年者の多くが歯石沈着を含む歯肉炎の徴候を示し，成人の50％以上は歯周病の初期症状を呈している．歯の喪失につながる重度の歯周病は成人の20％程度にみられるほか，80％以上の高齢者も歯周病に罹患している．また，アフリカや一部のアジア諸国では，青少年期に重篤な侵襲性歯周炎を発症し，早期に歯を喪失するケースが報告されている[6]．

　う蝕や歯周病のほかに，口腔がんも重要な口腔疾患の1つに位置づけられている．口腔がんは発症場所によって，舌がん，歯肉がん，口腔底がん，頰粘膜がん，口蓋がん，口唇がんに分類される．部位別では舌がんが最も多く，ついで歯肉がんである．口腔がんは喫煙や紙巻タバコをかむ習慣，飲酒などのリスク行動と関連し，男性に高い罹患が認められる[6]．東南アジアでは口腔がんが，がん発生の上位を占めるほか，近年では欧米諸国でも増加の徴候があり，世界レベルでの有病状況の把握が必要である．

　わが国では，8020運動に代表されるように口腔保健の国民的な啓蒙が進み，1人あたりの現在歯数は40歳以降のすべての年齢階級において年々増加している．若年者のう蝕罹患は減少し，う蝕がない（カリエスフリー）児童も50％近くに達している[8]．しかしながら，グローバル化による人や物の移動に伴い，生活の場が内外に広がったことで疾病の境界がなくなり，国内だけで健康問題が完結する時代は過ぎ去っている．わが国においても在日外国人が220万人を超え，人々の健康や生活に貧困や格差問題が生じている．これらの社会環境の変化は，口腔保健にも少なからぬ影響を与えている[9]．

　健康や生活上の問題は，人間の生命と健康を重んじるという観点から，文化や経済力の違いを超えた世界基準での取組みが重要である．国際化に伴う口腔保健領域でも，誰もが適切な保健医療サービスを享受できるよう，外国人患者とのコミュニケーションの向上や海外の歯科医療機関との連携などを構築していく必要がある[9]．

★サーベイランス：健康事象を監視する過程での継続的かつ包括的な情報収集，解析およびその報告を行うこと．

3 口腔保健調査とサーベイランス★

1 ― WHO 口腔診査法

口腔保健に関する**疫学調査**は，集団における口腔保健の現状を把握し，将来における口腔保健のニーズを見積もるための的確な基礎資料を提供している．WHO は口腔保健調査に関して WHO 口腔診査法（WHO Oral Health Surveys ― Basic Methods p.23 参照）を作成し，国際的な比較を目的として標準化された口腔保健調査の実施を推奨している[10]．WHO 口腔診査法は，口腔疾患および口腔保健行動を包括的に評価できる内容で，臨床口腔健康状態は，う蝕，歯周病，口腔がん，口腔粘膜疾患，歯列の状態のほか，歯のフッ素症，歯の発育異常，補綴状況とその必要性が項目にある．さらに生活習慣（食生活，喫煙，飲酒，口腔衛生など）の情報は，問診から取得できるようになっている．

COLUMN **WHO STEPS**

疾患の予防と管理においては，リスクファクターがシステマチックに把握され，リスクコントロールが実践できるように，WHO STEPS（WHO STEP wise approach to Surveillance）が推奨されています[12]．これは，質問紙を用いた自己健康観とリスクファクターに関する鍵となる情報の編集から始まり，単純な身体生理的検査に移り，さらに血液生化学的分析の検査に至ります．口腔保健をもとにした WHO STEPS 利用におけるステップは，

ステップ 1：口腔内状態，口腔保健行動，食生活，喫煙，飲酒，生活の質および社会的地位の自己評価に関する情報とともに，身長，体重，肥満，糖尿病や HIV・エイズ既往など口腔健康状態に重要な役割を果たす全身健康状態要因の収集

ステップ 2：臨床口腔内診査と可能であればエックス線写真撮影

ステップ 3：唾液検査による緩衝能や S.mutans などの細菌数の評価

となります．ステップ 1 と 2 のデータは，原則すべての国が取得するべきとされ，ステップ 3 は資源を活用できる国が対象です[11]．

---

2 ― サーベイランス

口腔健康状態とリスクファクターに関するデータが系統的かつ定期的に収集できると，口腔保健サーベイランスは可能になる．サーベイランスは，口腔保健に関連する政策とプログラムをデータにリンクすることによって公衆衛生行動を実証している[11]．サーベイランスは公衆衛生プログラムの作成者や口腔保健に関連する政策立案者にデータの解釈の機会を提供し，口腔疾患をコントロールをするための早急な行動に必要な情報を担保する．効率的なサーベイランスのためには，WHO は国あるいは地域において，少なくとも 5〜6 年ごとに定期的な口腔保健調査が行われるべきと示唆している[10]．わが国では 1957（昭和 32）年より 6 年ごと〔2016（平成 28）年より 5 年ごと〕に歯科疾患実態調査が行われており，口腔保健状況の把握とともに，口腔保健の医療対策の推進に必要なデータ・資料が提示されている[8]．

II 公衆衛生

1 先進国と開発途上国

　2015年の世界人口は，約74億人と推計されており，2050年には97億人を超えると予測されている．人口動態をみると，日本を含むほとんどの先進国で減少または横ばいが続いているが，多くの開発途上国は人口増加の一途をたどっている．現在，世界人口の80％以上は開発途上国が占めており，これらの国では貧困，飢餓・食料不足といった基本的な生活にかかる問題を抱えている．国際保健の観点から，開発途上国においては感染症の多発や高い乳児死亡率など，緊急を要する公衆衛生上の問題が数多く存在している．開発途上国では「人口増加と健康に関する悪の循環」とよばれる構造がある（図1-2）．地球上に生命体，そして人類が誕生して以来，あらゆる生物は地球のさまざまな物質・資源を利用しながら，今日まで生命を維持してきた．しかし，資源は無限でないことから，私たちは無駄のない利用や可能な限りそれらをリサイクルすることに努めるようになってきた．しかし，発展途上にある国や地域では，爆発的な人口増加が続いており，慢性的な食糧不足・飢餓に加えて，公衆衛生の水準の低さは乳幼児の死亡率を著しく高めている．全世界における5歳未満の死亡率は年間1,000万人近くにのぼるが，そのほとんどは開発途上国である．開発途上国における食糧不足は，土地の過剰利用や過放牧をもたらし，その結果，生態系の破壊が生じており，地球環境の保全からも対策が急務である．現在，開発途上国における公衆衛生の普及や基本的な医薬品の導入などを中心とした先進国によるさまざまな支援（協力）が行われている．先進国が開発途上国に対して物資，資金や技術などを提供し，開発途上国の自助努力を促すことを**国際協力**とよんでいる．国際協力には多国間協力と2国間協力がある．WHO（世界保健機関）は保健衛生に関する国際連合の専門機関として設置され，多国間協力の中心的な役

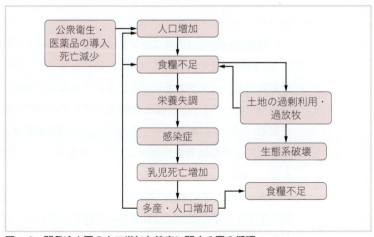

図1-2　開発途上国の人口増加と健康に関する悪の循環

割を担っている．WHO憲章の第1条にその目的として「地球上のすべての人々が可能な最高の健康水準に到達すること」を掲げている．

2 地球温暖化

1―地球環境の変化とその影響

20世紀後半になって，人間の活動は増大し，それに伴って地球環境は著しく変化している．このような中，資源・人口・軍備拡張・経済・環境破壊などの全地球的な問題に対処する目的で，世界各国の科学者，経済人，教育者など，各種分野の学識経験者から構成される民間組織であるローマクラブが設立された（1970年）．ローマクラブは資源と地球の有限性に着目し，1972年に発表した研究報告「成長の限界」において，「現在のペースで人口増加や環境破壊・汚染が続けば，資源の枯渇や環境の悪化によって，100年以内に人類の成長は限界に達する」と警鐘を鳴らしている．しかし，その後も地球人口は増加の一途をたどっており，種々の環境変化とその影響については先進国だけではなく，開発途上国をも含めた地球上のあらゆる国・地域の問題となっている．人間を含めた地球上の動植物が生活・生存していくうえで，生態系のバランスは重要である．特に人間は地球上のさまざまな生態系を利用して生活していることから，環境破壊や環境汚染が引き起こす生態系の乱れによって，直接的あるいは間接的に大きな影響を受けることになる．

2―地球規模の環境問題

環境の変化やそれらが生態系に及ぼす影響は，原因は異なるものの，先進国においても開発途上国においても，最も重要な課題となっている．主な原因としては，先進国では産業活動の活発化や経済活動水準の高度化が，開発途上国では貧困，人口急増と都市集中などがあげられる．すなわち，環境問題は全地球，全人類の問題であることから，国際的な枠組みでの対策が必要となる．現在，最も注目を集めているのは温暖化，酸性雨，砂漠化とオゾン層破壊である．これらは単に環境問題にとどまらず，将来にわたる人間の健康問題を考えていくうえで重要である．

3―地球環境保全のための国際的な取り組み

地球環境問題は，それぞれの国あるいは地域の経済状況や科学・技術の水準などを考慮しながら，国際的に取り組まなければ解決できない．初の国際的な取り組みは，1992年に開催された「環境と開発に関する国際連合会議（UNCED/地球サミット）」である．この地球サミットでは，持続可能な開発に関する人類の権利，自然との調和，現在および将来における公平な開発，グローバルパートナーシップの実現などが議論された．その成果として「環境と開発に関するリオ宣言」，「アジェンダ21」や「森林に関する原則声明」が採択されている．リオ宣言は，環境と開発に関する国際的な原則を確立するための宣言であり，持続可能な開発に関する人類の権利，自然との調和，現在と将来の世代に公平な開発，グローバルパートナーシップ

の実現などについて規定している．その具体的な行動計画を示したのが，アジェンダ21である．同会議では，このほか，「気候変動に関する条約」と「生物の多様性に関する条約」についても，参加した150カ国以上による署名が行われた．

4―地球温暖化

地球の気温は，自然要因と人為的な要因によって影響を受けている．前者としては，太陽活動の影響が最も大きいが，そのほかに火山活動も要因となる．太陽光線は大気圏を通過して地表にとどき，地表面を温める．温められた地表面は大気中に熱線である赤外線を放射して冷却していく．大気中には赤外線を吸収する気体が存在していることから，地表からの放熱は制御され，地球上の気温がある一定の幅をもって保たれることになる．この赤外線を吸収する気体は**温室効果ガス**とよばれている．自然界にもともと存在する温室効果ガスとしては，二酸化炭素（CO_2），メタン（CH_4），亜酸化窒素（N_2O），オゾン（O_3），水蒸気などがある．後者としては，産業活動によって人為的に排出された温室効果ガスの影響があげられる．その代表的なものは，CO_2，フロン，CH_4やN_2Oなどである．人為的な温室効果ガスの排出は，産業革命以降に著しく増大し，地球温暖化をもたらしたと考えられている．環境省の資料によると，温室効果ガスのうち，CO_2の地球温暖化に対する直接的寄与度は全体の60％以上となっている．

3 生活環境

1―空気と水

1）空気

空気は大気として地球を取り囲み，地球上の動植物にとっては生命活動を行ううえで必要不可欠の物質である．空気は人にとって酸素の供給源であるとともに，体熱を放散し，音やにおいを伝達するための媒体となっている．

空気の正常成分は窒素が78.1％，酸素が20.1％，アルゴンが0.9％，二酸化炭素が0.03％で，その他水蒸気，一酸化炭素，ヘリウム，ネオン，クリプトン，水素，塵埃（じんあい）などから構成されるが，これらの構成成分の割合のわずかな変動や，異常成分である一酸化炭素や浮遊粒子状物質（粉塵）などの混入は生命や健康に影響を与える（表1-1）．

2）水

水は人が生きるために不可欠であり，豊富で安全に，しかも容易にアクセスできる水の供給は，すべての人々が享受できるものでなければならない．人の体は成人で体重の約60～65％が水分で構成されており，水の働きで，栄養素や代謝物の運搬，体温の調節などが行われている．現在，安全な水の供給を欠いている人口は世界で11億人とされ，不衛生な水によって年間220万人余りの人々が亡くなり，そのうち90％余りが4歳以下の子どもである．

水は飲む以外にも，炊事や洗濯，入浴などの生活用水として，農業や工業で利用

表 1-1　空気と健康

成　分	健康への影響等
酸　素	酸素欠乏：18％は安全範囲の最低限，16％以下で呼吸脈拍増等の症状，10％以下で虚脱，嘔吐，意識障害等，6％以下で呼吸停止，死亡． 酸素中毒：長時間の高濃度または高圧酸素吸入で生じる．意識障害，痙攣，呼吸困難等，最悪死亡．
窒　素	減圧症：潜水作業などの高気圧環境から常圧環境に戻る際に血液中に窒素ガスの気泡が生じて起こる障害．
二酸化炭素	室内空気汚染の指標：0.1％（1,000 ppm）が衛生管理基準で換気の目安，1～2％で不快感などの影響が出る．
一酸化炭素	不完全燃焼産物で，乗り物の排気ガスや煙草の煙中にも存在する． 無臭，無色の気体で酸素の300倍の血液中のヘモグロビンとの結合力がある． 一酸化炭素中毒：一酸化炭素ヘモグロビン血，心臓障害が生じることがある．高濃度に暴露すると死に至ることがある． 100 ppm 頭痛，1,000 ppm 死亡．
浮遊粒子状物質（SPM）	大気中の粒子状物質のうち，粒径10 μm 以下のものをいう．大気中に長期間滞留し，肺や気管などに沈着し呼吸器に影響を及ぼすおそれがあるため，環境基準が設定されている．大きい粒子は気道の上部に，細かい粒子は気道の奥まで達する割合が高くなる．SPM より小さい粒子で，直径2.5 μm 以下のものをPM2.5とよび肺の奥まで入り込むためぜん息や気管支炎を起こしやすくなる．

表 1-2　水質基準の項目

区　分	項　目
細菌類	一般細菌（100個/mL 以下），大腸菌（検出されないこと）
無機物質と重金属	カドミウム，水銀，セレン，鉛，ヒ素，六価クロム，亜硝酸態窒素，シアン化合物，フッ素，ホウ素など
一般有機化学物質	四塩化炭素，1,4-ジオキサン，ジクロロエチレン，テトラクロロエチレン，ベンゼンなど
消毒副生成物	総トリハロメタン，ホルムアルデヒドなど
その他の物質	亜鉛，アルミニウム，鉄，銅，ナトリウム，マンガン，陰イオン界面活性剤，非イオン界面活性剤，フェノール類など
性　状	有機物，pH値，味，臭気，色度，濁度など

する産業用水として多く利用されている．

(1) 上水道

　人が飲用するために供給する水を上水という．わが国の上水道普及率は97.9％（2016年）で，安全で衛生的な水を供給するために，水道により供給される水については水質基準（表 1-2）が水道法により定められている．

　水道原水の浄水は，取水後に沈殿池における沈殿過程によって大きな粒子状の物質が除かれ，濾過によって多くの不純物と微生物が除かれる．濾過には緩速濾過と急速濾過があるが，わが国では化学凝集剤（ポリ塩化アルミニウムなど）添加によってできた凝集塊ゲルで微粒子異物を凝集・沈殿させる急速濾過法が一般的である．

濾過の後，有害な細菌を消毒するため塩素注入が行われる．

(2) 下水道

　下水道とは，家庭から出る生活排水，事業所などから出る産業排水，雨水など不用な水を排水設備から道路下に埋設された下水道管に流して処理場に集め，有機物，微生物そして有害物質を除いてきれいな水にしてから川に放流する施設である．わが国の下水道普及率は77.8％（2016年）で上昇傾向にはあるが，下水道埋設が困難な山間部などでは個別に浄化槽の設置が進められている．また近年，既存の下水道設備におけるゲリラ豪雨による浸水被害や，下水道の老朽化といった問題に対する対策が新たに求められている．

　下水道には，排水と雨水を合流させて処理する合流式と，別々に処理する分流式とがある．分流式では雨水だけ別の下水路にて直接，川に流すため，合流式と比較して大量の降雨時に下水処理場に加わる負荷が少なくなるが，街路などの汚物が直接に河川に流れるために河川の汚染が起こる．

　一般的な下水処理は，一次処理（沈砂池→スクリーン→沈殿池）で大きい異物の除去が行われて，二次処理（活性汚泥法）によって汚水に活性汚泥と大量の空気を送り込み，汚泥に含まれる好気性菌によって有機物質を分解し，その後，沈殿池で塩素消毒され，一定の排水水準を満たしたうえで放流される．処理で生じた活性汚泥は脱水・固定され焼却や埋め立て処理されるが，肥料として利用される場合がある．

2─温熱環境と気候

1）温熱感覚

　人体の温熱感覚は，気温，気湿，気流，輻射熱の4要素（表1-3）のほか，着衣量と代謝量（活動量）による総合効果によって決定される．人の体温は通常36.5℃程度であり，体内で産生される熱量（産熱）と放散される熱量（放熱）は一定の幅で保たれている．産熱の88％は筋肉と肝臓で行われ，放熱の87％は皮膚からされている．産熱と放熱が等しいときは生理的に快適と感じるが，産熱より放熱が大き

表1-3　温熱環境の4要素

要素	内容	測定法	単位	快適帯
気温	大気の温度	アウグスト乾湿計 アルコール寒暖計 電気温度計	摂氏温度℃ 絶対温度K	夏23～27℃ 冬18～22℃
気湿	空気中の水蒸気量	アスマン通風乾湿計 アウグスト乾湿計	相対湿度（％）	40～70％
気流	空気の移動現象	風車風速計 熱線風速計 カタ寒暖計	m/sec	0.25～0.9 m/sec
輻射熱	物体に吸収されて生じる熱	黒球温度計	℃	18℃ ±1.5℃

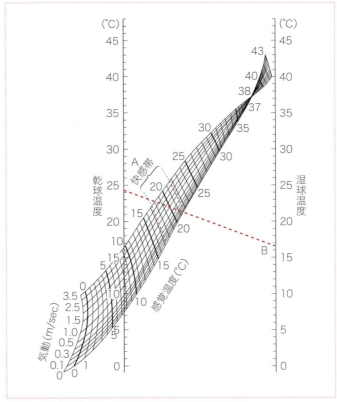

図1-3 感覚温度図表

（衛生試験法・注釈 2000）

くなれば寒いと，逆に放熱より産熱が大きければ暑いと感じる．

(1) 感覚温度

気温，湿度，気流の各因子が総合的に作用する体感を基礎としてヤグロー（Yaglou）らによって提唱された指標で，快感を感じる快感帯が定められている．感覚温度は乾球温度，湿球温度，気流を測定し，感覚温度図表（図1-3）から求める．

(2) 不快指数

暑さによる不快度を示し，日本人で不快指数が85以上の場合，90%以上が不快と感じる．不快指数は次の式で求められる．

$$不快指数 = 0.72 \times (乾球温度 + 湿球温度) + 40.6$$

2) 気候

気候とは気温や湿度，気流，日照，雲量，降水量などの大気の総合的な状態をいい，一定の土地の長期間の大気現象の平均的な状態をいう．

4 人口

1―人口静態統計

一定の時点でとらえた人口を**人口静態**という．国内の人口・世帯の実態を把握し，

各種行政施策その他の基礎資料を得ることを目的として，統計法に基づき5年ごとに国（総務省）が行う**国勢調査**は人口静態統計調査の代表で，調査年の10月1日午前0時現在の日本国内で居住している人を対象に，氏名，性別，年齢，国籍，配偶関係，住居の所在地，仕事，世帯の種類，世帯員数，住居の種類などを調べている．また，そのほかの人口静態統計には，市区町村の住民登録台帳をもとにしたものがある．

1）わが国と世界の人口

世界の人口が爆発的に増加している中で，わが国は近年，少子高齢化の影響で人口減少社会に突入している．2015（平成27）年**国勢調査**によるわが国の総人口は1億2,709万4,745人（男性は6,184万1,738人，女性は6,525万3,007人）となり，前回調査の平成22年と比べると，人口は96万2,607人減少して，1920（大正9）年の調査開始以来，初めての減少となり，現在においても減少傾向が続いている．一方，総人口のうち日本人人口は1億2,428万3,901人，外国人人口は175万2,368人で，日本人人口は年平均0.17％ずつ減少しているが，外国人人口は年平均1.24％の増加が続いている．

年齢3区分別にみると，年少（15歳未満）人口の割合は12.6％，生産年齢（15〜64歳）人口は60.7％，老年（65歳以上）人口は26.6％で，年少人口の割合は世界で最も低く，老年人口の割合は世界で最も高い水準となっている（図1-4）．

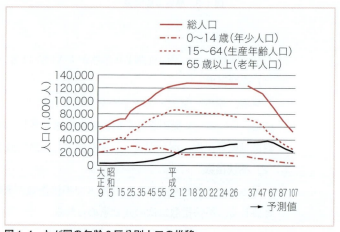

図1-4　わが国の年齢3区分別人口の推移

（総務省「国勢調査」）

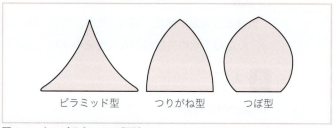

図1-5　人口ピラミッドの類型

国際連合の推計によると，現在世界の人口は74億人を超え，1年で約7,000万人のペースで急激に増加し続けている．各国の人口をみると，中国が13億7,600万人と最も多く，ついでインド（13億1,100万人），アメリカ（3億2,200万人）などとなっている．わが国の人口は世界で10番目となっているが，2010〜2015（平成22〜27）年の人口増減率は，人口上位20カ国の中で唯一減少となっている．

(1) 人口ピラミッド

人口を男女や年齢などによって分類した結果を人口構造（人口構成）という．縦軸に年齢，横軸には総人口または総人口に対する百分率，年齢階級の人口を性別に積み上げてヒストグラム状に示したのを人口ピラミッドという．人口ピラミッドは，年齢構造の違いで，ピラミッド型，つりがね型，つぼ型，星型，ひょうたん型などのいくつかの型に分類される（図1-5）．

わが国の人口ピラミッドは，1945（昭和20）年頃までは人口増加が大きいピラミッド型をなしていたが，徐々に出世率が低下するに従い，1965（昭和40）年頃からはわずかな人口増加を示すつりがね型へ，近年では人口減少傾向を示すつぼ型へと移行している．わが国の現在の人口ピラミッドはつぼ型であるが，1947〜1949（昭和22〜24）年と1971〜1974（昭和46〜49）年の2回のベビーブームにより，その世代である66〜68歳と41〜44歳に2つの膨らみをもつ形になっているためひょうたん

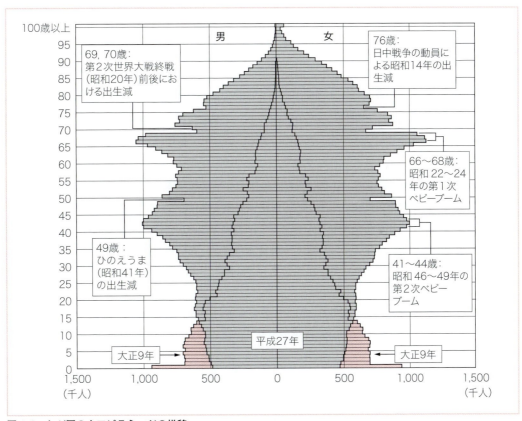

図1-6　わが国の人口ピラミッドの推移

型に近い型を示している（図 1-6）．

2）人口統計の指標

人口統計には，特定の年齢層の割合を指数化した指標が用いられる．代表的な指標は次のとおりである．

```
年少人口指数＝年少人口／生産年齢人口 ×100
老年人口指数＝老年人口／生産年齢人口 ×100
従属人口指数＝（年少人口＋老年人口）／生産年齢人口 ×100
老年化指数＝老年人口／年少人口 ×100
```

2 — 人口動態統計

一定期間内の一定地域における人口変動を人口動態といい，わが国の人口動態統計では，出生，死亡，死産，婚姻，離婚の5種類の事象を対象として，市区町村が発行する人口動態調査票を保健所と都道府県を経由して収集し，厚生労働省政策統括官（統計・情報政策担当）において集計を行っている．

わが国の 2016（平成 28）年の人口動態統計の結果では，出生数は 97 万人弱で，前年より 2 万 8 千人ほど減少し，逆に死亡数は 130 万人強で，前年と比べて 1 万 7 千人ほど増加している．結果的に出生数と死亡数の差である自然増減数は 33 万人弱減少していて，前年より 4 万 6 千人ほど減少している．また，死産数は 2 万胎弱，婚姻件数は 62 万組弱，離婚件数は 21 万組強で，ともに前年より減少している．

3 — 平均余命と平均寿命

生命表はある期間内での死亡状況が今後変化しないと仮定したときに，各年齢の者が 1 年以内に死亡する確率や，平均して何年生きられるかという平均余命などの指標によって表したものである．これらの指標は，男女別に各年齢の人口と死亡数をもとに計算されており，現実の年齢構成には左右されず，死亡状況のみを表している．また，0 歳の平均余命である平均寿命は，すべての年齢の死亡状況を集約した指標となっており，保健福祉水準を総合的に示す者で広く活用されている．

厚生労働省は生命表として国勢調査の人口と人口動態統計の死亡数，出生数をもとに 5 年ごとに作成する完全生命表と，人口推計による人口と人口動態統計月報年計による死亡数と出生数をもとに毎年作成している簡易生命表を作成し公表している．

2015（平成 27）年の完全生命表における 0 歳の平均余命（平均寿命）は男性 80.75 年，女性 86.99 年で男女共に前回の結果より増加傾向が続いている．

4 — 健康寿命

健康上の問題がない状態で日常生活に制限のない期間を健康寿命といい，平成 25 年時点で，男性 71.19 年，女性 74.21 年となっており，平均寿命と比べて，男性

で約9年，女性で約12年差があり，健康寿命を延伸し，平均寿命との差をできるだけ減らすことが，健康長寿社会の実現のためには重要な課題となっている．

5 公害と放射線対策

1―公害の概念と歴史

公害の概念はイギリスで生まれたもので，18世紀後半に始まった産業革命の産物といえる．産業革命は産業や社会構造に大きな変革をもたらしたが，その一方で環境破壊とそれによる健康被害を引き起こした．このように人間の活動によって生じる環境破壊とそれによって不特定多数の人々が被害を受ける状態を，公害として考えられるようになった．そして，国は公害によって個人あるいは不特定多数の人々の生活や健康が被害を受けたときには，法律によって救済することとした．日本では，明治時代の別子銅山鉱毒（煙害）事件（愛媛県）や足尾銅山鉱毒事件（栃木県）などが有名であるが，公害が大きな社会問題となったのは，1950～60年代に入ってからである．

2―わが国の公害行政

全国的な公害対策を総合的かつ計画的に推進する目的で，1967年に公害対策基本法が制定された．この法律において「公害」とは，「環境の保全上の支障のうち，事業活動その他の人の活動に伴って生じる相当範囲にわたる大気の汚染，水質の汚濁，土壌の汚染，騒音，振動，地盤の沈下及び悪臭によって，人の健康または生活環境にかかる被害が生じることをいう」と定義されている．ここに示された7種類の公害は典型7公害とよばれ，環境基本法に基づいて環境基準が設定されている．1971年には環境庁（2001年より環境省）が発足し，環境保健行政と環境保全対策を総合的に推進する機関となっている．1972年に制定された自然環境保全法は，1993年に公害対策基本法と統合され，地球環境をも視野に入れた**環境基本法**が制定された．放射性物質による環境汚染防止に関連する法律としては，「平成二十三年三月十一日に発生した東北地方太平洋沖地震に伴う原子力発電所の事故により放出された放射性物質による環境の汚染への対処に関する特別措置法（放射性物質汚染対処特措法，2011年）」がある．また，環境基本法，大気汚染防止法や水質汚濁防止法が改正され，放射性物質の常時監視の規定が設けられた（2013年）．

3―大気汚染

大気汚染物質の発生源には，工場や火力発電所などの固定発生源と自動車などの移動発生源がある．前者からは硫黄酸化物（SOx），窒素酸化物（NOx）や粉塵など，後者からは一酸化炭素やNOxなどが排出される．これらの汚染物質は直接汚染源から排出されることから，一次汚染物質とよばれる．また，一次汚染物質が大気中で種々な反応を起こして新たに生成されたものは，二次汚染物質とよばれ，光化学オキシダントがよく知られている．光化学オキシダントは，工場や自動車などから

大気中に排出されたNOxや炭化水素と紫外線とが光化学反応を起こして発生するオゾン，アルデヒドやパーオキシ・アセチル・ナイトレート（PAN）などの酸化性物質の総称である．光化学オキシダントはいわゆる光化学スモッグの原因となり，粘膜への刺激や呼吸器に悪影響を及ぼす．大気汚染による代表的な公害問題としては，四日市ぜん息がある．SOxやNOxなどによる大気汚染は改善傾向にある．その一方，粒径が2.5μm程度より小さい微小粒子状物質（PM 2.5）による大気汚染が問題となっており，それによる健康被害が危惧されている．

4 ― 水質汚濁

水質汚濁にかかる環境基準は，人の健康の保護に関する環境基準と生活環境の保全に関する環境基準として設定されている．また，公共用水域などの水質保全をはかるための排水の基準は，水質汚濁防止法に基づき行われている．わが国の水質汚濁の現状は，人の健康を脅かす有害物質についてはほぼ環境基準が達成されている．その一方，生活環境の保全に関する項目については，生活排水対策の遅れなどによって，望ましい状況に達していない水域も数多く残されている．水質汚濁による代表的な公害問題としては，イタイイタイ病（カドミウム）と水俣病（メチル水銀）がある．また，水質汚濁と大気汚染の両者による公害問題としては，宮崎県土呂久鉱山と島根県笹が谷鉱山の慢性ヒ素中毒が知られている．

5 ― 騒音，振動，悪臭，地盤沈下，土壌の汚染

騒音は発生源により，主に工場・事業場騒音，建設作業騒音，近隣騒音，自動車騒音，航空機騒音および新幹線鉄道騒音に分類される．このうち，苦情件数が多いのは，建設作業と工場・事業場である．また，深夜営業騒音，拡声器騒音や生活騒音（例：ピアノ，クーラーの音，ペットの鳴き声）などの近隣騒音に関する苦情も少なくなく，その対策が重要となっている．

振動は全身振動と局所振動に分類されるが，公害として問題となるのは前者である．振動公害は，主として，工場振動，建設作業振動，道路交通・鉄道振動から発生する．発生源別の苦情件数では，建設作業が最も多く，ついで工場，道路交通の順となっている．

悪臭は，騒音や振動とともに感覚公害とよばれている．悪臭の原因には多くの種類があるが，複数の原因が混在している場合もある．発生源別にみると，野外焼却による苦情件数が例年最も多いが，その他の原因によるものは減少していることから，全体的には減少傾向にある．苦情件数は都市部で多く，都道府県別にみると例年，東京都，愛知県，神奈川県，大阪府，埼玉県の順で多く，これら上位5都道府県で，総苦情件数の約40%を占めている．

地盤沈下の最大原因は地下水の過剰汲み上げであるが，その現れ方は地形，地質，土地利用などの状況によって異なる．現在，都市部の地盤沈下の進行は鈍化あるいは停止しているが，以前として断続的に続いている地域もみられる．このような地

域については，地下水位の定期的な調査や採水の規制をはかるとともに，工業・農業用水や冷房用水などに対する代替水源の確保と工業用水道の設置が必要となる．

土壌汚染の原因は，工場からの排出ガスや排水に含まれている有害物質である．その他にも，鉱山廃水や精錬所からの廃水による汚染も知られている．近年では，工場や試験研究機関など跡地の土地利用転換に際し，土壌中に有害物質が検出されて，利用計画が滞る事例もみられる．

6 少子高齢化

現在日本の人口は減少に転じており，その中で高齢者の増加と若い世代の減少が始まっている（図 1-4）．高齢者の増加は，医療費や年金といった国の社会保障関係費の増大をもたらす．また，働く世代である生産年齢人口の減少は，働き手の不足と国の税収の減少をもたらす．これらのことは，ほかの世代への社会保障関係費や他の項目への歳出に影響を及ぼす．介護にかかわる人材の不足に代表されるような保健医療職種の不足も予想されている．そのため，少子高齢化は今後の日本社会に大きな影響を及ぼしていく．

このような状況は出生数と年少人口の減少による少子化が原因である．図 1-7 は合計特殊出生率（1人の女性が一生の間に生む子どもの平均数）と，児童のいる世帯の平均児童数の推移を示す．昭和 61 年に 1.72 人だった合計特殊出生率は 2015（平成 27）年には 1.45 人に低下している．一方で児童のいる世帯の平均児童数は 1.83 人から 1.69 人への低下にとどまっている．これは，近年子どもをもたない世帯が増えている一方で，子どものいる世帯の子どもの数は昔と比べてそれほど大きく減少していないことが理由である．

少子化の対策は重要視されているが，解決にはさまざまな対応が必要である．

少子化の原因には価値観の変化や未婚率の増加（50 歳までに結婚をしない人の割合は 2015 年には男性 23％，女性 14％）などがあるが，この背景には長時間労働

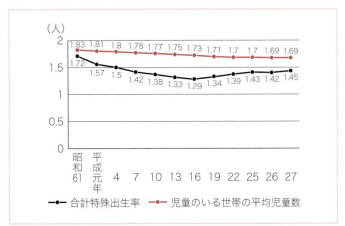

図 1-7　合計特殊出生率と児童のいる世帯の平均児童数の推移
（厚生労働省：人口動態統計，2016，厚生労働省：国民生活基礎調査，2016．）

や転勤により仕事と育児の両立が難しく，仕事に就いた女性が結婚や出産に伴って仕事を辞めざるをえないことや復職が難しいこと，それに伴って収入が減少し夫の収入だけで生活ができるかどうかに不安があることなど，働き方と子育てに起因する問題が存在する．これらは職場や保育環境を変えていくことで対策ができるため，旧来の価値観に縛られない変革が求められている．

■参考文献

1) World Health Assembly agreed on a resolution (WHA.60.17) on "Oral health an action plan for promoting and integrating disease prevention".
2) World Health Organization：Global action plan for the prevention and control of NCDs 2013-2020. World Health Organization, Geneva, 2013, 29-37.
3) World Health Organization：World Oral Health Report 2003. World Health Organization, Geneva, 3-13, 2003.
4) 国際連合広報センターHP「持続可能な開発2030アジェンダ」(http://www.unic.or.jp/activities/economic_social_development/sustainable_development/2030agenda/)
5) 小川祐司：WHO Report From WHO (Geneva) to Readers12 — WHO協力センター連携会議とSDGsにおける口腔保健—. 日本歯科評論，77(6)：158-159, 2017.
6) World Health Organization HP「Oral health databases」(http://www.who.int/oral_health/databases/en/)
7) World Health Organization：WHO Expert Consultation on Public Health Intervention against Early Childhood Caries, Report of a Meeting, Thailand, 26-28 January 2016. World Health Organization, Geneva, 4-15, 2017.
8) 厚生労働省HP「平成28年歯科疾患実態調査」(http://www.mhlw.go.jp/toukei/list/62-28.html)
9) 安井利一ほか編小川祐司：「国際口腔保健」，口腔保健・予防歯科学. 医歯薬出版，東京，274-280, 2017.
10) World Health Organization：WHO Oral Health Surveys — Basic Methods 5th edition. World Health Organization, Geneva, 5-10, 2013.
11) 小川祐司ほか：口腔診査法第5版—WHOによるグローバルスタンダード—. 口腔保健協会，東京，1-7, 2016.
12) World Health Organization HP「STEPwise approach to surveillance (STEPS)」(http://www.who.int/ncds/surveillance/steps/en/)
13) 鍵 直樹：空衛. 日本空調衛生工事協会，東京，2011.
14) 国際化学物質安全性カード（ICSC）日本語版．(ICSC番号0023).
15) 国立環境研究所ニュース．20(5), 2001.
16) Guidelines for drinking-water quality — 4th ed. ⓒWHO2011.
17) 通商白書. 経済産業省，2008.
18) 柳川洋ほか編：公衆衛生マニュアル. 南山堂，東京，2015.
19) 日本薬学会編：衛生試験法・注釈2000. 金原出版，東京，2000.
20) 全国柔道整復学校協会監修：衛生学・公衆衛生学. 南江堂，東京，2011.
21) 全国歯科衛生士教育協議会監修：最新歯科衛生士教本保健生態学，第2版，医歯薬出版，東京，2014.
22) 岡崎勲ほか編：標準公衆衛生・社会医学. 医学書院，東京，2006.
23) 平成27年国勢調査 人口など基本集計結果の概要. 総務省統計局，2015.
24) 平成28年人口動態統計月報年計（概数）の概況. 厚生労働省政策統括官，2017.
25) 第22回生命表（完全生命表）の概況. 厚生労働省政策統括官，2015.
26) 平成28年版高齢社会白書（概要版）. 内閣府，2016.
27) 厚生労働省：人口動態統計，2016.
28) 厚生労働省：国民生活基礎調査，2016.

2章―歯科疾患の疫学と歯科保健統計

I 口腔の健康状態と保健行動の評価指標

　本項では，口腔の健康状態と保健行動を評価する指標について述べる．表2-1は本章で解説する各種指標と実際に行われている全国調査などとの関連を示したものである．これらのうち，まず口腔健康状態を示す指標で口腔診査が必要なものを解説する．ついで口腔診査を行う必要のない口腔健康状態に関する指標と口腔保健行

表2-1　口腔の健康状態と保健行動に関する代表的な評価指標と用いられている全国調査などとの関連

		全国調査					地域での調査		
		歯科疾患実態調査[#1]	国民健康・栄養調査	国民生活基礎調査	患者調査	学校保健統計調査[#1,#2]	乳幼児歯科健診[#1]	学校歯科健診[#1,#2]	特定健診[#3]
口腔健康状態	う蝕	◎(図2-5, 6, 7)				◎(図2-17, 表2-10)	○	◎(図2-17)	
	歯周病	◎(図2-8, 9)	○			○		○	
	歯の喪失	◎(図2-5, 10, 11)	◎(図2-16)			○	○	○	
	歯列・咬合	◎(図2-12)				○	○	○	
	歯のフッ素症								
	口腔の清潔度								
	主観的評価(自覚症状)	◎(図2-13)	○	○					
	咀嚼	◎(図2-13)	◎(図2-15, 16)						○
	客観的評価(検査等)								
口腔保健行動	歯磨き回数	◎(図2-14)					○[#4]		
	歯間部清掃など	○	○				○[#4]		
	フッ化物利用	○	○				○[#4]		
	歯科健診(歯科通院含む)		○	◎(図2-18, 19)	◎(図2-20)		○[#4]		
	間食行動		○				○[#4]		

#1：口腔診査を行うもの．
#2：学校保健統計調査は，全国の各学校で行われている学校健診結果を抽出したものである．
#3：「標準的な問診票」における質問項目の1つ（平成30年度から開始予定）
#4：全国一律の診査ではないが，地域の判断により健診時に調査している地域は多いと思われる．
◎：本章に図表で示している．

動指標について述べる．

1 口腔健康状態

1―口腔診査が必要なもの

本項で紹介する各種指標は，集団健診（検診）の場で用いられるものを想定している．

口腔疾患の指標には，ほかの一般的な疾患の指標にはみられない特徴が2つある．第1の特徴は，歯や歯面を単位とした指標化が行われることである．一般的な疾病は人を単位とした指標化が行われ，ある時点で疾病を有している割合または一定期間中に疾病に罹った人の割合として示され，前者を有病率，後者を罹患率という[★1]．しかし，う蝕や歯周病では，歯や歯面を単位として「う蝕が○本ある」とか「歯周病に罹った部位が○歯面以上ある」といった指標が用いられることが多い．第2の特徴は，口腔疾患が進行した痕跡が指標化されることである．口腔疾患の二大疾患であるう蝕と歯周病は蓄積性の疾患であり，う蝕により実質欠損に至った歯質や歯周病により失われた歯槽骨が元通りに回復することはない．しかし，これらの疾患進行の痕跡（う蝕における処置歯・喪失歯，歯周病における付着の喪失＝アタッチメントロス）として指標化されるので，疾患の経験度（累積的な進行度）を知ることができる．

[★1] 有病率は糖尿病のような慢性疾患で用いられることが多く，罹患率はインフルエンザのように急性疾患で用いられることが多い．

1）う蝕

う蝕は，歯質が脱灰して実質欠損に至る疾患で，進行すると歯髄や根管が感染し，最終的には歯の喪失に至る．

う蝕には，未処置状態のう蝕だけではなく処置されたものも含まれる．このうち，未処置う蝕に関する主な診査基準としたものを表2-2に示したが，基本的に肉眼（視診）により歯質の実質欠損の程度が評価され，実質欠損を伴う場合に修復治療が必要と判定される．

（1）永久歯（DMF）

D：Decayed の略，未処置のう蝕歯（表2-2）
M：Missing の略，う蝕が原因で喪失した歯[★2]
F：Filling の略，う蝕が原因で処置された歯

[★2] 歯が喪失に至った原因を特定することは実際上，困難なことが多いので，便宜的に喪失した歯はMとして取り扱う場合が多い．

$$\text{DMF 者率（\%）} = \frac{\text{DMF のいずれかを1歯以上もつ者の数}}{\text{被検者数}} \times 100$$

$$\text{DMF 歯率（\%）} = \frac{\text{DMF 歯の合計}}{\text{被検歯数（喪失歯を含む）}} \times 100$$

$$\text{DMFT 指数} = \text{一人平均 DMF 歯数} = \frac{\text{DMF 歯の合計}}{\text{被検者数}} \times 100$$

（T：Teeth の略，歯）

（2）乳歯（dmf, def, df）

d：decayed の略，未処置のう蝕乳歯（表2-2）

表 2-2 集団健診の場で用いられる未処置う蝕に関する主な診査基準

乳幼児歯科健診 (1歳6か月)	う蝕	・エナメル質に明瞭な脱灰が認められる歯およびそれ以上に進行したもの.
日本学校歯科医会 (2002年)	未処置歯 (C)	・咬合面または頬面,舌面の小窩裂溝において,指針にて歯質にう蝕病変と思われる実質欠損 (う窩) が認められるもの. ・隣接面では,明らかな実質欠損 (う窩) を認めた場合にう蝕とする. ・平滑面においては,白斑,褐色斑,変色着色などの所見があっても,歯質に実質欠損が認められない場合にはう蝕としない. ・4度分類は行わない. ・未処置とは,直ちに処置を必要とするもの.
歯科疾患実態調査 (2016年)	軽度う蝕	・歯冠部のう蝕については,明らかなう窩,脱灰・浸蝕されたエナメル質,軟化底,軟化壁が探知できる小窩裂溝,平滑面の病変をう蝕とする.また,根面部のう蝕については,病変部にソフト感あるいはざらついた感じがあればう蝕とする.なお,視診のうえ確認する場合にはWHOプローブを用いる.
WHO (口腔診査法 第5版)	歯間部う蝕	・明らかなう窩,脱灰・浸蝕されたエナメル質,軟化底,軟化壁が察知できる小窩裂溝や平滑面の病変をう蝕とする.治療途中の仮封処置歯やシーラント填塞がなされているがう蝕になっている歯もう蝕とする.歯冠がう蝕になって破壊された残根状態の場合は,歯冠初発のう蝕と判定し,歯冠う蝕のみを記録する.歯面のう蝕を確認するためには,CPIプローブを用いる.疑わしい所見については「う蝕あり」と記録してはならない.

(厚生省児童家庭局長,厚生省健康政策局長:妊産婦,乳児および幼児に対する歯科健康診査及び保健指導の実施について.1997.)

m:missing の略,う蝕による喪失乳歯

e:extraction の略,抜去を必要とするう蝕乳歯

f:filling の略,う蝕による処置乳歯

dmf:dmf は永久歯列に用いた DMF と同じ解釈で指数を計算し,一般に5歳未満の小児に対して用いられる.

def:def は,存在していない乳歯がう蝕により抜去されたのか,生理的な脱落によるものなのかが明らかでないため,口腔内に認められるう蝕経験歯だけを評価したものである.近年では e (extracted) を d (decayed) に含めて df として評価される場合が多い.

$$df 者率(\%) = \frac{df のいずれかを1歯以上もつ者の数}{被検者数} \times 100$$

$$df 歯率(\%) = \frac{df 歯の合計}{被検歯数} \times 100$$

$$dft 指数 = 一人平均 df 歯数 = \frac{df 歯の合計}{被検者数} \times 100$$
(t:teeth の略,歯)

(3) その他の指標

A. 乳歯(う蝕罹患型)

3歳児歯科健康診査では,う蝕のある部位により以下のう蝕罹患型に分類される.

O型:う蝕がない

A型:上顎前歯部のみ,または臼歯部のみにう蝕がある

表 2-3　ICDAS 基準

コード 0	健全歯面（5 秒間エアで乾燥してもエナメル質の透明性に変化がない）
コード 1	目視できるエナメル質の変化（5 秒間のエアの乾燥で，白濁・褐色の変色が観察される）
コード 2	エナメル質に明瞭な可視変化があるもの（湿った状態で白濁・褐色の変色がある）
コード 3	エナメル質の限局的な破壊で，象牙質の露出や陰影や伴わないもの（湿った状態で白濁・褐色の変色がある．視診で確かめる場合は WHO／CPI／PCR プローブでエナメル質に明らかな窩がある）
コード 4	エナメル質の限局的な破壊の有無にかかわらず内部に象牙質の陰影が観察されるもの（う窩は隣接面から始まり，それ以外のう蝕の形跡がない場合は，コード 0 とする）
コード 5	肉眼的に観察できる象牙質う蝕（湿った状態で，暗色化した象牙質がエナメル質から透けて見える．WHO/CPI/PCR プローブの先端の球がう窩の開口部に入る）
コード 6	肉眼的に観察できる進行した象牙質う蝕（広汎なう窩は少なくとも歯面の半分を覆い，歯髄に達していることもある）

　　B 型：臼歯部および上顎前歯部にう蝕がある
　　C1 型：下顎前歯部のみにう蝕がある
　　C2 型：下顎前歯部を含む他の部位にう蝕がある
　1 歳 6 か月児歯科健康診査では，C1・C2 の分類はなく下顎前歯部にう蝕があればC型となる．また，O 型について，将来う蝕にかかるリスクが高い対象者は O_2 型，そうでない乳幼児は O_1 型に分類されるが，その基準は地域に委ねられている．

B．ICDAS

　集団健診で用いられるう蝕診査基準（表 2-2）は，修復治療が必要な人をスクリーニング（後述）する手段としては有用であるが，臨床の場でう蝕の予防管理を行う場合にはさらに詳細に基準が必要である．ICDAS は，こうした背景を受け，欧州諸国を中心に普及が進み，近年わが国でも利用が進みつつある指標である．診査基準は表 2-3 に示すとおりで，診査前の歯のクリーニングと乾燥を前提として行われる．

2) 歯周病の疫学指標

　歯周病は，歯周組織の炎症により歯槽骨が失われ，最終的には歯の喪失に至る疾患である．

　歯周病の疾患像はう蝕に比べると多様であり，そのため数量化に用いられる指標も多様である．原則的に，歯周病が進行した程度は失われた歯槽骨をエックス線やアタッチメントロスで評価することが望ましいが，ともに測定が容易ではない．一方，歯周病の炎症の程度（活動度）を測定することも重要でプロービング時の歯肉出血（BOP：Bleeding on Probing）が用いられることが多い．また，歯周病の診査には時間を要し，全部位を診査することが困難なことが多く，部分診査法が用いられることが多い．このように歯周病の診査法ではすべての要件を満足する指標はないと

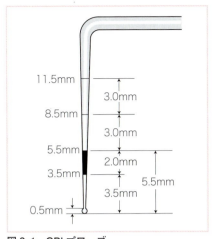

図 2-1 CPI プローブ

いってよい状況で，さまざまな指標が存在する．現在，比較的よく用いられている指標をあげる．

(1) CPI (Community Periodontal Index)[★3]

CPI は特別に設計された CPI プローブ（図 2-1）を用いてプロービング時の歯肉出血と歯周ポケットの2つの指標で評価する（表 2-4）．診査部位は国際的には全歯とされているが，わが国では部分診査法が勧められている[1][★4]．表 2-5 は各分画における代表歯を示したものである．各分画の記入欄には，表 2-4 に示した歯肉出血と歯周ポケットのコードのうち最も高かった値を記入し，個人としての最大コードと各コードの分画数を記録する．さらに個人最大コードの分布と各コードの平均分画数を算出し，集団としての評価に用いる．

(2) PMA 指数

歯肉における炎症の拡がりをみた指標で，若年層の歯肉炎の調査でよく用いられる．上下顎前歯部の歯肉を P（Pappillary gingiva：乳頭部歯肉），M（Marginal gingiva），A（Attached gingiva）に分け（図 2-2），炎症がある場合当該部位に1点を与え，合計点数（最大 34）を個人の値として，集団の平均値を算出して評価する．

(3) GI (Gingival Index)

歯肉炎の評価指標で，口腔衛生指導の評価で用いられることが多い．図 2-3 に示した診査部位に対し，歯肉の炎症の有無と程度により 0〜3 点を与え，合計点数を診査歯面数（4×4＝12）で除して個人の GI 値とする．さらに集団の平均値を求めて評価する．

(4) アタッチメントロス（Attachment Loss：付着の喪失）

研究目的で行われる歯周病の疫学調査では，アタッチメントロス（Attachment Loss：付着の喪失）の測定が不可欠といっても過言ではない．これはセメント-エナメル境からポケット底部までの距離を mm で示したもので，アタッチメントロス

★3 CPI（Community Periodontal Index）は 1982 年に WHO が発表して以来，部分診査法により歯肉出血・歯石・歯周ポケットを組み合わせによる5段階のコード（0〜4）から指標化する方法が用いられてきた．2013 年に刊行された WHO による新たな口腔診査法[11]では改良型 CPI として，歯周ポケットとプロービング時の歯肉出血を以下のように独立して記録する方法に改まった．

★4 2013 年に WHO[11] より示された新たな改良型 CPI では従来の部分診査法ではなく全歯に調査することが示されているが，厚生労働省が示した「歯周病検診マニュアル 2015」[1]では従来と同様，部分診査法で行うように示されている．本項では「歯周病検診マニュアル 2015」[1]に記されている方法に準拠した方法を述べる．

表 2-4 CPIの判定基準

	コード	所見	判定基準
歯肉出血	0	健全	以下の所見が認められない
	1	出血あり	プロービング後10～30秒以内に出血が認められる
	9	除外歯	プロービングができない歯（例：根の露出が根尖に及ぶ）
	X	該当する歯なし	
歯周ポケット	0	健全	以下の所見がすべて認められない
	1	4～5mmに達するポケット	プローブの黒い部分に歯肉縁が位置する
	2	6mmを超えるポケット	プローブの黒い部分が見えなくなる
	9	除外歯	プロービングができない歯（例：根の露出が根尖に及ぶ）
	X	該当する歯なし	

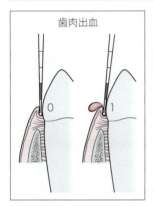

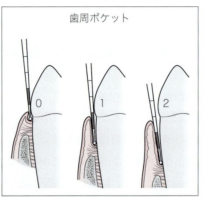

表 2-5 各分画の代表歯

17, 16	11	26, 27
47, 46	31	36, 37

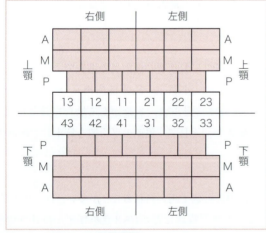

図 2-2 PMA-index の診査票

【診査部位】

16	12	24	
44	32	36	

※各歯の唇（頬）・舌側，近・遠心の4歯面を測定し，以下の点数を記録する

【診査基準】

基準		点数
炎症なし		0
歯肉炎	軽度	1
	中等度＋圧迫出血	2
	強度＋自然出血	3

図 2-3 GI（Gingival Index）の診査部位と診査基準・診査部位

が一定以上の大きさを示す部位の割合などが評価指標となる場合が多い．

3) 歯の喪失の疫学指標

歯の喪失は，う蝕・歯周病の最終転帰であり，口腔の最も重要な機能の1つである咀嚼機能に大きく影響することから，成人・高齢者では最も重要な口腔保健の指

表 2-6 歯科疾患実態調査で用いられている歯列・咬合の診査基準（DAI の一部，12〜20 歳が対象）

診査項目	診査基準	
前歯部の叢生・空隙	上下顎の前歯 12 歯について，捻転歯や正常な位置からの転移歯の有無を診査し，前歯部の叢生の有無および空隙の有無を上下顎それぞれについて，該当するものを○で囲む．叢生には，側切歯の舌側転移，犬歯の低位および唇側転移を含む．	なし
		上顎のみあり
		下顎のみあり
		上下顎ともにあり
オーバージェット	中心咬合位における上下顎中切歯の切端間の水平的な距離を診査するため，WHO プローブを用いて切歯の最大突出部から対応する切歯唇面までの距離を咬合平面に対して平行に保ちながら計測し，mm（ミリメートル）単位で記録する．反対咬合の場合は，マイナスの測定値となる．	
オーバーバイト	中心咬合位における上下顎中切歯の切端間の垂直的な距離を診査するため，WHO プローブを用いて上下顎中切歯の切端間の距離を計測し，mm 単位で記録する．開咬の場合は，マイナスの測定値となる．	
正中のずれ	中心咬合位における上下顎中切歯のずれを診査するため，上下顎中切歯の正中の距離を計測し，mm 単位で記録する．	

標といえる．

指標としては，う蝕と同様，平均値（一人平均現在歯数，一人平均喪失歯数）と割合（無歯顎者率，20/24 歯以上保有者率，喪失歯所有者率）がある．なお，これらの指標は無歯顎者を除いて算出される場合もある．

4）歯列・咬合

（1）DAI（Dental Aestetic Index）

国際的に広く用いられている歯列・咬合に関する指標で，わが国でも一部が歯科疾患実態調査で用いられている（表 2-6）．

5）歯のフッ素症

歯のフッ素症は，飲料水などから過剰なフッ化物を長期間，摂取し続けることにより発症する．ここでは，その代表的な指標である CFI について述べる．

（1）CFI（Community Fluorosis Index）（表 2-7）

Dean による歯のフッ素症を分類する診査基準を用い，最も重度な 2 歯の所見の合計点を個人の CFI 得点として，集団の平均値をその地域の CFI として，公衆衛生的な対応が必要か否かを判定する．

6）口腔の清潔度に関する指標

（1）OHI（Oral Hygiene Index）

プラークと歯石の付着状態を調べ，口腔衛生状態を評価する指標である．

【診査部位】

上下顎歯列を 6 歯群に分け，唇（頰）側面と舌側面について診査する．

7〜4	3〜3	4〜7
7〜4	3〜3	4〜7

表2-7 CFI（Community Fluorosis Index）

【Deanによる歯のフッ素症を分類する診査基準】

点　数	分　類	基　準
0	正常	正常な形態と透明度を保っている．
0.5	疑問	小斑点が点在する程度の変化で，正常とも異常とも判定しにくい場合．
1	非常に軽度	不透明白濁部分が歯面の1/4以下を占めている．
2	軽度	不透明白濁部分が歯面の1/2以下を占めている．
3	中等度	不透明白濁部分が全歯面に及び，小窩・着色も認められる．
4	高度	減形成を伴う．小窩・着色強く，腐食様外観を呈する．

・個人のCFI得点＝最も重度の2歯の得点の合計
・集団のCFI値＝$\dfrac{個人のCFI得点の総和}{被検者数}$

【CFIの判定基準】

CFI値	判　定
0.4以下	非流行地として問題なし
0.4〜0.6	境界域
0.6以上	流行地として飲料水の除フッ素を行う

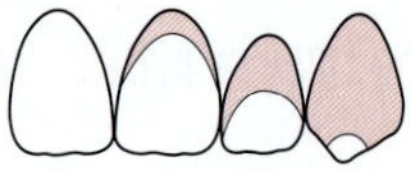

Debrisに関する基準と点数

点数	基　準
0	歯垢も外来性付着物も認めず
1	歯垢の付着範囲が歯面の1/3以内であるか，付着範囲に関係なく，歯垢以外の外来性着色付着物を認める
2	歯垢の付着範囲が歯面の1/3〜2/3に認められる
3	歯垢の付着範囲が歯面の2/3以上に認められる

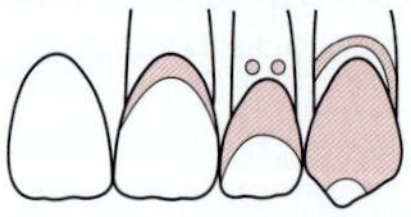

Debrisの付着状態と点数　0　1　2　3

Calculusに関する基準と点数

点数	基　準
0	歯石を認めず
1	縁上歯石の付着範囲が歯面の1/3以内に認められる．縁下歯石はない
2	縁上歯石の付着範囲が歯面の1/3〜2/3であるか，縁下歯石が歯頸部に点在して認められる
3	縁上歯石の付着範囲が歯面の2/3以上であるか，縁下歯石が歯頸部に連続して帯状に認められる

Calculusの付着状態と点数　0　1　2　3

図2-4　OHI，OHI-Sの診査基準と図解（Greene & Vermillion, 1960）

【診査基準】

図2-4の診査基準に従う．

この基準に従って診査し，各分画の唇（頰）面と舌面に該当する点数をOHI用の診査チャートに記録する（表2-8）．

表 2-8 OHI による評価例

	歯垢				歯石			
	右側臼歯部	前歯部	左側臼歯部	合計	右側臼歯部	前歯部	左側臼歯部	合計
上顎	(頬)3 / 2(舌)	1 / 1	2 / 2	6 / 5	(頬)1 / 0(舌)	0 / 0	1 / 0	2 / 0
下顎	2 / 3	2 / 2	1 / 2	5 / 7	1 / 1	1 / 2	0 / 1	2 / 4
合計	5 / 5	3 / 3	3 / 4	11 / 12	2 / 1	1 / 2	1 / 1	4 / 4
指数計算	Debris Index 23/6=3.8				Calculus Index 8/6=1.3			
	Oral Hygiene Index 3.8+1.3=5.1							

【指数計算】

$$個人のDI（歯垢指数）= \frac{歯垢点数の合計}{被検分画数}$$

$$個人のCI（歯石指数）= \frac{歯石点数の合計}{被検分画数}$$

$$個人のOHI = DI + CI$$

$$集団のOHI = \frac{個人OHIの合計}{被検者数}$$

(2) OHI, OHI-S (Oral Hygiene Index-Simplified, Greene & Vermillion 1964)

OHI を簡易化したもので,特定の 6 歯面を評価する.

【診査部位】

特定 6 歯 $\left(\dfrac{6\ 1\ |\ 6}{6\ |\ 1\ 6}\right)$ のうち

→ $\dfrac{6\ 1\ |\ 6}{\ \ \ |\ 1\ \ }$ は頬,唇面

→ $\dfrac{\ \ \ |\ \ \ }{6\ \ \ |\ \ 6}$ は舌面

第一大臼歯が喪失している場合は第二大臼歯を代用し,中切歯が喪失している場合は対側中切歯を代用する.

【診査基準】

OHI と同様である（図 2-4）.

【指数計算】

OHI と同様である.

(3) Plaque index (PlI)

プラークの付着状況と歯肉炎との関連をみるために考案された指標で,歯肉縁に接するプラーク量を重視している.

【診査基準と部位】

特定 6 歯 $\left(\dfrac{6\ 2\ |\ 4}{4\ |\ 2\ 6}\right)$ の近心,遠心,頬・唇側,舌側の 4 歯面を診査単位とする.

点数	基　準
0	歯垢を認めず.
1	歯肉縁部にプロービングによって検出しうる程度の薄い膜様の歯垢が付着している.
2	歯肉縁部に肉眼でも認めうるほどの歯垢が付着している.
3	歯肉縁部に多量（1～2 mm）の歯垢が付着している.

特定6歯の4歯面におけるプラークの付着状態をこの基準に従って診査し，点数を与える.

【指数計算】

歯面の Pl. I ＝各歯面それぞれの点数

$$歯の\ Pl.\ I = \frac{4歯面の合計}{4}$$

$$個人の\ Pl.\ I = \frac{歯の\ Pl.\ I の合計}{被検歯数}$$

$$集団の\ Pl.\ I = \frac{個人の\ Pl.\ I の合計}{被検者数}$$

(4) PHP (Patient Hygiene Performance Score, Podshadley & Haley 1968)

口腔清掃実行度とよばれ，ブラッシングの清掃効果をみる指標であり，通常，プラーク染色剤を用いる.

【診査方法と部位】

OHI-S と同じ特定の6歯を対象とする.

$\frac{6\ 1\ |\ \ 6}{6\ \ |\ 1\ 6}$ のうち → $\frac{6\ 1\ |\ \ 6}{\ \ \ |\ 1\ \ }$ は頬，唇面

→ $\frac{\ \ \ |\ \ \ }{6\ \ |\ \ 6}$ は舌面

各歯面を近遠心的に3分画し，さらに中央部を歯頸・中央・咬頭に3等分した5部位を診査部位とする.

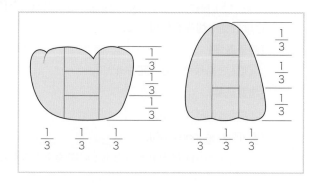

歯垢染色剤でプラークを染め，染め出された部位に1点を与える．したがって，1歯あたりの最高点は5点となる.

【指数計算】

$$\text{個人の PHP} = \frac{\text{各歯の点数の合計}}{\text{被検歯数}}$$

$$\text{集団の PHP} = \frac{\text{個人 PHP の合計}}{\text{被検者数}}$$

2―口腔診査が必要ないもの

今まで述べてきた各種指標はすべて専門家が口腔診査を行って評価するものであるが，口腔診査を行わなくても利用可能な指標もある（表2-1参照）．

1）主観的評価（歯の数，自覚症状など）

歯の数（現在歯数）と歯肉の自覚症状は，健康に関する調査でよく用いられる指標で，集団の状況を把握するのに有用であることが確認されている．歯の数については**国民健康・栄養調査**において2004年から10年以上続けて調査されている．最新の歯科疾患実態調査（2016年）では，口腔の自覚症状について質問紙調査が行われた（図2-13参照）．咀嚼（食物を十分かめるかどうか）も口腔の機能を評価する意味で重要な指標で歯の数とともに健康日本21（第二次）の目標値の1つとなっている．

2）客観的評価（検査など）

う蝕や歯周病の活動性を評価する唾液検査，咀嚼機能の評価（色変わりチューインガムやグミゼリーによる方法），嚥下機能の評価（RSSTなど）が比較的広範囲で実施されているが，全国調査されたものはない（表2-1参照）．

2 口腔保健行動

口腔保健行動（歯科保健行動）は，①口腔清掃行動，②受診・受療行動，③摂食行動に大別される[2)]．表2-9は代表的な口腔保健行動とそれぞれの現状値を示したものである．

表2-9 口腔保健行動の種類と代表例

歯科保健行動		現　状
口腔清掃行動	フッ化物配合歯磨剤の使用	88.1%（小中学生）[#1]
	歯間部清掃具の使用	35～44歳　43.7%[#2] 45～54歳　44.4%[#2]
受診・受療行動	定期的な歯科健診	47.8%[#3] （過去1年間に歯科検診を受けた者：20歳以上）
	フッ化物歯面塗布	61.8%[#2] （フッ化物歯面塗布を受けたことのある者の割合：1～14歳）
摂食行動	間食（甘味食品・飲料）習慣	19.5%（1～5歳）[#4]

注）#1：8020推進財団全国調査（2005年）
　　#2：歯科疾患実態調査（2016年）
　　#3：国民健康・栄養調査（2012年）
　　#4：国民健康・栄養調査（2009年）

II 口腔保健に関する主な政府統計と地域統計

ここでは前述した口腔保健の指標が用いられている調査について，政府が行う政府統計と全国どの地域でも実施される地域統計に分けて解説する．政府統計については，まず政府統計全般の特徴などについて総論的説明を行い，個々の調査について各論的説明を行う．

1 政府統計

1―政府統計総論

1) 政府統計とは[3]

政府統計とは，国の行政機関や地方自治体によって実施される調査や各種調査結果をまとめた数量データをさし，官庁統計，公的統計ともよばれる．

政府統計のうち，重要な統計は**基幹統計**とよばれ，それ以外**一般統計**とよばれる．「政府統計各論」で説明する口腔保健の指標を扱う政府統計のうち基幹統計は**国民生活基礎調査，患者調査，医療施設調査，学校保健統計調査**の4つである．また，政府統計は，統計作成手段により，調査によって作成される**調査統計**，業務データの集計により作成される**業務統計**，ほかの統計を加工することによって作成される**加工統計**に大別される．調査統計の代表的な国勢調査で5年間隔でわが国の人口が調査される．業務統計の代表例は人口動態調査で，死亡・出生・婚姻などに関する日常的な届出データから集計される．加工統計の代表例はGDP（国内総生産）である．後述する国民医療費も加工統計である．

2) 標本調査について[4]

政府統計には，すべての対象を調べる全数調査と限られたサンプル（標本）を調べて全体をみる標本調査がある．前者の全数調査は悉皆調査ともよばれ**国勢調査**が代表例である．一方，標本調査は政府統計における調査統計の多くで用いられている．

一般的に母集団は調査対象としている個体の全体集合で，標本は母集団から選び出された調査可能な集団をさす．政府統計の場合，母集団は日本国民であることが多い．

正確な調査を行うには，標本は母集団の性質を反映した代表性の高い集団でなければならない．そのために標本を抽出する方法として，一般的に以下の方法が用いられる．

(1) 単純無作為抽出法

対象者全員に一連の番号をつけ，乱数表やサイコロで対象者を抽出する．

(2) 系統抽出法

対象者全員に番号をつけ，最初に抽出する個体の番号だけ乱数で決め，以後はそこから一定の間隔で抽出する．

(3) 層化抽出法

対象者をあらかじめいくつかの層（性，年齢，住所など）に分け，それぞれの層から標本を抽出する．

(4) 多段抽出法

母集団から直接標本を抽出するのではなく，はじめに標本が含まれる大きな集団（第一次抽出単位）を選び，選ばれた集団から，さらに小さな集団（第二次抽出単位）を選び，最後に選ばれた集団のなかから標本を選ぶというように，2段階以上の段階に分けて抽出する．

政府統計では，層化抽出法と多段抽出法を組み合わせた方法が用いられることが多く，後述する歯科疾患実態調査や国民健康・栄養調査では対象地域が層化抽出法により抽出され，選ばれた地域のほぼ全員を調査対象としている．

3) 政府統計の利用法

各種政府統計の主な結果を確認するには，インターネットを利用して調査名で検索すれば，多くの場合，当該調査がヒットして結果の概要を知ることができるが，各調査の最終的な結果はe-Stat（政府統計の総合窓口）に収載されている．e-Statに収載されているデータはパソコンの表計算ソフトで利用できる形式なので，ダウンロードした後に加工して利用できる．

2─政府統計各論

以下，わが国における口腔保健に関する代表的な統計調査について紹介し，併せて口腔疾患の疫学像についても解説する（表2-1）．

1) 歯科疾患実態調査

第1回調査は1957年に行われ，以来6年間隔で調査が行われてきたが，最新の2016年調査から5年間隔となった．本調査の特徴は，歯科医師が対象者に口腔診査を行った調査であることと，半世紀以上の長期間にわたる国民の口腔状態の推移を知ることができる点である．主な調査項目は歯・口の客観的状態（DMFT，CPI，補綴状況，歯列・咬合），歯・口の自覚症状・清掃習慣などである．以下，主な知見を示す．

(1) う蝕

A. 現在歯数の内訳（2016，年齢階級別）

図2-5に2016年歯科疾患実態調査における現在歯数の詳細な内訳について各年齢階級別にみたものである．年齢の高い層で現在歯数の平均値が少なくなるのは，高齢者層では歯の喪失が進んだ人が多いためである．未処置（D）歯数の平均値は各年齢階級ともに1歯弱であるが，処置（F）歯が現在歯に占める割合は高齢者層ほど高く，50歳以上では現在歯数の半分以上が処置（F）歯か未処置（D）である．

B. DMFTの推移

図2-6は歯周病による歯の喪失（M）の影響を除くため，比較的若い年齢層に絞ってDMFTの推移を示したものである．日本人のう蝕は，ここ半世紀強の間，増加

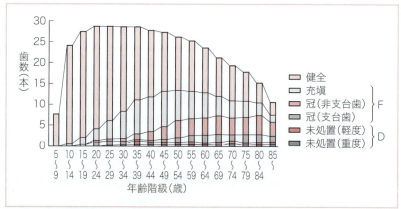

図2-5 現在歯数の内訳（5歳以上）

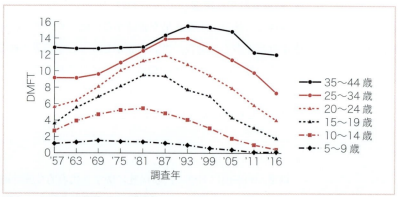

図2-6 DMFTの推移（5～44歳）

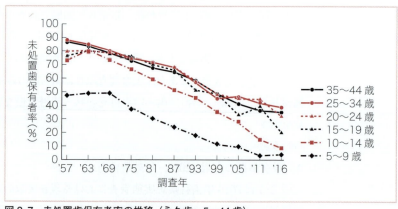

図2-7 未処置歯保有者率の推移（永久歯，5～44歳）

から減少に転じ，最新の2016年調査における各年齢階級のDMFTは調査開始時点（1957年）と同レベルまで戻ったといえる．また，う蝕の増加と減少は若い年齢層から始まったこともわかる．

C. 処置状況（未処置歯保有者率）の推移

図2-7は図2-6と同じ年齢階級について永久歯の未処置歯保有者率の推移を示

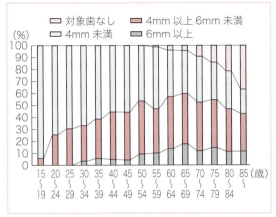
図2-8 歯周ポケットの保有状況（15歳以上）

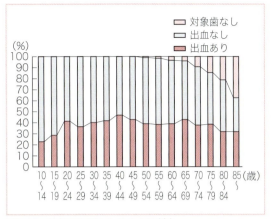
図2-9 歯肉出血がみられた人の割合

したものである．低下傾向が著明であることがみてとれるが，DMFTの値は1957年と2016年で同程度であっても未処置の占める割合が大きく減少したことがわかる．

(2) 歯周病

歯周病はう蝕や歯の保有状況とは異なり，同じ指標で長期間調査されてこなかったので推移については割愛し，最新の2016年調査の結果のみを示す．

A. 歯周ポケット

図2-8に最新（2016年）調査における各年齢階級の歯周ポケット保有状況を示す．4mm以上の歯周ポケット保有者の割合は年齢が上がるにつれて高い値を示し，60～70歳代がピークとなる．それ以上の年齢階級では歯周ポケット保有者の割合が低くなるが，これは歯の喪失が進んだ人が多くなるためである．

B. 歯肉出血

図2-9に同調査において歯肉出血がみられた人の割合を示す．年齢階級による差は顕著ではなく，どの年齢階級でも4割程度の人にCPIによる歯肉出血の所見がみられた．

(3) 歯の喪失

A. 年齢階級別にみた各種指標

図2-10は同調査における歯の保有状況に関する各種指標（一人平均現在歯数，20歯以上保有者率・無歯顎者率％）の状況を年齢階級別にみたものである．高齢層ほど歯の喪失が進んだ人が多い状況がみてとれる．

B. 一人平均現在歯数の推移

図2-11に年齢階級別にみた一人平均現在歯数の推移を示す．1980年代半ばまでは大きな変化は認められなかったが，1980年代後半以降は増加傾向が顕著であることがみてとれる．**歯科疾患実態調査は横断調査**であり，調査対象者は毎回異なるが，国民を代表する標本調査であることから，同一出生集団の変化をみることができる（図中の矢印）．たとえば，1957年調査における45～54歳は，30年後の1987

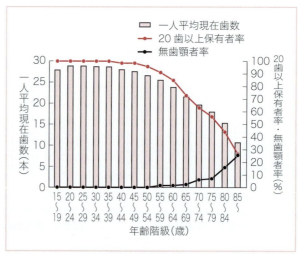

図2-10 歯の喪失に関する各種指標

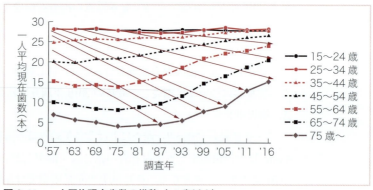

図2-11 一人平均現在歯数の推移（15歳以上）

年調査では75歳以上に変化したとみなすことができる．このようにして同一出生世代の変化をみると新しい世代ほど矢印の方向きが緩やかであり，歯の喪失がゆっくりと進むようになったと考えられる．図2-10をみると，高齢になると歯の喪失が急激に進み，2016年に75～79歳だった人は5年後には図2-10の80～84歳の状況に進行するようにみえてしまうが，実際のところは必ずしもそうではないことに留意する必要がある．

(4) 歯列・不正咬合

歯科疾患実態調査では1999年調査以降，12～20歳に対して歯列・不正咬合に関して表2-6に示した項目が調査されるようになった．図2-12は最新（2016年）調査における概況を示したものである．

(5) 歯や口の状態に関する自覚

最新（2016年）調査では，歯や口の状態（現状）に関する自覚症状について，口腔診査を受けなかった人も含めて質問紙調査が行われた．図2-13は各自覚症状があると答えた人の割合を年齢階級別に示したものである．咀嚼・嚥下・味覚・口渇

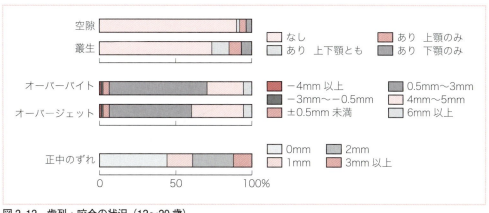

図 2-12 歯列・咬合の状況（12〜20歳）

（資料：歯科疾患実態調査, 2016.）

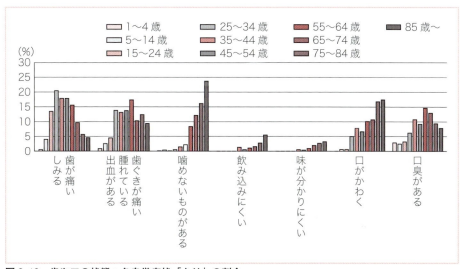

図 2-13 歯や口の状態：各自覚症状「あり」の割合

といった口腔機能を示すものでは高齢者ほど自覚症状を有する割合が高かった．一方，歯や歯ぐきの症状と口臭は凸型の分布を示し，青年期・壮年期・中年期で症状を訴える割合が高かった．

(6) 歯磨き回数

歯磨き回数は1969年から調査されるようになり，図2-14 はその推移を示したものである．歯磨き回数が増加してきたことは明らかで，1969年当時は1日1回が主流であったものが最新の2016年調査では1日2回が最多で，1日3回がこれについで多い状況である．

2) 国民健康・栄養調査

戦後，開始され継続されてきた国民栄養調査が2003年より国民健康・栄養調査として内容が拡大されたことに伴い，口腔保健についても調査が行われるようになり，質問紙調査（生活習慣状況調査）の一環として調査されている（表2-1）．ここ

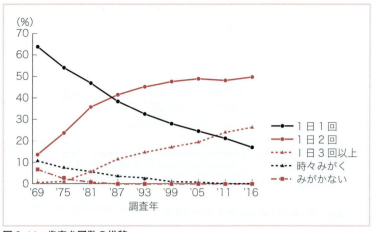

図 2-14　歯磨き回数の推移

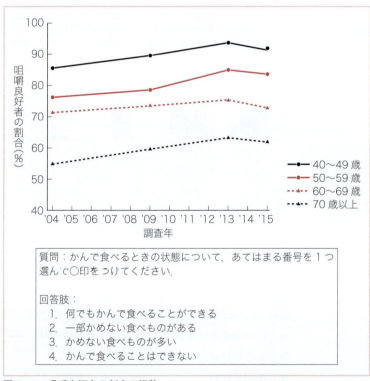

図 2-15　咀嚼良好者の割合の推移

（資料：国民健康・栄養調査，2004～2015．）

では，ほぼ毎年調査されている現在歯数（国民健康・栄養調査では「歯の本数」とよばれている）と健康日本 21（第二次）における口腔保健の重要な指標である咀嚼の状況の結果を述べる．

A．咀嚼良好者と現在歯数（歯の本数）

図 2-15 は図の下部に示した質問に対して「何でもかんで食べることができる」と回答した人を「咀嚼良好者」として，その推移を示したものである．各年齢階級

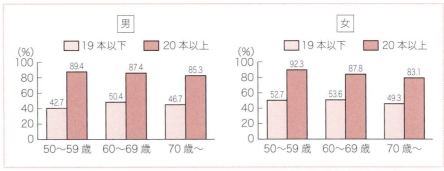

図2-16 歯の本数別にみた「何でもかんで食べることができる」人の割合（50歳以上）
（資料：国民健康・栄養調査，2013.）

表2-10 主な疾病・異常などの被患率（学校保健統計調査，2016年度，小学生の被患率順） （%）

	幼稚園	小学校	中学校	高等学校
むし歯（う歯）	35.64	48.89	37.49	49.18
裸眼視力1.0未満の者	27.94	31.46	54.63	65.99
鼻・副鼻腔疾患	3.58	12.91	11.52	9.41
耳疾患	2.83	6.09	4.47	2.30
ぜん息	2.30	3.69	2.90	1.91
アトピー性皮膚炎	2.39	3.18	2.65	2.32
心電図異常[注]	—	2.44	2.57	3.29
せき柱・胸郭・四肢の状態	0.28	1.83	3.43	2.46
口腔咽頭疾患・異常	1.14	1.38	0.69	0.42
蛋白検出の者	0.65	0.76	2.57	2.46

[注] 6歳，12歳，15歳のみ調査を実施．

ともに咀嚼良好者はこの10年余で漸増傾向にあることがわかる．

図2-16は咀嚼良好者の割合を現在歯数（歯の本数）別に示したのであるが，性・年齢階級を問わず，歯が残っている人ほど咀嚼機能が良好であることがわかる．

3）学校保健統計調査

学校保健統計調査は，学校保健法に基づいて全国各地で行われる学校健診データをもとにした標本調査である．表2-10は主な疾病・異常の被患率（有病率）を幼稚園児・小/中学生・高校生別に示したものであるが，う蝕は「裸眼視力1.0未満」と並んで高率を示している．

また，学校保健統計調査は，疾病・異常などの健康状態については約1/4という高い抽出率で行われる．そのため，都道府県比較が可能で，う蝕（12歳児DMFT）については都道府県による大きな地域差が認められ（図2-17），いわゆる健康格差の代表例として健康日本21（第二次）の参考資料[5]中でも紹介されている．

4）国民生活基礎調査

国民生活基礎調査は，保健，医療，福祉，年金，所得などの基礎的事項を調査す

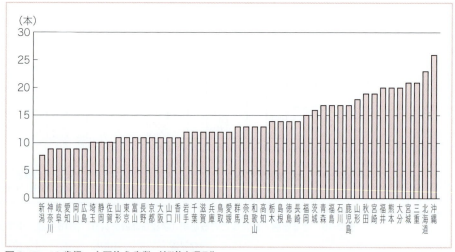

図2-17　12歳児一人平均う歯数（都道府県別）

（資料：平成22年学校保健統計調査）

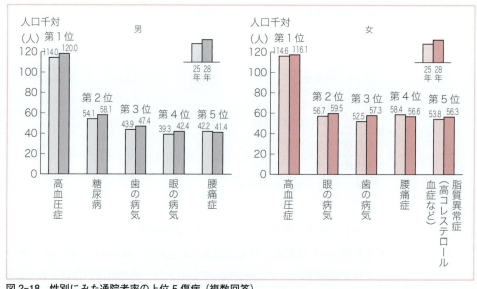

図2-18　性別にみた通院者率の上位5傷病（複数回答）

る質問紙調査で，地域を層化して無作為抽出し，その地区内の全在住者を対象として毎年実施される．このうち，3年に1回は大規模調査として健康面に関する調査が行われ，さまざまな疾患による通院状況の違いを知ることができる．図2-18は約50の傷病について現在通院しているか否かを質問し，通院している割合を通院率として各傷病を比較したものの上位5傷病であるが，「歯の病気」は男女とも3番目に多く，「眼の病気」や「腰痛症」と同程度である．

(1) 歯科の通院率

　　大規模調査でない調査年は簡易調査として実施されるが，歯科の通院率は毎回調査されている．図2-19は1987年と2012年の結果を年齢階級別に比較したもの

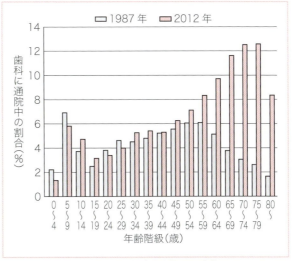

図2-19 年齢階級別にみた歯科受診状況の変化
(資料：国民生活基礎調査, 1987年と2012年)

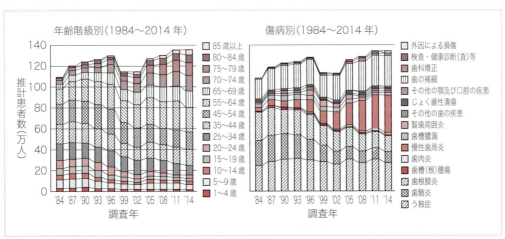

図2-20 患者調査における歯科診療所の推計患者数の推移（1984～2014年）

であり，高齢者層の通院率が，この四半世紀の間で大幅に増えたことがみてとれる．この期間中，高齢者層の歯の保有状況が改善しており，これが受診行動を高めたと考えられている．

5）患者調査

(1) 推計患者数（歯科診療所）

　患者調査は，病院・診療所を利用する患者について，その傷病の状況などの実態を明らかにし，医療行政の基礎資料を得ることを目的に，3年に1回，医療施設静態調査（後述）と同時期に実施される．歯科診療所については約1/50の割合で抽出された歯科診療所を対象に特定の1日に訪れた患者の傷病とプロフィールを調査し，その結果から全国の歯科診療所を来院した患者数の推計値を推計患者数として算出する．図2-20は歯科診療所の推計患者数の推移を示したもので右側の図には

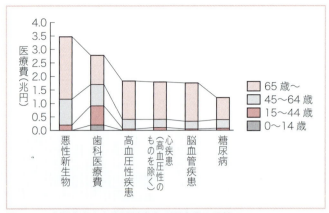

図 2-21　歯科疾患と主要慢性疾患の医療費の比較
（資料：国民医療費統計，2014．）

年齢階級別，左側の図には傷病別内訳が示されている．推計患者数は 2000 年以降の調査ではおおむね 120～130 万人台で推移しており，1 日に歯科医院を受診する患者数は人口の約 1％であることがわかる．また，推計患者数全体ではそれほど大きな変化があるわけではないが，高齢者の割合が激増し，歯髄炎・歯根膜炎が減って歯周病の割合が増えており，患者数の内訳には大きな変化が生じた．

6）国民医療費統計

国民医療費統計は医療費に関する複数の調査を用いた加工統計（p.30 参照）であり，毎年公表される．2014 年度の国民医療費は総額 40.8 兆円と報告され，近年では 1 年で約 1 兆円ずつ増加している．歯科医療費は約 2.8 兆円で医療費全体の 6.8％を占めている．図 2-21 は歯科医療費の総額を主要慢性疾患と比較したものであり，歯科医療費は悪性新生物よりは少ないものの，高血圧性疾患・心疾患・脳血管疾患・糖尿病よりも高額であることがわかる．また，年齢階級別にみると，歯科医療費は高齢者以外の割合が高いという特徴がある．

7）医療施設調査

(1) 歯科診療所の従事者数（主要職種別）

医療施設（病院，診療所）の分布と整備の実態，医療施設の診療機能を把握し，医療行政の基礎資料を得ることを目的として行われる．動態調査と静態調査から成り，前者は医療法に基づく開設・廃止・変更などの届出をもとにした調査結果が公表される．後者は 3 年に 1 回，患者調査と同時期に行われる全数調査であり，医療施設静態調査とよばれる．図 2-22 は 1975～2014 年における歯科診療所数とその従事者数を職種別に示したものである．歯科診療所数は増加傾向にあるものの近年は鈍化する傾向にあり，最新調査では 7 万軒強であった．従事者数を職種別にみると歯科衛生士の増加が著しく，最新調査では 10 万人を超え，歯科医師数よりも多かった．歯科業務補助者（いわゆる歯科助手）と歯科技工士数は漸減傾向にある．なお，2002 年より非常勤職員については実人数でなく勤務時間を常勤換算した人数を調査するようになった．このため歯科診療所に勤めている歯科衛生士や診療業務

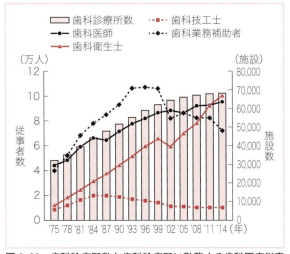

図 2-22 歯科診療所数と歯科診療所に勤務する歯科医療従事者数の推移

（資料：医療施設静態調査，1975～2014.）

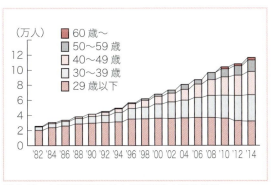

図 2-23 年齢階級別にみた歯科衛生士数の推移
（資料：衛生行政報告例，1982～2014.）
＊2000年以前は「60歳〜」という年齢階級がなく，「50歳以上」として報告されている．

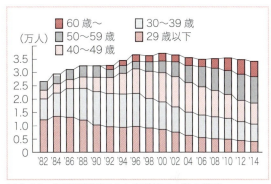

図 2-24 年齢階級別にみた歯科技工士数の推移
（資料：衛生行政報告例，1982～2014.）
＊2000年以前は「60歳〜」という年齢階級がなく，「50歳以上」として報告されている．

補助者の実人数はもっと多いので注意する必要がある．

8）衛生行政報告例

就業している歯科衛生士と歯科技工士の数は衛生行政報告例の隔年報で報告されており，そのもととなるのは各就業者による届出である．年齢階級別に歯科衛生士数と歯科技工士数の推移をみると，歯科衛生士は一貫して増加傾向にあり，年齢幅も拡がってきた（図2-23）．一方，歯科技工士では若年層で就業をしている者の割合が減少傾向にある（図2-24）．

9）医師・歯科医師・薬剤師調査

本調査は，医師・歯科医師・薬剤師について，厚生労働行政の基礎資料を得ることを目的として2年ごとに実施され（昭和57年以降），「三師調査」と略称される．図2-25は医療施設に従事する歯科医師数の年次推移を施設の種別に示したもので

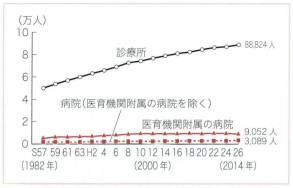

図 2-25 施設の種別にみた医療施設に従事する歯科医師数の年次推移

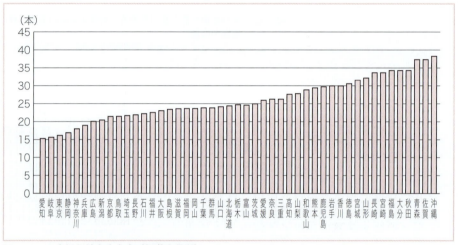

図 2-26 3 歳児う蝕有病者率（都道府県別）

（資料：平成 21 年厚生労働省実施状況調べ―3 歳児歯科健康調査―．）

ある．診療所に勤務する歯科医師が圧倒的に多く，一貫して増加しているが近年鈍化傾向にある．

2 地域ベースの統計の活用例：乳幼児歯科健診データ（1歳6か月・3歳児）

ここでは各地域で広く調査されている統計データが全国活用されている例として乳幼児歯科健診データを紹介する．

全国の各地方自治体（市区町村）では，1歳6か月児と3歳児に対して乳幼児歯科健診が実施され，自治体などにおける乳幼児う蝕予防対策の評価指標として活用される．また，地域間比較もよく行われ，多くの都道府県では全市町村のデータを把握している．さらに国でも都道府県などの結果を集約している．図 2-26 は 2009

年度の各都道府県における3歳児う蝕有病者率を低い順に並べたもので，12歳児DMFT（図2-17）と並んで地域格差の代表例として健康日本21（第二次）の参考資料[5]でも紹介されている．2014年度のデータから，地域保健・健康増進事業報告の一環としてデータが収集されるようになり，全国市区町村のデータ把握が可能となった．

なお，学校歯科健診は全国のどの学校でも行われているので，市町村さらには都道府県のレベルでこれらの調査結果が系統的に評価されている事例は多い．しかし，全国データとして活用されているのは，前述した学校保健統計調査において抽出された1/4の学校のデータのみである．一方，乳幼児歯科健診では，当該年度に全国の全市区町村で行われた1歳6か月・3歳児歯科健診の全受診者のデータが全国データとして活用されている．

III 疫学的方法

1 疫学とは（定義）

疫学とは「特定の集団における健康に関連する状況あるいは事象の分布あるいは規定因子に関する研究，さらには，そのような状況に影響を及ぼす規定因子の研究も含む．また健康問題を制御するため疫学を応用すること」と定義される[6]．

実際の健康問題への対策は，この原則に基づいて行われているケースが多い．たとえば，小児のう蝕対策については，乳幼児・園児・学童・生徒に対して毎年歯科健診が行われ，う蝕有病状況が把握され同時に年齢差・性差・地域差なども確認できる．また，乳幼児歯科健診では健診時にリスク度が評価されている場合が多い．また，これらの結果を踏まえ，適切な予防対策につながっているケースも多い．このように疫学的な考え方は社会的に広く応用・還元されている．

2 疫学における病因論

疾病の罹患は病因，環境要因，宿主要因の3つの要素がかかわり合って初めて成立する[7]．表2-11に，この3つの要素について主要なものを示した．

う蝕の場合，この3つの要素がKeyesの3つの輪として表現される（図4-5参照）．う蝕は感染症であり，微生物（う蝕原因性細菌）の存在が必須であるが，その活動性は飲食物の影響を強く受け，砂糖含有食品・飲料の摂取頻度が多いほどう蝕に罹りやすくなる．）また，う蝕を防御する側の宿主と歯の影響も強く，フッ化物が適切に応用されていれば，う蝕には罹りにくくなる．このように疾患発生にかかわる3要素は互いに影響し合っている．言い方を変えれば，疾患が発生するか否かを規定する要因は多要因である場合が多いということができる．

表 2-11 疾病に罹患する要素

病　因	環境要因	宿主要因
①病原生物 　・細菌 　・ウイルス 　・寄生虫 ②化学的病因 　・有毒物質 　・栄養素 ③物理的病因 　・放射線 　・熱 　・外力 ④精神的病因 　・ストレス	①物理的要因 　・気候 　・気象 　・地理 　・地質 ②生物的要因 　・媒介動物 ③社会経済的要因 　・人口密度 　・人口移動 　・生活環境 　・教育，文化 　・保健医療制度	①主体的特性 　・性，年齢 　・種族 ②身体的性状 　・解剖学的性状 　・生理的性状 ③精神的性状 　・気質，性格 ④先天的抵抗力 　・遺伝，素因 ⑤後天的抵抗力 　・免疫 　・予防接種

（福富和夫，橋本修二：保健統計・疫学改訂第 4 版．南山堂，2011．）

3 疫学調査の方法

疫学研究は観察的疫学研究と介入研究に大別され，前者の観察的疫学研究は記述疫学と分析疫学に分類され，分析疫学には後述するようにいくつかの方法がある．

1―記述疫学

人間集団における疾病の発症頻度・分布・関連情報を人・場所・時間別に詳しく正確に観察し，記述する研究である．研究結果に基づき，発生要因の仮説設定が行われる[8]．p.31 で述べた歯科疾患実態調査をはじめとする政府統計は記述疫学の代表例といえる．

2―分析疫学

記述疫学などから得られた，関連があると疑われた要因（仮説要因）と疾病との統計学的関連を確かめ，要因の因果性を推定する方法である．仮説の検証を主な目的とする[8]．

分析疫学には以下の種類がある．
- 症例対照研究：疾病の原因を過去にさかのぼって調べる方法
- コホート研究：将来に向かって問題とする疾病の発生を観察する方法
- 横断研究：疾病と要因の保有状況を同時に調べる方法
- 生態学的研究：疾病と関連要因を地域または集団単位で検討する方法

3―介入疫学

分析疫学によって疾病との因果関係の推理がなされた要因（危険因子／予防因子）について，これを慎重に除去／適用するなどの介入をして集団を一定期間観察し，

疾病の増減を実験的に確かめる研究方法である．要因に対する介入（予防プログラムや治療法）が，疾病の予防や予後改善に有効であるか否かを確認する[8]．

記述疫学，分析疫学，介入疫学の実践例の典型として，米国において水道水フロリデーションが実施に至った事例を紹介する．これは The Story of Fluoridation[9] として疫学の教科書で扱われることも多い．

1901 年，青年歯科医師，Frederic Mackay が米国コロラド州のコロラド・スプリングスで開業し，地元住民の歯に異様な茶色い着色（重度の歯のフッ素症だが当時は原因不明であった）が多いことを発見した．その後，1909 年に当時の著名な歯科学者であった B.V. Black が調査に協力し，6 年間調査が行われた．これは記述疫学的な取組みであり，着色は歯の形成不全であること，着色歯はう蝕になりにくいことなどの知見を得た．さらに Mackay は着色歯の発生と飲料水中の分布に関連がみられたことから飲料水中の何らかの成分が原因では？と考えるに至り，着色歯が浄水場の水源変更後に出るようになったことを確認し，町のリーダーに水源変更を進言し，これが受け入れられた後，着色歯はみられなくなった．事態はひとまず解決したが，この時点では原因物質の特定はできておらず，分析疫学的な進展はみられない状況であったといえる．この後，McKay はアルミニウム工場傘下の町で生じた着色歯を調査し，原因は分からなかったが論文を書き上げた．これを目にした化学技術者の Churcill が最新の方法で水を分析したところ，高濃度のフッ素が着色歯の原因であることがわかり，ようやく原因物質が突き止められた．その後，国立衛生研究所（NIH）に初の歯科医師として赴任した Dean の主導により米国全土で飲料水中のフッ化物濃度とう蝕・歯のフッ素症との関連について広範な疫学調査が行われ，図 2-27 に示す関連が観察され，分析疫学的アプローチは完成に至った．その後，Dean はこの知見をもとに上水道のフッ化物濃度を 1ppm 前後に人工的にコントロールしてう蝕予防を行う方法を思い立ち水道水フロリデーションがコロラド州 Gand Rapids において世界で初めて開始された．その際は介入研究として対照

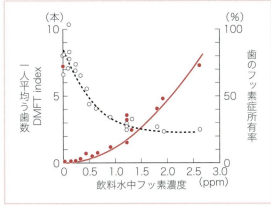

図 2-27　飲料水中のフッ素濃度と DMFT・歯のフッ素症所有者率の関係（Dean の研究）

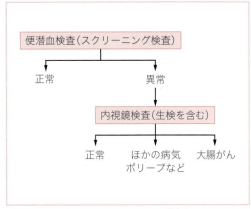

図 2-28　大腸がんのスクリーニング検査

群も設けられ，効果の検証も行われ，その後の普及につながった．

4 スクリーニング

たとえば，大腸がんがあるか否かについて精密に検査するには内視鏡検査が必要であるが，この検査は時間を要し，受診者本人に対する負荷も大きい．そのため，別の簡便な手段を用い，リスクの高い人たちを絞り込んで内視鏡検査を行うようにするのが効果的である．

このような場合に比較的容易に行える検査などを**スクリーニング検査**とよぶ．

大腸がんの場合（図 2-28），便潜血検査がスクリーニング検査として用いられ，便に付着した病変部からの出血を判定し，陽性と判断された対象者には要精検として医療機関を受診して精密検査（大腸がんの場合は内視鏡検査）を受けることが勧奨される．

スクリーニングの有効性をみる指標には**敏感度・特異度**などあり，下記のように算出される．

スクリーニング指標

		疾病	
		あり	なし
検査	陽性	a	b
	陰性	c	d

敏感度＝$a/(a+c)$
特異度＝$d/(b+d)$
陽性反応的中率＝$a/(a+b)$
陰性反応的中率＝$d/(c+d)$
有病率＝$(a+c)/(a+b+c+d)$
偽陽性率＝$1-$特異度
偽陰性率＝$1-$感度
陽性尤度比＝感度$/(1-$特異度$)$
陰性尤度比＝$(1-$感度$)/$特異度

これらの中で，特に重要なものが敏感度と特異度である．敏感度は標的にとなる疾患のうち検査でどのくらいの割合が検出されるかを示すものである．特異度は「疾患なし」の人のうち，どのくらいの割合が「疾患なし」として検出されるかを示すものである．敏感度と特異度は両方とも高いことが望ましいが，一般的にはどちらかを優先するとどちらかが低下するというトレードオフ（あちら立てればこちら立たず）の関係がある．たとえば，がんの場合，発見が遅れると生命予後に重大な影響を与えるので，見逃しを避けるため感度を高くする必要があり，特異度を高くすることよりも優先される．

歯科の場合，がん検診の考え方と同じ考え方を適用する必要はない．疾患の特性が異なるからである．歯科では，対象臓器である口腔を直接見ることができるというメリットがあり，学校歯科健診のように歯科医師が集団に対して口腔を診査してスクリーニングする方法が一般的である．前述した大腸がん検診にあてはめて考えてみると，歯科ではスクリーニング検査において精密検査の手法が用いられている面があるといえる．

Ⅳ データの分析方法

ここではデータの分析方法について述べるが，今日，実際の分析をかつてのように手計算で行うことはほとんどなく，多くはパソコンを用い表計算ソフトや統計解析ソフトを用いて行う．そのため，数式は極力用いずに，概念を理解することを優先して記述した．

1 データのまとめ方

1―データの分類と尺度（図2-29）[10]

データを分析する際には，そのデータがどのような特性をもっているかを知っておく必要がある．まず，必要なことは，そのデータが質的なものか，あるいは量的なものか，ということである．**質的データ**[★5]は，たとえば職業のように順序や大小関係がなく**名義尺度**とよばれる．量的データは，順序データと数量データに大別することができる．順序データは数値はないが順序があるデータで，**順序尺度**とよばれる．数量データには離散データ（例：DMFT）と連続データ（例：身長）がある．なお数量データは，本質的なゼロ点をもつか否かにより，**間隔尺度と比尺度**に分類される．たとえば，身長は1mの人と2mの人では2倍の違いがあり間隔尺度であり，温度は10℃と20℃の違いが2倍とはいえず0℃は便宜的なものであり比尺度である．

★5「質的研究」という，聞き取り調査などをもとに言葉を分析する研究分野などがあり，看護の分野では広く行われている．ここでいう「質的データ」は，この「質的研究」のデータとは異なるので注意が必要である．

2―データのバラつきと代表値

集団の数量データの代表値として，よく用いられるのは平均値，中央値，最頻値である．平均値は最もよく用いられるものであり，n個のデータを$x_1, x_2, x_3, \cdots, x_n$とすると平均値は，

$$\bar{x} = \frac{x_1 + x_2 + x_3 + \cdots\cdots + x_n}{n} = \frac{\Sigma x_i}{n}$$

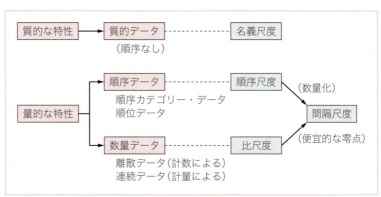

図2-29 データの分類と尺度

（福富和夫，橋本修二：保健統計・疫学 第4版．南山堂，2011．）

によって求められる．**中央値**はデータを小さい順あるいは大きい順に並べたときの中央の値である．**最頻値**は最も多くの対象者が分布する値（連続データの場合は値の範囲）である．平成28年国民生活基礎調査における世帯所得のデータ（図2-30）を例にすると，日本人世帯所得の平均値は545万8千円，中央値は428万円，最頻値は200〜300万円（200万円台）である．なお，図2-30のようにデータの分布を示したグラフをヒストグラムという．表の場合は度数分布表という．

3─相関

2種類のデータ（連続データまたは順序データ）の直線的な関連の強さを示すもので，−1〜＋1の範囲の値をとる．相関関係は図2-31に示すように測定値Aに対

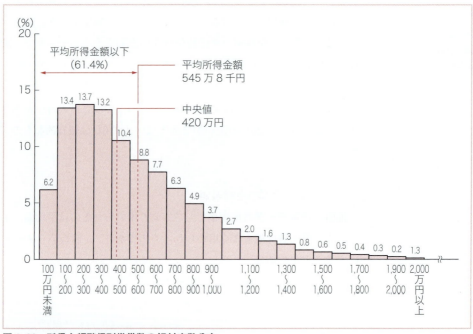

図2-30　所得金額階級別世帯数の相対度数分布
注：熊本県を除いたものである．

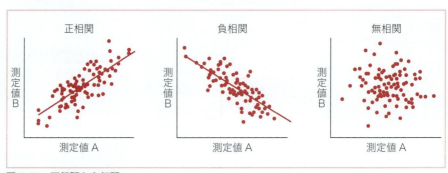

図2-31　正相関と負相関

（横山徹爾：はじめて学ぶやさしい疫学改訂第2版．南江堂，2010．）

表 2-12 相関係数の一般的な解釈

|r|	関連の程度
0.8～1.0	強い
0.5～0.8	中程度
0.2～0.5	弱い
0～0.2	無視できる程度

（横山徹爾：はじめて学ぶやさしい疫学改訂第2版．南江堂．2010．）

して測定値 B が右肩上がりの関係を示す場合は正の相関，右肩下がりの関係を示す場合は負の相関，特に関連がみられない場合は無相関を示すという．相関係数の強さは一般的に表 2-12 のように解釈されている．

2 データの分析の実際と検定

ここでは，サンプルデータを用いてデータの集計方法と統計検定について解説する．サンプルデータは A 地区と B 地区に在住する 30 歳前後の比較的若い成人のう蝕（DMF 歯数）に関するデータである．なお，データ集計は，多くの人が実践可能な「パソコンで表計算ソフトを用いる」ことをイメージした．

1―基礎統計量の集計

表 2-13 に A 地区と B 地区の各対象者の DMF 歯数を示す．

表 2-14 は，両地区の平均値，標準偏差，四分位（後述）などを示したもので，これらは一括して基礎統計量といわれる．以下，これらの算出方法と意味について説明する．

平均値は，各対象者の値の合計値を求め，これを人数で割ることにより算出される（A 地区＝176 歯÷20 人＝8.80　B 地区＝269 歯÷20 人＝13.45）．

標準偏差はデータのバラつきを数値化したもので，図 2-32 のようにバー（├──┤）を平均値（横棒部分）と組み合わせて図示することが多いが，このバー（├──┤）の範囲（平均値±1×標準偏差）内には全データの約 2/3（68.3%）が存在する．また，

表 2-13　両地区の各対象者の DMF 歯数

A 地区	1	4	16	4	9	4	6	13	13	12	8	17	8	12	3	12	8	10	14	2
B 地区	16	19	16	21	8	15	2	5	13	13	12	22	14	7	10	11	20	13	15	17

表 2-14　平均値，標準偏差，最大・最小値，四分位（地区別）

	人数（人）	平均値	標準偏差	最小値	第1四分位	第2四分位（中央値）	第3四分位	最大値
A 地区	20	8.80	4.77	1	4	8.5	12.5	17
B 地区	20	13.45	5.28	2	10.5	13.5	16.5	22

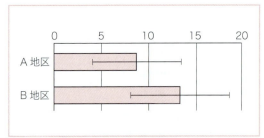

図2-32　DMFTの平均値と標準偏差

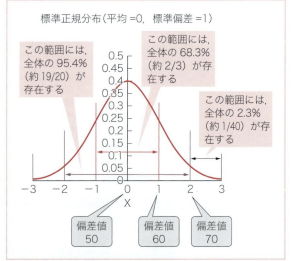

図2-33　偏差値と標準偏差の関係

表2-15　両地区の対象者をDMF歯数の小さい順に並び替える（ソート）

A地区	1	2	3	4	4	4	6	8	8	8	9	10	12	12	12	13	13	14	16	17
B地区	2	5	7	8	10	11	12	13	13	13	14	15	15	16	16	17	19	20	21	22

↑最小値　　　↑第1四分位　　　↑第2四分位　　　↑第3四分位　　　↑最大値

平均値±2×標準偏差の範囲内には19/20（95.4％）が存在する．

標準偏差の意味をとらえるには試験の成績でよく用いられる偏差値と関連づけると理解しやすい．偏差値は平均値と標準偏差を複合化したもので，平均値を50，標準偏差を10として数値化したものであり，40～60の範囲が平均値±1×標準偏差，30～70が平均値±2×標準偏差となる（図2-33）．

四分位はデータを小さい順に並べて4区分し，最初の区分となる値が第1四分位，2番目の区分の値が第2四分位，3番目の区分の値が第3四分位である．第2四分位は中央値とも呼ばれる．表2-15は表2-13の各データを地区ごとに小さい順から並び替えて四分位を見える化したものである．たとえば，B地区の第1四分位は小さいほうから5番目と6番目の値が異なるが，このような場合は2つの値の平均値（(10＋11)÷2＝10.5）を四分位の値とする．

2－検定

1）有意差検定の概説

たとえば，表2-13に示したA地区とB地区とで「う蝕がどちらが多いか」を検討したい場合，表2-14に示された平均値の大小関係だけでは十分とはいえない．平均値の差の値が大きくてもバラつき（標準偏差）が大きければ差があるとはいいがたいし（図2-34①），平均値の差が小さくても標準偏差が小さければ差があると

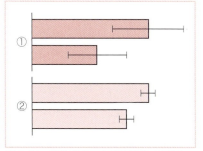

図 2-34 平均値の差と標準偏差の関係

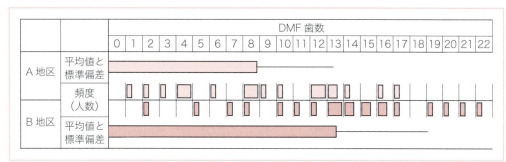

図 2-35 A 地区と B 地区における各対象者のデータの分布と平均値・標準偏差との関係

いえる（図 2-34 ②）からである．

　統計検定は，このような疑問に答えるためのツールである．

　統計検定では帰無仮説とよばれる方法で行われ，まず「差がない」という仮説を設定し，一連の計算を経た後，この仮説を棄てても間違いではないという確率が得られる．この確率がたとえば 2％だった場合，「差がない」という仮説を棄ててもそれが間違いである確率が 50 回に 1 回程度とめったに起こりえない確率ととらえることができ，「差がない」のではなく「差がある」すなわち「有意差がある」という結論が得られる．

　どこまでが偶然で，どこからが偶然ではないかという明確な区切りはないので，便宜的に 5％が基準として用いられることが多い．このような基準を有意水準とよぶ．

　2 つの群が差があるか否かについて統計検定を行う場合，用いられている変数が数量データ（図 2-29）の場合には t 検定，質的データで割合として比較する場合は χ^2 検定が一般的に用いられる．以下，サンプルデータを用いて t 検定と χ^2 検定を説明する．

2）平均値の差の検定

　図 2-35 は A 地区と B 地区の対象者の DMF 歯数の分布と平均値・標準偏差の関係を図示したものであるが，平均値の差の検定というのは A 地区と B 地区で DMFT 歯数の分布に差があるか否かを検討するということで，t 検定はそのためのツールである．

表 2-16　う蝕ハイリスク者の分布

	DMFT		計
	12 未満	12 以上	
A 地区	12	8	20
B 地区	6	14	20
計	18	22	40

表 2-17　表 2-16 の各セルの人数を 2 倍にした場合

	DMFT		計
	12 未満	12 以上	
A 地区	24	16	40
B 地区	12	28	40
計	36	44	80

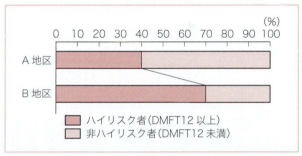

図 2-36　う蝕ハイリスク者（DMF 歯数 12 以上）の割合の比較

$$t = \frac{\bar{x}_1 - \bar{x}_2}{s \times \sqrt{\frac{1}{n_1} + \frac{1}{n_2}}} \quad \left(s = \sqrt{\frac{s_1^2(n_1 - 1) + s_2^2(n_2 - 1)}{n_1 + n_2 - 2}} \quad s は合成分散の平方根 \right)$$

自由度＝20＋20－2＝38　有意水準 $\alpha = 0.05$ における t 値は，t 分布表（両側）からみると 2.228 である．

$|t| = 2.292 < 2.228$

よって，H0 を棄却，つまり有意差がある．

3) χ^2 検定

表 2-13 について，DMF 歯数（DMFT）12 以上をハイリスクとして，A 地区と B 地区でハイリスク者の割合に差があるかどうかを判断したい場合，χ^2 検定を行う．

まず，表 2-13 からハイリスクか否かに 2 分割した表（2×2 表）を作成する（表 2-16）．図 2-36 は，これをグラフにしたものであるが，ハイリスク者の割合は A 地区 40％，B 地区 70％と，B 地区のほうがかなり高い．この差が有意であるか否かを χ^2 検定するわけであるが，まず下式に従って，χ^2 値を算出する．

$$\chi^2 = \frac{(ad - bc)^2 n}{(a+b) \cdot (c+d) \cdot (a+c) \cdot (b+d)}$$

	特性の出現		
	あり	なし	
グループⅠ	a	c	a+c
グループⅡ	b	d	b+d
	a+b	c+d	n

$$\chi^2 = \frac{(12 \times 14 - 6 \times 8)^2 \times 40}{(12+6) \times (8+14) \times (12+8) \times (6+14)}$$

$$= \frac{(168-48)^2 \times 40}{18 \times 22 \times 20 \times 20} = \frac{157,400}{56,600} = 3.6364$$

χ^2分布表で，自由度1，有意水準0.05の値は3.841であることから，表2-16，図2-35におけるう蝕ハイリスク者の割合の差は5％水準で有意とはいえない．図2-35をみる限りは相当の差があるようにみえるが有意差が認められなかったのは，例数が少なかったことが1つの原因である．例数が少ないということは結果が偶然性に左右されやすいことを意味する．すなわち偶然変動が大きいということである．例数が増えると偶然変動は小さくなるので，2群の差が同じであっても差は有意になりやすくなる．たとえば，表2-16の各セルが2倍の人数になった場合（表2-17），χ^2を計算すると7.2727となり，有意水準1％でも有意となる．

■ 参考文献

1) 歯周病検診マニュアル2015.（http://www.8020zaidan.or.jp/medical/pdf/manual.pdf）.
2) 深井穫博：行動科学における口腔保健の展開．保健医療科学，52(1)：46-54，2003.
3) 矢野 武：政府統計 In 日本大百科全書（ニッポニカ）（https://kotobank.jp/word/%E6%94%BF%E5%BA%9C%E7%B5%B1%E8%A8%88-1725451）.
4) 日本疫学会監修：はじめて学ぶやさしい疫学 改訂第2版．南江堂，東京，25-32，2010.
5) 健康日本21(第二次)の推進に関する参考資料．（http://www.mhlw.go.jp/bunya/kenkou/dl/kenkounippon21_02.pdf）.
6) 日本疫学会訳：疫学辞典 第5版．公衆衛生協会，106-107，2010.
7) 福富和夫，橋本修二：保健統計・疫学 改訂第4版．南山堂，東京，152-153，2011.
8) 日本疫学会：疫学用語の基礎知識．（http://glossary.jeaweb.jp/）.
9) NIDCR：The Story of Fluoridation.（https://www.nidcr.nih.gov/oralhealth/Topics/Fluoride/TheStoryofFluoridation.htm）.
10) 福富和夫，橋本修二：保健統計・疫学 改訂第4版．77-78，南江堂，東京，2011.
11) 小川祐司監訳：口腔診査法 第5版．口腔保健協会，東京，50-60，2016.

3章 ― 歯・口腔の基礎知識

I 口腔機能の役割

　口腔は，解剖学的には前方が口唇，側方が頰，上部が口蓋，下方が舌・舌下部からなる口腔庭に囲まれた腔であり，口峡（口蓋帆，口蓋舌弓，口蓋咽頭弓と舌根部により狭くなっている部位）によって咽頭と隔てられている（図3-1）．口腔の役割には，食物の摂取，言語の発声，呼吸，表情表出などがある．

　誤嚥を有する摂食嚥下機能障害者に対して，胃瘻（いろう）や経鼻経管栄養法のように口を介さずに胃に直接栄養を送る方法を用いることがあるが，これでは食事への満足感は得られない．私たちは刺激的な料理に興奮し，趣向を凝らした料理に感動する．また乳児では，授乳を通して母親の温もりを感じ，安心感を得る．これらは口から食事をするからこそ得られるものである．

　相手に意思を伝えるとき，最近では電子メールやSNSを使うことが多くなった．しかし，これらの方法では複雑な心境を伝えることは難しく，ときに素っ気ない印

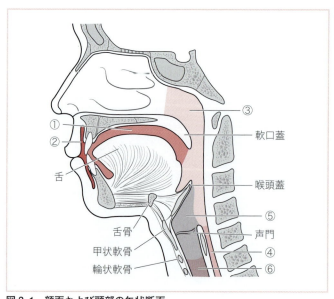

図 3-1　顔面および頸部の矢状断面
口腔は，上下の歯列弓を境に固有口腔（①）と口腔前庭（②）に分かれる．咽頭腔（③）は，上部は頭蓋底に接し，下端は第6頸椎のレベルで食道（④）に移行する．喉頭腔（⑤）は，喉頭蓋上縁と破裂喉頭蓋ヒダで囲まれた喉頭口を上端とし，輪状軟骨下縁の高さで気管（⑥）に移行する．

象を与えてしまったり，誤解を生んだりすることがある．口頭での会話であれば，声のトーンや強弱，言葉と言葉の間，さらには表情から心境を悟ることができる．また，互いの会話のリズムが合えば，会話も弾み楽しい時間が過ごせるだろう．

　口腔は，喜びや楽しみのある生活を送るために，また人と人とが円滑な社会生活を送るために必要不可欠な器官である．歯科医療従事者は，口腔機能の健康維持・増進，ときに回復を目標にした医療を担当し，口腔を通じての充実した生活支援をする立場にある．

II 口腔の基本構造

1 口腔

　口腔は外界と直接つながる体内の空間で，食物と空気の取り入れ口と経路となっている．特に咀嚼して食塊を形成し，それを嚥下が可能な状態にするために多種多様で複雑な構造物が存在する．しかしどの部位も目的に応じて適切な形と構造をもっている．口腔の表面はすべて粘膜で覆われ，唾液によって潤っている．口腔粘膜は部位により個別の名称がある．

1 ─ 口腔前庭（図 3-2, 3）

　口唇から歯列弓までの空間を**口腔前庭**という．この空間は歯を除けば口唇と頰の粘膜ですっかり覆われている．上唇小帯，下唇小帯，頰小帯とよばれる細いヒダが上下顎の粘膜反転部に存在するほか，頰粘膜に耳下腺の開口部である耳下腺乳頭がある．

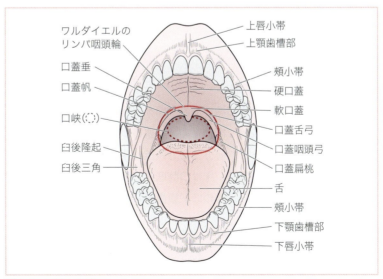

図 3-2　口腔と口峡
（全国歯科衛生士教育協議会監修：最新歯科衛生士教本　口腔解剖学・口腔組織発生学・口腔生理学.
医歯薬出版，2011.）

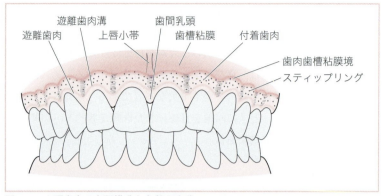

図 3-3　上顎歯肉の表面構造と各部の名称
（全国歯科衛生士教育協議会監修：最新歯科衛生士教本　口腔解剖学・口腔組織発生学・口腔生理学.
医歯薬出版, 2011.）

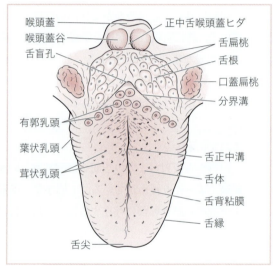

図 3-4　舌の表面構造
（脇田 稔, 山下靖雄監修：口腔解剖学. 医歯薬出版, 2009.）

2―固有口腔

　歯列から口峡までの空間を固有口腔といい，口を閉じた状態ではほとんど舌が占め，実質的な空間は非常に狭いが，口を開けると大きく広がる．固有口腔を部屋にたとえると，前方と側方の壁は歯列が，後方は口峡で咽頭につながる出口がある．天井は口蓋で，床は口腔底（口底）になる．口腔底には舌が載っており，口腔底粘膜が直接見えるのは下顎歯列の内側のわずかな部分だけである．

2 舌（図3-4）

　舌は横紋筋（骨格筋）でできた器官で，表面を舌背粘膜と舌下面粘膜が覆っている．舌筋には口腔外から舌の位置を動かす外舌筋と，舌内で舌の形を変える内舌筋からなっている．

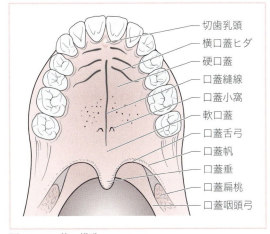

図 3-5　口蓋の構造
(全国歯科衛生士教育協議会編：新歯科衛生士教本　解剖学・組織発生学・口腔解剖学第 2 版．医歯薬出版，1996.)

　舌の前方 2/3 を舌尖，舌体，後方 1/3 を舌根といい，分界溝を境に見た目や粘膜の構造が異なる．舌体では全体にザラザラした特有の感触があり，食物を口腔内で移動させて十分に咀嚼させるのに役立っている．ザラザラ感の主体は**糸状乳頭**とよばれる角化した粘膜の鋭い突起で，その間にマッシュルームのような形の**茸状乳頭**が散在している．また，舌縁には**葉状乳頭**が，分界溝のすぐ前方には**有郭乳頭**が並んでいる．糸状乳頭以外の舌乳頭には味覚を司る**味蕾**が多数分布している．

3 口蓋と口峡（図 3-5）

　口蓋は前方の骨の裏打ちのある**硬口蓋**（骨口蓋）と，後方で発音時に動く**軟口蓋**からなり，軟口蓋はさらに咽頭との境界である**口峡**をつくっている．硬口蓋の粘膜には多数のヒダがあり，発音時などに舌の先端（舌尖）があたって位置を確認できる．また軟口蓋は筋の作用により上下して，嚥下の際に上咽頭（咽頭鼻部）との通路を塞ぐ．
　口峡周辺には**扁桃**（舌扁桃，口蓋扁桃，咽頭扁桃など）とよばれるリンパ組織が多数存在して，ワルダイエルのリンパ咽頭輪をつくり（図 3-2 参照），口腔からの微生物の侵入を監視している．

4 唾液腺

　口腔粘膜には多数の**唾液腺**（小唾液腺という）が埋め込まれており，常に唾液を分泌して粘膜表面を潤している．咀嚼時に必要な大量の唾液は，**耳下腺**，**舌下腺**および**顎下腺**という**大唾液腺**から導管によって口腔内に分泌される．耳下腺は頬の後部に，舌下腺は口腔底に，顎下腺は舌下腺のさらに深部で，顎下部の皮膚の直下にある．舌下腺と顎下腺は固有口腔に唾液を分泌する（図 3-12 参照）．

5 歯

1 ─ 歯の役割と形（図3-6）

　動物はどのような食物を食べているか（肉食，草食，または雑食）によって，それに応じたさまざまな形の歯をもっている．ヒトの歯もその原則から外れず，平たい前歯では主に切断を，広く複雑な凹凸の咬合面をもつ大臼歯では固い物を切断するとともに，細かくすりつぶす役割をもっている．このようにさまざまな役割を果たす形の歯が，順番に口腔内に並んでいることによって，さまざまな性質の食物を咀嚼することができる．

2 ─ 歯列

　歯は単独ではなく，互いに隣接して連続して配列して**歯列**（歯列弓）をつくり，さらに同型の歯列と咬合することによって十分な機能を果たすことができる．したがって，隣り同士の歯の形は基本的に連続的で，上下顎の歯の形態は，咬み合う側の歯の形態と対応している．もし，歯列不正で歯の配列が規則的ではない場合，咀嚼器官としての役割を十分に果たせない場合がある．

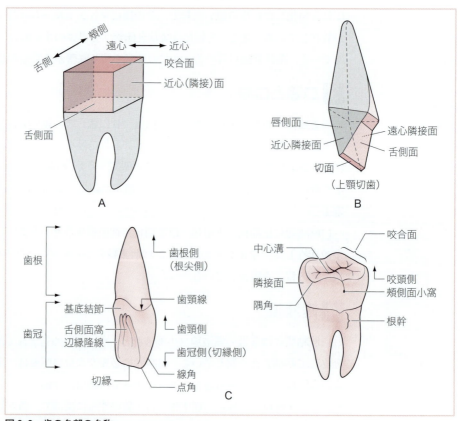

図3-6　歯の各部の名称
A：歯冠の面を示す模型図．B：歯種の形態学的特徴．C：形態に関する名称．
（全国歯科衛生士教育協議会監修：最新歯科衛生士教本　口腔解剖学・口腔組織発生学・口腔生理学．医歯薬出版，2011．）

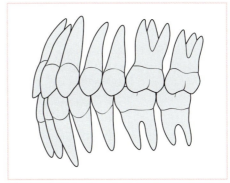

図 3-7　歯列

　永久歯列では，基本的に上顎が下顎より大きく，上顎の歯が外側に張り出して下顎の歯を覆う．また，上下の歯は1対1で咬み合うことはほとんどなく，上顎の歯は下顎の同名歯とその遠心の歯と対合する（図 3-7）．

3―歯の交換

　人体の器官で，成長途中で交換が生じるのは歯だけである．その理由の1つとして，成長の項（p.62 参照）で述べるような顎骨の生後の急速な成長に対応する必要があるためと考えられる．乳歯と永久歯の大きさは異なるが，互いによく似た形をもっており，長期にわたる交換期（混合歯列期）でも上下顎の咬合に大きな影響を及ぼさない．

　乳歯の歯根は後継の永久歯の歯胚の成長に伴って吸収され，歯冠だけとなって自然脱落する．そのスペースにより大きな永久歯が萌出するので，抜歯などによる早期の乳歯喪失の場合は，保隙装置などによるスペースの確保が必要になることがある．

4―歯槽とその周囲の構造

　歯は顎骨の歯槽とよばれる凹みに釘植によって固定されている．歯を取り巻き，口腔内に固定する組織を歯周組織といい，歯のセメント質，顎骨の一部である歯槽骨，両者をつなげる靱帯である**歯根膜**，歯に接する口腔粘膜である**歯肉**から成り立つ．

5―歯の構造と歯周組織（図 3-8）

1）歯の外形の区分と名称

　歯肉から露出した部分を**歯冠**，歯肉に隠れて顎骨に埋まっている部分を**歯根**，両者の境界を**歯頸**（歯頸部）という．歯種に応じて歯冠には種々の面（各側面と咬合面，図 3-6 参照）があり，歯根は1〜3本からなっている．

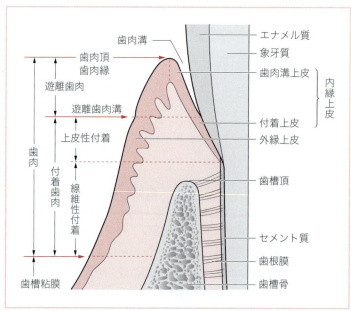

図 3-8　正常な歯肉の区分と名称

2) 歯と歯周組織の構造

(1) エナメル質

　歯冠の表面を覆うエナメル質は，歯胚のエナメル芽細胞がつくり出した組織であるが，エナメル芽細胞は萌出時に歯の表面から剝離するために，エナメル質は無細胞組織となり，再石灰化以外の自己再生能を失っている．高度に石灰化して生体で最も硬い組織で，ヒドロキシアパタイトとよばれるリン酸カルシウム結晶が主成分で，その性質上，酸に弱く脱灰してう蝕の原因となる．

(2) セメント質

　歯根の表面を覆う組織で，骨に近い構造をもつが，血管がないために栄養は主に外側の歯根膜から得ている．

(3) 象牙質と歯髄

　歯胚の歯乳頭とよばれる組織から分化した象牙芽細胞がつくり出したのが**象牙質**で，その残りが**歯髄**である．象牙質と歯髄の境界に象牙芽細胞が配列し，その長い突起を象牙質に伸ばしている．象牙芽細胞突起に沿って痛覚を伝える神経も象牙質内に進入する．このため，象牙質には感覚があり，う蝕や歯科治療の際の痛みを生じる．この突起を納める細い管を**象牙細管**という．

　歯髄には根尖孔から神経と血管が多数進入する．

(4) 歯根膜

　歯根膜は歯周靱帯ともよばれ，関節の靱帯や骨と筋をつなげる腱と同じ非常に強固な結合組織で，多数の線維を含んでいる．この**歯根膜線維**は両側のセメント質と歯槽骨に埋め込まれているために非常に強固である．抜歯が簡単でないのはこの歯根膜の構造のためである．

(5) 歯槽骨

顎骨の一部で，歯槽の壁を構成する．歯の植立に必須の組織であるが，歯が喪失すると役割を終えて吸収される．また，歯周炎などの歯周病でもしばしば吸収され，歯の動揺の原因となる．

(6) 歯肉

歯に接する口腔粘膜の一部である．頂上部（歯肉頂）で反転し，歯に面する側を**内縁上皮**，固有口腔や口腔前庭に面する側を**外縁上皮**という．内縁上皮と歯の接している部分は**付着上皮**という．

III 口腔・顎顔面の発生と成長

1 口腔の発生

口腔は胎児の顔面部に空いた大きな凹み（口窩）と，原腸とよばれる消化管の原基がつながってできる．大きな凹みは周囲の突起が伸びることによってその入口が次第に狭まり，最終的に口唇に囲まれる口裂だけとなり，ほかは鼻を含む下顔面となる．口窩が原腸とつながることにより，口腔が消化管の入口としての役割を果たせるようになる．最初は鼻腔と口腔は一体の空間であるが，口蓋が発生して鼻腔と分離する．鼻腔は外鼻孔により常に空気が取り入れられるが，口腔は口唇により開閉可能である．したがって，口腔と鼻腔が分離していないと口腔内を陰圧にできないので，乳児は母乳を吸うことができない．

歯や顎骨，口蓋，唾液腺，舌などの多くの器官は，受精後およそ4〜8週の時期に発生するため，この時期は口腔と顎顔面部の先天異常を生じやすい．

2 顎顔面の発生

口唇周囲の顔面は顔面突起（内・外側鼻突起，上・下顎突起）とよばれる組織が伸びて癒合することによって生じる（図3-9）．したがって，この癒合がうまくいか

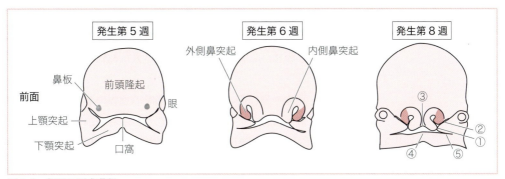

図3-9 顔面の形成過程
①〜⑤は裂奇形の発生部位を示す．①③は口唇裂，②は斜顔裂，④は正中下顎裂，⑤は横顔裂．

（脇田 稔ほか編：口腔組織・発生学第2版，医歯薬出版，2015.）

なかった場合，口唇裂や口蓋裂などの先天異常の原因となる．

3 口腔・顎顔面の成長

　成人と新生児の顔面を，眼窩の位置をそろえて重ね合わせて比較すると，眼窩より上の頭蓋冠には大きな差はないようにみえるが，下顔面は新生児が明らかに小さい．これは顔面部の生後の成長が，主に顎骨を中心とする顎顔面部が大きくなることによって生じることを示している．

1）下顎頭での軟骨性成長
　下顎部が早く大きく成長するのは，下顎頭での軟骨内骨化による骨成長が大きく関わっている．下顎頭の軟骨は長管骨の成長部位である骨端板軟骨と同様に軟骨内骨化とよばれる仕組みにより骨を早急につくり出し，下顎骨を前下方へと大きく成長させる．

2）骨表面での骨添加と吸収
　下顎骨の下顎頭以外の多くの頭蓋骨では，成長方向の骨表面に新たに骨組織が添加されると同時に，反対側では骨の吸収が起こり，結果として骨を外側に成長させる．実際には顎骨は複雑な形態をしているので，部位により骨添加と骨吸収が生じる場所が混在している．

3）縫合部での骨成長
　下顎骨以外の頭蓋骨は，縫合とよばれる複雑な骨組織の突起のかみ合いによってつながっているが，縫合部では骨添加が起こり，骨の外形を成長させる．縫合は頭蓋の表面だけではなく，口蓋にも存在する．

4）上下顎の成長のバランス
　上顎と下顎では主要な成長の仕組みが異なる．これは上顎前突や下顎前突などでみられる骨格性の不正咬合の原因と考えられている．

IV 口腔粘膜

1 口腔内の部位の名称と粘膜の特徴

　口腔内の各部位（図3-2参照）は皮膚と違い，常に唾液で潤った粘膜で覆われている．口腔内の粘膜は，咀嚼粘膜，被覆粘膜（裏装粘膜）および特殊粘膜に分類される．
　咀嚼粘膜は，歯肉や硬口蓋の粘膜で，咀嚼時の食物の擦過による機械的刺激に耐えられるように直下の骨にしっかりと結合している場合が多く，可動性は低く，表面は不透明でコーラルピンクの色調をもつ．しかし，歯肉炎や歯周炎で歯肉に炎症があると類角化しなくなり，拡張した毛細血管が透けて赤い色調に変化する．
　被覆粘膜は，頰や軟口蓋，口腔底，口唇などの粘膜で，しなやかで可動性があり，表面は角化していないので，咀嚼粘膜に比べて機械的刺激で傷つきやすい．口唇の

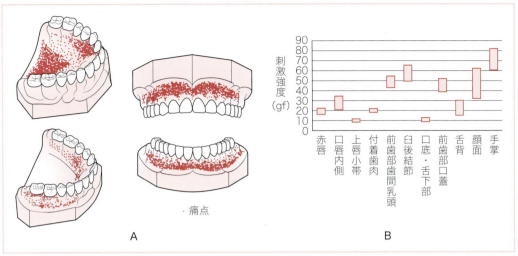

図3-10 痛覚の閾値
A：口腔内の痛点（山田：歯界展望，31，1968），B：痛覚の閾値（Mashu et al. Pain Res. 19, 2004）

　赤唇はヒトにのみ存在し，外側の角化上皮から大きな毛細血管の存在で赤色に見え，内側の口唇粘膜へ続いている．
　特殊粘膜は，舌背と舌縁にあり，味覚を感じる味蕾と種々の乳頭が存在する特殊な構造になっている．
　口腔の機能は，食事や会話といったさまざまな機能を担い，特に咀嚼時に異物を検出するために，手指以外の身体のほかの部位に比べて，鋭敏な感覚を有する．2点を分別できる最小の距離である2点弁別閾は，成人の口腔内は指先と同等であるが，加齢によっても感覚が鋭敏なまま残る．押して痛みを感じる痛点は，歯槽突起や軟口蓋などに特に多く分泌し，痛覚の閾値（図3-10A）は，口唇や付着歯肉，口腔底では低いものの，食物の擦過が大きい歯間乳頭部は閾値が顔面や手指程度に高くなる（図3-10B）．

2 粘膜の異常像

　口腔粘膜は，口腔内の局所的な原因のみならず，感染症や全身の健康状態も反映するので，さまざまな原因で表面の色や形状が変化する．さらに，口腔粘膜に炎症が生じると，発赤，腫脹，熱感，疼痛の炎症の4徴候が現れ，ほかの病状との鑑別診断が難しい場合がある．しかしながら口腔粘膜は，咀嚼や発語といった機械的刺激が日常的に加わることと，口腔内微生物が常に表面に存在することから，粘膜上皮のターンオーバーの期間が短く，活発に活動しているので，傷の治りも比較的早い．よって，口腔内に問題を発見した場合は，違和感や疼痛がないときは1週間ほど観察し，状態が改善しない場合は，再度歯科医院を受診すべきである．また，全身の状態が口腔内に現れる場合として，通常は口腔粘膜の色調は毛細血管のピンク色によるが，白血病や肺の疾患などでは血液の色調を反映して白く見える場合や暗

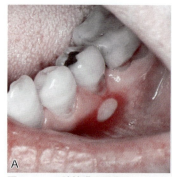
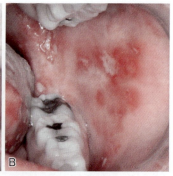

図3-11 口腔粘膜の異常像
A：アフタ性口内炎，B：がんの放射線療法時の口腔粘膜炎

表3-1 口腔粘膜の病変と代表的な疾患

病変の特徴	代表的な名称
水疱性病変	ウイルス性感染症，天疱瘡，類天疱瘡，表皮水疱症
潰瘍性病変	慢性再発性アフタ，ベーチェット病，壊死性潰瘍性口内炎，薬剤性口内炎
白色病変	扁平苔癬，口腔カンジダ症，白板症
赤色病変	多形滲出性紅斑，紅斑性狼瘡（エリテマトーデス），紅斑症，口腔カンジダ症
黒色病変	メラニン沈着症，色素性母斑

く見える場合がある．また，喫煙や受動喫煙によって歯肉や口腔粘膜へ褐色のメラニン色素が沈着する場合がある．

　口腔粘膜の異常を発見した場合は，色，表面形態，可動性，硬結，疼痛を確認する．粘膜上皮が剥離しても上皮が一層でも残っている場合はびらんとよび，結合組織などが露出している場合は潰瘍とよぶが，びらんと潰瘍は肉眼所見では判別できない場合が多い．口内炎のアフタは口腔粘膜に潰瘍が形成され，表面が白濁して偽膜を生じる（図3-11）．口腔粘膜の病変と代表的な疾患を表3-1に示す．

V 唾液

　唾液は常に口腔内を潤し，口腔内の環境を規定する多機能な体液である．唾液は唾液腺から分泌され，大唾液腺として顎下腺，耳下腺，舌下腺があり（図3-12），耳下腺の開孔部は上顎第一大臼歯に対向する頬粘膜に，顎下腺と舌下腺は舌下ヒダに開孔部をもつ．さらに，小さな小唾液腺が口腔粘膜上に分布している．

　唾液は，分泌速度が速く漿液性で緩衝能が強い刺激唾液と，分泌速度が遅く通常の口腔内を潤す安静時唾液の2つに分けられる．刺激唾液は，食事時などの刺激に反応して分泌される漿液性の唾液で，咀嚼時には6割が耳下腺から分泌される．一方，刺激のない状態で口腔内を潤す粘度の高い唾液を安静時唾液とよび，顎下腺から65％，耳下腺から30％，舌下腺から5％程度分泌される．

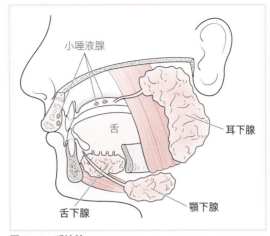

図 3-12　唾液腺
（全国歯科衛生士教育協議会監修：最新歯科衛生士教本　解剖学・組織発生学・生理学．医歯薬出版，2010．）

表 3-2　唾液のもつ機能

口腔内の自浄作用	食物残渣の貯留を防ぐ
口腔内の湿潤作用	口腔の乾燥を防ぎ，咀嚼・嚥下を助ける
抗菌作用	リゾチームやラクトフェリンなどにより口腔細菌叢をコントロールする
味覚の媒体	味覚物質を溶かし，味覚感覚を助ける
消化作用	アミラーゼによりデンプンを消化する
緩衝作用	炭酸-重炭酸系により，口腔内を生理的 pH に保つ
歯の再石灰化作用	唾液中のカルシウムを歯に沈着させる
排泄作用	有害物質を希釈，無害化する

　唾液は成人で1日に 1.0〜1.5 L 程度分泌されるが，分泌量には個人差が大きく，さらに時間や体長，服薬状況でも大きく変動する．安静時唾液は，概日リズムの日内変動として昼間は分泌量が多く，夜間の就寝中はほぼ停止する．また，唾液の分泌は，緊張した際には少なくなり，食事の刺激やリラックス時に多くなるように，自律神経系や反射などによって複雑に制御されている．唾液分泌の標準的な目安量は，安静時唾液は，0.25 mL/分以下であれば少ない，0.1 mL/分以下であればきわめて少ないとし，刺激唾液では 1.0 mL/分以下であれば少ない，0.7 mL/分以下であればきわめて少ないと考えて，口腔内に生じる機能面における問題点の有無を確認する．

　唾液の機能を表3-2に示す．口腔内環境を守る機能として，唾液で食物残渣などを洗い流す口腔内の自浄作用と，唾液が滑って粘膜を保護する口腔内の湿潤作用，微生物の活動を抑え込む抗菌作用があげられる．さらに食事の際には，味物質を溶かす味覚の媒体となり，加熱デンプンを分解する消化作用ももつ．また，う蝕や酸蝕症から歯を守るために，酸性物質を中和して歯の表面を中性に保つ緩衝作用や唾

表 3-3　口腔乾燥症の症状

項　目	症　状
口腔内の不潔	・口腔内が汚れやすい　・食物残渣が残る
口の不快感	・口がベタベタする　・喉がつまる感じがする
咀嚼障害・嚥下障害	・よくかめない　・かみにくい　・飲み込みにくい
易受傷性	・粘膜が薄くなり，傷がつきやすい　・頰や舌をかむ
味覚障害	・味がわからない　・濃い味になる　・味が狂う
発語障害	・口が回らない　・話しにくい
口渇	・口が渇く　・ネバネバする　・痰が切れない
口臭	・口臭が強くなる
痛み	・口腔内・舌がひっかかって痛い　・義歯が痛い
義歯の安定	・義歯が外れやすい　・かむと落ちてくる
う蝕のリスク増	・唾液による希釈と緩衝がない　・再石灰化しない
歯周疾患のリスク増	・口腔清掃の低下
易感染性	・粘膜乾燥による抵抗性低下　・カンジダ症

液中のカルシウムで溶解歯質を元通りに戻す歯の再石灰化作用が働く．また，血中に入った毒物に対しては，全身の外分泌腺から体外へ毒を排出する排泄作用を行う場合がある．

　唾液が口腔内で不足すると，口腔内の恒常性が失われ，さまざまな問題や障害が生じて口腔内 QOL の低下を招く．体感による口渇は，すべての年齢層で訴えがあるが，唾液分泌量が下がる口腔乾燥症は特に高齢者に多く，これは高齢者の服用薬の 7 割が唾液分泌量低下の副作用があるといわれている状況が考えられる．また，頭頸部のがん治療において，唾液腺への放射線照射や外科的に唾液腺の切除などを実施した場合でも，高度な口腔乾燥症が発症する．

　唾液の機能が作用しなくなると，口腔内に食物残渣などの汚れが付着し，歯や頰粘膜・舌が貼りついて動かなくなって痛みが生じ，無理に動かすと粘膜に裂傷が生じる場合がある．装着している義歯は，粘膜と義歯の間に空気が進入して吸着性を失い，頰粘膜などに貼りついて安定性を失う．また，唾液を分泌させる目的でショ糖含有の飴を常用すると，自浄作用，緩衝作用，再石灰化作用の働かない口腔内では，歯頸部を中心に多発性う蝕が生じる．さらに，唾液量が少ないと食塊の形成や嚥下が上手に行えず，誤嚥の原因となる（表 3-3）．

VI　口腔細菌叢（口腔フローラ）

　口腔内の軟性の付着物は，主に歯の表面に付着するプラーク（デンタルプラーク）と舌背に存在する舌苔であり，これらは口腔内微生物の塊である．プラークをそのまま位相差顕微鏡で覗くと，球状の菌（球菌）やカプセル状の菌（桿菌），糸状の菌

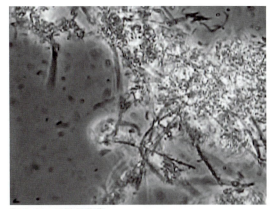
図3-13　口腔細菌叢

（糸状菌）などのさまざまな形態の微生物が見え，さらに浮遊している細菌のなかには活発に泳ぎ回るものも観察される（図3-13）．つまり，プラークは食事とは関係なく時間が経つと増加してくることから，食物残渣は全く含まれず，すべて口腔内微生物から構成される．ほぼ100%微生物から構成されている物質は，生体内ではプラークと大腸の内容物であるので，消化管の入口と出口には同じくらいの密度（1 mgあたり1億個相当）の細菌塊が存在することになる．構成する細菌は，培養が成功している微生物が300種以上，成功していない微生物も合わせると700種を超え，これらの微生物全体を口腔細菌叢（口腔フローラ）とよんでいる．

　プラークは，口腔清掃を実施すると歯の表面から除去されるが，清掃後すぐに口腔内に浮遊している球菌が歯面に付着して増殖を始め，ほぼ決まった順序でプラーク内に種々の形の微生物（桿菌，糸状菌）が参加して増殖し，時間が経つと次第に分厚くなってプラークが成熟していく（図3-14）．プラークが厚くなると，歯面に接しているプラークの底部では，酸素が全くない状態（嫌気状態）が生じるとともに，プラーク外部からの栄養素の供給がなくなって，酸素があると生育できない菌（偏性嫌気性菌：オレンジグループの菌）が互いに栄養素の供給を行って増加していく特殊な生態系(エコシステム)を形成する．最終的には歯周病原性細菌(レッドグループの菌）が増加してくる．このように時間とともに，量も質も病原性も変化していく生きたプラーク全体をバイオフィルムとよぶ．一度，成熟したバイオフィルムが成立すると，歯磨きなどで機械的に除去しない限り歯周病原性細菌が増加する場が確立される．このようなプラークは，歯周病の好発部位である口腔清掃が行き届かない臼歯の歯間部や歯根部，歯周ポケット内に存在する．米国フォーサイス歯科研究所では，プラークの成熟に伴ってプラークを構成する微生物が増えていく様子を，色分けした微生物群を積み重ねたピラミッドで表現している（Red Complex，p.100参照）．

　口腔内微生物のなかで，う蝕病原性細菌としてはミュータンスレンサ球菌（*Streptococcus mutans* および *Streptococcus sobrinus*）があげられる．また，歯周病原性

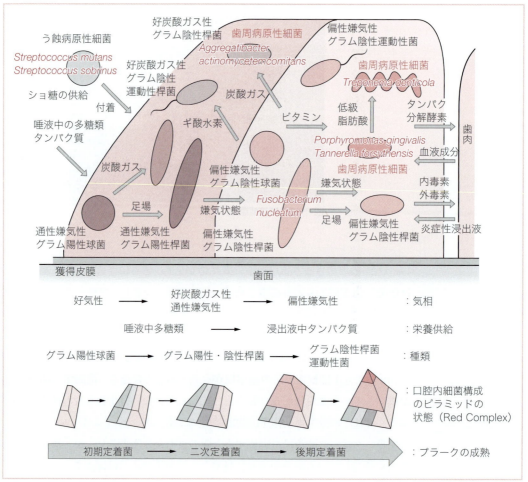

図 3-14　プラークの成熟

　細菌として，レッドグループに属してタンパク分解酵素を産生する *Porphyromonas gingivalis*，*Tannerella forsythensis*，*Treponema denticola*（簡略化して P.g. 菌，T.f. 菌，T.d. 菌とよぶ場合がある）があげられ，さらにさまざまな外毒素を出す菌として *Aggregatibacter actinomycetemcomitans*（簡略化して A.a. 菌）があげられる（表 3-4）．これらの歯周病原性細菌は，細胞内に侵入することを報告されている菌もあるが，単独で感染して病原性を発揮するわけではなく，病原性を発揮するためには，デンタルバイオフィルムの一員としてほかの口腔内細菌の発育支援が必要となる．よって，現状ではプラークの病原性を低くするためには，口腔清掃をしっかり行って，プラークが成熟しないように管理するのが最善である．

　舌背に付着する舌苔（図 3-15A）は，舌のざらつきであるイソギンチャクの触手状の糸状乳頭（図 3-15B）に，剥離した上皮と微生物が絡み合って，べったりと舌に貼りついた状態（図 3-15C）である．口腔内微生物は，上皮のタンパク質のケラチンを分解するので，口臭の原因となる硫化水素を産生する．舌苔を無理に剥がそ

表 3-4 歯科疾患にかかわる主要な細菌名とその特徴

疾病	細菌名（括弧内は古い名前）	発育条件	グラム染色性	形態	特徴
う蝕	*Streptococcus mutans*	通性嫌気性	陽性	球菌	菌体外多糖類の合成酵素産生
	Streptococcus sobrinus	通性嫌気性	陽性	球菌	菌体外多糖類の合成酵素産生
	Lactobacillus 属	通性嫌気性	陽性	桿菌	う窩の存在が関与
歯周炎	*Aggregatibacter actinomycetemcomitans*（*Actinobacillus actinomycetemcomitans*）	通性嫌気性	陰性	桿菌	侵襲性歯周炎に関与 毒素産生
	Porphyromonas gingivalis（*Bacteroides gingivalis*）	偏性嫌気性	陰性	桿菌	慢性歯周炎に関与 タンパク分解酵素産生
	Tannerella forsythensis（*Bacteroides forsythus*）	偏性嫌気性	陰性	桿菌	慢性歯周炎に関与 タンパク分解酵素産生
	Treponema denticola	偏性嫌気性	陰性	らせん状菌	慢性歯周炎に関与 タンパク分解酵素産生
	Prevotella intermedia/nigrescens（*Bacteroides intermedius*）	偏性嫌気性	陰性	桿菌	歯肉縁下プラークの成熟度の提示
	Fusobacterium nucleatum	偏性嫌気性	陰性	桿菌	歯肉縁下プラークの成熟度の提示

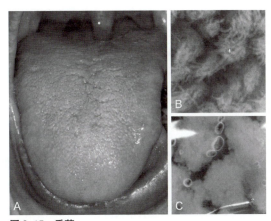

図 3-15 舌苔

うとすると，糸状乳頭も除去されて舌表面に傷を付けるので，適切な方法で時間をかけて清掃する．

VII 歯の付着物・沈着物

1 ペリクル（獲得被膜）

エナメル質表面を覆う厚さ 0.1～1 μm 程度の薄い膜である．歯面を機械的に研磨した後，唾液中のタンパク質がエナメル質表面に吸着して形成される．エナメル質を構成するヒドロキシアパタイトは親水性であり，電気的に陽性および陰性双方の電荷を帯びている．したがって，荷電したさまざまな唾液タンパク質が静電気的な力で結合することができる．ペリクルを構成する唾液タンパク質としては，アミラーゼ，アルブミン，免疫グロブリン，ラクトフェリン，リゾチーム，高プロリン含有

タンパク質，ムチンなどが報告されている．ペリクルの中に口腔細菌は含まれず，時間の経過とともに構成タンパク質の変性により不溶性になる．ペリクルの機能としては，潤滑作用による咀嚼時の歯の摩耗予防やエナメル質表面を酸の侵襲から保護する脱灰抑制作用などがある一方で，ペリクルを構成するタンパク質は口腔細菌と結合してその歯面付着を促進し，プラーク形成に寄与する．すなわちペリクルは，エナメル質表面を物理的化学的侵襲から保護する一方で，細菌の集合体であるプラーク形成を促進するという相反する二面性をもつ．

2 色素沈着物

歯に沈着する色素で，その成因から外因性と内因性に分けられる．外因性のものは外来性の色素が歯の表面に沈着したものであり，口腔清掃・研磨により除去が可能である．内因性のものは歯の形成期に色素が歯の組織に取り込まれたもの，または歯髄壊死によるもので，口腔清掃・研磨による除去はできない．発生頻度は外因性のものが圧倒的に多い．それぞれの成因と特徴は以下のとおりである．

1—外因性着色

1）飲食物

お茶やコーヒーのタンニンが沈着して褐色の着色を生じる．主に上顎臼歯頬側や下顎前歯舌側に存在する（図 3-16）．

2）喫煙

タバコのタールによる暗褐色の着色で，歯に固着し，ほとんどの歯の歯頸部側 1/3〜1/2 にみられる．着色の程度は喫煙本数に必ずしも比例しないが，エナメル質表面が粗糙であれば着色は強くなる．

3）色素産生菌

黒色：歯頸部に沿って沈着し，隣接面に広がる場合もある．歯面に強固に付着するためブラッシングでの除去は困難である．女性に多く，口腔清掃の良好な者にみられる．また，乳歯に生じる場合，対象者のう蝕罹患傾向は低いことが報告されている．*Actinomyces* 属や *Prevotella* 属などの菌が産生する硫化水素と唾液や歯肉溝滲出液中の鉄イオンが反応してできる硫化鉄が原因と考えられている．

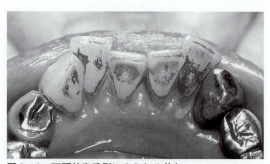

図 3-16　下顎前歯舌側にみられる着色

緑色：上顎前歯唇側の歯頸部側 1/3 に帯状にみられる固着性の厚い沈着物で，口腔清掃不良の男児に多くみられる．*Penicillium* 属や *Aspergillus* 属などの菌が関与するといわれている．

オレンジ色：褐色や緑色の沈着物よりも頻度は低く，上下顎前歯の唇側歯頸部にみられる．口腔清掃不良者にみられ，ブラッシングでの除去は容易である．*Serratia* 属や *Flavobacterium* 属などの菌が関与するといわれている．

4）洗口剤

クロルヘキシジン，塩化セチルピリジニウム，エッセンシャルオイルなどを含む洗口剤の長期使用で色素沈着を生じることがある．洗口剤の種類や個人間で着色の程度には差がある．

5）金属

金属性の粉塵に曝露される工場労働者において，鉄，マンガン，銀に曝露された場合は黒色の，水銀や鉛の場合は灰色の，銅やニッケルでは緑〜青緑色の着色を生じることがある．また，鉄を含む栄養補助剤の摂取で黒色の着色を生じることがある．さらに，う蝕予防を目的としたフッ化第一スズの使用で褐色の色素沈着を生じることがある．

2―内因性着色

1）代謝性疾患

アルカプトン尿症による永久歯の褐色の着色，先天性赤血球ポルフィリン症による赤茶色の着色，先天性高ビリルビン血症による黄緑色の着色などが知られている．

2）特定の薬剤

歯の形成期にテトラサイクリン系抗菌薬を使用すると，テトラサイクリンが歯質（特に象牙質）に沈着して，黄色から茶灰色を呈することがある（図 3-17）．

3）失活歯（歯髄壊死）

歯の外傷によって生じた歯髄壊死の後に，溶血した赤血球成分が変性した歯髄組織と結合して着色を生じる．ピンクがかった紫色から黒色を呈する．

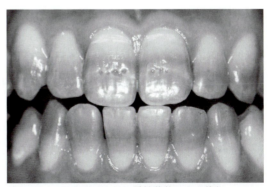

図 3-17　テトラサイクリン系抗菌薬による着色

3―その他の着色

エナメル質や象牙質の内部に外因性色素が取り込まれることがある．エナメル質の形成不全による欠損部，歯の表面の亀裂，歯質と充塡・修復物の境界などに色素が侵入することがある．さらに老化とともに歯肉退縮が進み歯根象牙質が露出すると色素の沈着が進むことがある．

3 食物残渣

食後の自浄作用や口腔清掃が十分でない場合に，摂取した食物の一部が残存したものである．歯間隣接面や歯頸部にみられることが多い．

4 マテリアアルバ（白質）

口腔清掃不良者にみられる白色の堆積物である．プラーク細菌に加えて食物残渣，口腔粘膜落屑上皮，白血球などを含む．歯面には緩く付着しているため洗口によって除去が可能である．

VIII 歯石，歯周ポケット

1 歯石

歯石とは，歯面や根面，または義歯などの補綴装置に付着したプラークが石灰化した沈着物である．歯肉辺縁より歯冠側にあり口腔内で直視できるものを歯肉縁上歯石，歯肉溝や歯周ポケット内に存在し歯肉辺縁より根尖側にあるものを歯肉縁下歯石という．歯石の為害作用として，プラークを蓄積させ炎症を進行させるプラーク増加因子であるため，歯石の沈着は歯周治療を行う際に重要視されている．

1―歯肉縁上歯石

白色または乳白色で比較的軟らかく，辺縁歯肉に沿って形成し始め，多量に沈着すると歯面を覆うように沈着することもある．唾液由来の成分で形成されるため，唾液腺開口部である上顎臼歯部頰側面（耳下腺開口部），下顎前歯舌側面（顎下腺，舌下腺開口部）でよく認められる（図 3-18）．

2―歯肉縁下歯石

歯肉溝滲出液由来の成分で形成され，特に血液中のヘモグロビンが存在するため黒褐色で硬く，歯面（セメント質）と強固に付着している（図 3-19）．炎症が強くなると歯肉溝滲出液の分泌量が増加するため，歯肉縁下歯石は沈着しやすい状況になる．歯肉縁下プラークが付着してくるため，嫌気性菌である歯周病原性細菌が多く集積することにより歯周組織に対する為害性が最も高い．

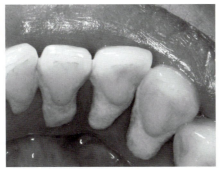
図 3-18　歯肉縁上歯石

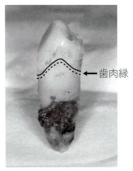
図 3-19　歯肉縁下歯石

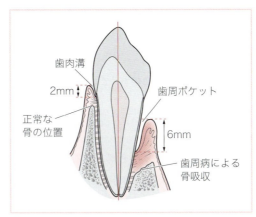
図 3-20　歯周ポケット

3―歯石の構成

構成成分に関しては，無機成分のリン酸カルシウムが大部分を占める．有機成分としては細菌や剝離上皮細胞，白血球などが含まれる．

2 歯周ポケット

1―定義

健康な状態では歯肉溝（1～2mm 程度），歯周組織に炎症が生じると**歯周ポケット**（4mm 以上）となる（図 3-20）．

2―歯周ポケットの測定

歯周治療を行う際には必ず歯周ポケットの測定を行い，得られた結果は治療計画を立案する際の重要な指標となる．その後，ブラッシングやスケーリング，ルートプレーニングなどの歯周基本治療を行い，治療効果と再治療の必要性を確認するために再度歯周ポケットを測定する．さらに，歯周ポケットが 4mm 以上残存する部位には歯周外科処置が適応となり，治癒後，再度歯周ポケットを測定し SPT（サポーティブペリオドンタルセラピー）へと移行する．このように，歯周治療実施後に歯周ポケットを測定することにより，治癒の確認や治療計画の修正などが必要となる．

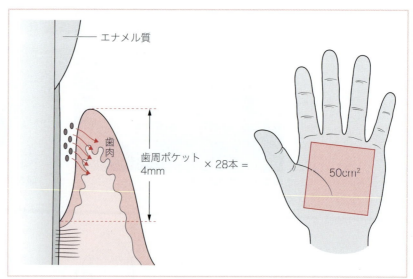

図 3-21　28 本の歯すべてに 4 mm の歯周ポケットがあった場合

3─治療の必要性

　なぜ歯周ポケットを測定する理由は治療の要否を確認するためである．6 mm 以上の重度の歯周ポケットでは，嫌気度が高まるためグラム陰性嫌気性菌が主体の歯周病原性細菌が活発に発育できる環境となる．また，歯ブラシの毛先がポケット底部まで届かないため，歯周ポケット内は細菌が発育増殖するのに最適な環境となり，歯周病がさらに進行する．3～5 mm の歯周ポケットでも，嫌気度は高くはないがプラークコントロールができず常に汚れた状態で，細菌の活動の場となる．そのため，深い歯周ポケットには何らかの治療を行うようにする．

4─歯周ポケットの全身への影響

　歯周病と全身疾患の関連性が話題になっている．歯周ポケットを介して口腔内細菌や炎症由来のサイトカインなどが，血液中から全身のさまざまな部位に影響を及ぼしている．28 本の歯すべてに 4 mm の歯周ポケットがあったと仮定した際に，その面積は手の平ほどの大きさになり（図 3-21），歯周ポケット内面の潰瘍から細菌が侵入して全身へさまざまな悪影響を及ぼす．糖尿病のほか動脈硬化症や虚血性心疾患，関節リウマチ，早産・低体重児出産などは，歯周病と関係していると考えられている（4 章，5 章参照）．

Ⅸ　摂食嚥下機能とその障害

　摂食嚥下とは，食事を口に取り込む行為から，食物を口腔内で処理し，咽頭，食道を経由して胃に到達するまでの一連の行為および機能をさす．本項では摂食嚥下を先行期，準備期，口腔期，咽頭期，食道期の 5 つの時期に分けて解説していく．

1 先行期（認知期）

　食事を認識し，どのように食べるかを決め，食事を口に運ぶ時期である．空腹時に胃から分泌されるホルモン（グレリン）や血糖値の低下などの情報が視床下部外側野の摂食中枢を刺激することで空腹を感じ，食事動作の動機づけを行う．また，視覚や嗅覚で得た食事に関する情報を大脳皮質連合野で統合して，大脳辺縁系にある記憶と照合して食事を認識する．

　認知症の人のなかには食事に対しての認識が不十分であるために，熱い冷たい，軟らかい硬いといった区別なく同じペースで食物を口に運んでしまったり，目の前の食事に反応しなかったりする．また，脳卒中後遺症の片麻痺の場合に，それが利き手の麻痺であれば利き手交換を余儀なくされる．四肢体幹に麻痺があれば，一口摂取ごとにスプーンを口元に寄せての介助を要することにもなる（図 3-22）．

　介護の現場では，先行期に障害があると介護負担が増すために深刻な問題となる．

2 準備期（咀嚼期）

　口へと運ばれた食物を口唇や前歯でとらえ（捕食，咬断），臼磨，粉砕，唾液との混合を経て飲み込みやすい形態（食塊）に形成する咀嚼の時期．液状のものを飲み込むときには，舌の上に一時的に留め，そのまま咽頭へと移送するタイプと口腔底に一時的に留め，そこからすくい上げて咽頭へと移送するタイプがある．

　咀嚼運動は，随意的に行うこともできるが，普段の食事中は脳幹にある咀嚼中枢によってコントロールされ，一定のリズムをもって無意識的に行われる．まず，舌上の食物を歯の咬合面へと移送する．開口量は食事の大きさに応じて調整され，下顎はまっすぐではなく咀嚼側に偏りながら開口し，舌で食物を咬合面に誘導する（図 3-23 ①）．下顎が咀嚼側に偏ったまま閉口していき，食物を粉砕，圧縮していく．その際，頬粘膜と舌により左右から，また，口唇により前方から食物を咬合面に保持する（図 3-23 ②）．ここで咀嚼側の口角に皺がよる．上下の歯が接触した状態からさらに咬頭嵌合位までかみ込むことで食物がすりつぶされる（図 3-23 ③）．粉砕

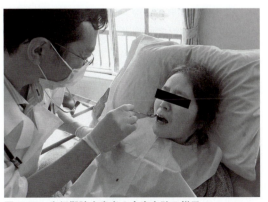

図 3-22　先行期障害患者の食事介助の様子

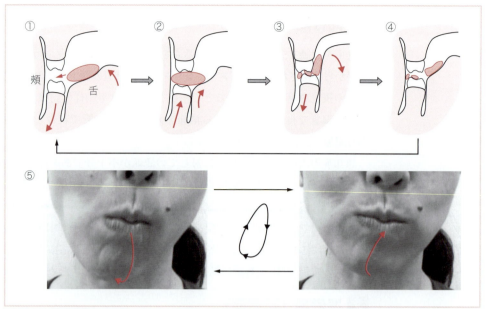

図 3-23　咀嚼運動
咀嚼側に偏位しながら開口し，舌で食事を咬合面に誘導する（①）．下顎が咀嚼側に偏ったまま閉口していき，食物を粉砕，圧縮していく．その際，頰粘膜と口唇，舌で食物を咬合面に保持する（②）．上下の歯が接触した状態からさらに咬頭嵌合位までかみ込むことで食物がすりつぶされる（③）．粉砕され，すりつぶされた食物は舌の上に戻され，一塊にして，また咬合面へと移送される（④）．一連の動きは，正面からみると下顎は咀嚼側方向への動きを伴った涙滴状の運動軌跡を描く（⑤）．

され，すりつぶされた食事は舌の上に戻され（図 3-23 ④），一塊にして，また咬合面へと移送される．このような一連の動きから，正面から見ると下顎は単純な上下動ではなく，咀嚼側方向への動きを伴った涙滴状の運動軌跡を描く（図 3-23 ⑤）．咀嚼運動は，食物が嚥下しやすい大きさ，物性（食塊）になるまで行われるが，口腔内のすべての食物がその状態になってから咽頭へ移送されるのではなく，咀嚼中に嚥下できる状態になったものから順次移送されることが多い．その場合は，準備期と口腔期が並行して行われることになる．

　脳卒中や口腔腫瘍術後の後遺症により口腔粘膜，舌，口唇，頰などの運動および感覚機能が低下すると，食べこぼしが目立ったり，食塊形成が困難なために食物がそのままの形で歯の表面や口蓋に付着したりする．多数歯欠損や義歯不適合の放置は準備期障害の助長因子である．

3 口腔期（嚥下第一期）

　舌の上の液体，あるいは食塊を咽頭へと送る時期である．舌尖および舌縁は口蓋に接し，舌前方から後方に向かって舌と口蓋の接触範囲が広がり，食塊を口腔の後方へと送る．舌による最初の送り込み動作が開始されるとき，舌が後方に牽引される．その後，軟口蓋が挙上を始めるとともに，奥舌が下がり，舌根がやや前方に移動することで，食塊は咽頭へと流れ込み始める．さらに，挙上している軟口蓋に向

かって舌が挙上して接触することで，食塊の尾部に陽圧をかけ，食塊を咽頭に送り出す．

脳卒中や口腔腫瘍術後の後遺症の影響で舌の筋力低下や舌の運動障害や感覚障害により口腔期が障害されると，食塊移送が困難となり口腔内残留を呈する．

4 咽頭期（嚥下第二期）

咽頭期は嚥下反射が惹起され，食塊が食道へ送り込まれる時期である．液体を一口嚥下する場合，通常では嚥下反射誘発部位（軟口蓋や舌根部，咽頭後壁）に液体が到達したときに嚥下が惹起される．ただし，液体を連続して嚥下する場合や固形物の咀嚼中に並行して食塊が咽頭へ移送される場合には，健常者でも嚥下反射の開始前に喉頭蓋，もしくはさらに下方に食塊が到達することがある．

嚥下反射が惹起されると，最初に声帯が内転することにより声門が閉鎖し，軟口蓋の挙上と上部咽頭筋の収縮により鼻腔と咽頭が隔てられ（**鼻咽腔閉鎖**），嚥下時の圧力が気管や鼻腔に漏れ出ないようにする．その後，舌骨の挙上により甲状軟骨と輪状軟骨が挙上，喉頭蓋が反転し，続けて上部食道括約筋が弛緩する．さらに咽頭収縮筋によって咽頭腔が上方から下方へと狭窄していくことで，圧力のかかった食塊は食道入口部（弛緩した上部食道括約筋）へと押し込まれる．嚥下反射が惹起してから食塊が食道内に移送され，元の安静状態に戻るまでにかかる時間は，およそ0.5秒である．

脳卒中やパーキンソン病などで咽頭期が障害されると，嚥下反射の惹起遅延や惹起不全により嚥下前に気管内に食塊が流入する嚥下前誤嚥，声門閉鎖不全などにより嚥下中に食塊が気管内に流入する嚥下中誤嚥，および食道入口部開大不全により嚥下後に咽頭に残留した食塊を誤嚥する嚥下後誤嚥が生じる（図3-24）．

5 食道期（嚥下第三期）

食塊が食道から胃まで移送される時期である．食塊が食道入口部を通過すると，上部食道括約筋が強く収縮し，食塊の直下の食道輪状筋が緩むことで食塊が下方へ

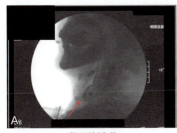
嚥下前誤嚥

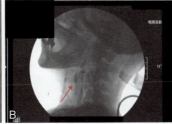
嚥下中誤嚥

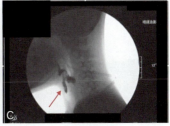
嚥下後誤嚥

図3-24　誤嚥時のVF画像
A：嚥下反射が惹起される前に気管内に食塊が流入する誤嚥．嚥下反射の惹起遅延のある患者に多く認められる．
B：嚥下反射中に気管内に流入する誤嚥．声門の閉鎖が不完全な患者に多く認められる．
C：嚥下後に咽頭内に残留した食塊が気管内に流入する誤嚥．咽頭に多量に残留する患者に多く認められる．

と移送される．続いて，それまで緩んでいた食道輪状筋が食塊通過直後に強く収縮し，食塊の直下の食道輪状筋が緩むことで食塊はさらに下方へと移送される．このように，食塊直上の収縮と食塊直下の弛緩が繰り返し行われることにより，食塊が胃まで移送される．このような運動を蠕動運動という．

がんなどにより食道内に器質的な狭窄がある場合や食道胃接合部の弛緩不全がある場合，食塊の通過が障害され，食道内に食塊が停滞する．また，パーキンソン病などによる蠕動運動の減弱は，食塊が逆流して逆流性誤嚥を引き起こすことがある．

X 発声と構音

声は，喉頭にある**声帯**（図3-25）を呼気圧により振動させることで生じる**有声音**と，声帯を振動させずに発声する**無声音**（[f]，[p]，[s]など）に分けられる．声の高低の調整は，下喉頭神経（迷走神経）によって支配された声帯筋が，声帯の緊張を高めたり，声帯間の間隙（**声門**）を狭めたりすることで行われている．脳血管疾患などで迷走神経麻痺が生じると，声門閉鎖や声帯の緊張を調節することができなくなり，かすれた声（**気息性嗄声**）になる．

声門から発せられた声音は，鼻腔や口腔で共鳴させたり，舌や口唇を使って呼気流を妨げたりすることで，言語音に形成される．構音器官のなかでも，舌は最も重要で，舌の形状を変化させることにより，さまざまな言語音を発声することができる（図3-26）．舌がんの切除術後の後遺症患者では，「ラ」「タ」「カ」がすべて「ア」に近い音に形成されてしまう．また，歯茎摩擦音は上下前歯部の間隙が重要となるため，前歯部に欠損があると，サ行が発音しにくくなる．

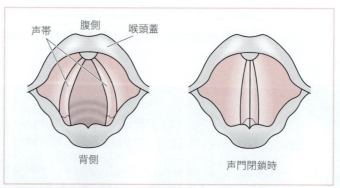

図3-25 声帯の模式図
安静時（左図）と声門閉鎖時（右図）

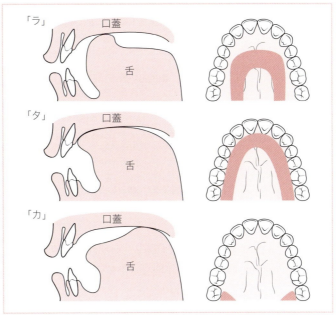

図 3-26 「ラ」,「タ」,「カ」発音時の舌の形状の矢状断面(左図)と舌が口蓋に接触する範囲(赤い部分)(右図)

XI 痛み

1 痛みとは

　痛み(疼痛)は病気(疾患)の名称ではなく,体や心に異常が生じたときに感じる症状の1つにあたる.

　歯科を訪れる患者の多くは痛みを訴えて来院する.たとえば,痛みの質については鋭く痛い(鋭痛),鈍く痛い(鈍痛),焼けつくように痛い(灼熱痛),動かすと痛い(運動痛),触ると痛い(接触痛),何もしなくても痛い(自発痛)など,さまざまな表現をする.そして,その後に行う診査や検査によって,その痛みが外傷によるものなのか,病原菌などが体内に侵入すること(感染)で生じる痛みなのかなど,その痛みの原因となっている疾患を突き止めることができる.そして,その疾患が治癒すると,症状として感じていた痛みは消失する.このような原因がはっきりしている痛みは専門用語で**侵害受容性疼痛**とよび,その多くは,原因となっている疾患の治療が進むと,数日から数週間,長くても数カ月で感じなくなる痛みであることから,これを**急性痛**ともいう(図 3-27).

　一方,同じようにさまざまな痛みを感じているにもかかわらず,診査や検査をしても原因がはっきりしない痛みもある.一般に痛みが出てから3カ月以上続き,なかなか治らない痛みを**慢性痛**といっている.慢性痛は,痛みが長期に及ぶことで,神経に異常が生じて痛みに敏感になる**神経障害性疼痛**や,なかなか痛みが治まらな

> ● 損傷や感染がある痛み（主に急性痛）
>   ・侵害受容性疼痛
>   外傷・骨折・う蝕など
>
> ● 損傷や感染がみあたらない痛み（主に慢性痛）
>   ・侵害受容性疼痛
>   悪性腫瘍の痛み・筋膜性疼痛など
>   ・神経障害性疼痛
>   三叉神経痛・歯が原因ではない歯の痛みなど
>   ・心因性疼痛
>   心配や不安から生じる痛み

図 3-27　痛みの分類

いことで心配や不安が募り，心理的，精神的な問題で生じる心因性疼痛などが考えられているが，まだ不明な点が多い．最近の研究では，侵害受容性疼痛でありながら，なかなか治らない慢性痛として，がん（悪性腫瘍）が神経を刺激して生じる痛みや，身体内部に広く存在する筋膜の痛み（筋膜性疼痛）症状などがあることが報告されている．

2 歯・歯周組織・口腔に生じる侵害受容性疼痛

1―歯髄炎による痛み

　歯と歯周組織に生じる痛みのなかで，最も激烈なものは歯髄の痛みである．歯髄には多くの神経と血管が存在している．また，周囲を硬い象牙質に覆われているので，歯髄に外傷や感染が生じると，炎症によって腫れあがった血管が神経を強く圧迫するようになり，激烈な痛みを感じるようになる．

2―歯に生じる炎症性の痛み

　歯と歯周組織に生じる痛みのなかで，最も多く経験する痛みは歯の痛みである．歯の痛みを感じるところは，最表層のエナメル質ではなく，その内側にある象牙質である（図 3-8 参照）．
　象牙質はエナメル質と歯髄に存在する象牙細管という中空のチューブの束が集まってできている．このため，象牙質におけるう蝕が進行したり，外傷により象牙質が露出すると，そのチューブの中を刺激が伝わって歯髄の神経に届くようになり痛みを感じるようになる．

3―歯周組織に生じる歯周炎による痛み

　歯周組織の痛みの多くは，感染による歯肉，歯根膜，歯槽骨に炎症が生じ，歯周炎が進行することで感じるようになる痛みである．また，かむ力が強すぎたり，かむ方向が乱れることで生じる咬合性外傷によっても痛みが生じる．
　歯周組織の痛みには3つの種類がある．1つはう蝕からの感染が進行して歯髄の

神経細胞が壊死し，根尖に炎症を引き起こすものである．これを根尖性歯周炎の痛みという．

2つ目は，う蝕からの感染が進行して歯根膜に波及したり，感染はなくても咬合性外傷により歯根膜に炎症が生じることで感じる歯根膜炎の痛みである．

3つ目は，歯肉と歯周組織からの感染により，歯根の周囲に炎症が生じる痛みである．歯肉に限局されて生じた場合を歯肉炎の痛みといい，歯槽骨にまで炎症が波及している場合は辺縁性歯周炎の痛みといっている．いわゆる歯周病とは，歯肉炎や辺縁性歯周炎などの歯周組織の病態の総称にあたる．

4―その他の口腔に生じる炎症性の痛み

食事中に歯と歯の間に食物がきつく入り込んでしまい，簡単に取れない状態になると生じる痛みがあり，これを食片圧入による痛みといっている．また，智歯の萌出に伴って生じる痛みがあり，これを智歯周囲炎による痛みという．口腔内の粘膜や舌にできる口内炎による痛みもある．このように口腔内ではさまざまな原因によって炎症性の痛みが生じる．

5―歯が原因ではない歯の痛み（非歯原性歯痛）

歯に痛みを感じているにもかかわらず，歯には原因がない痛みがある．これを総称して非歯原性歯痛とよんでいる．非歯原性歯痛には原因がわかっている侵害受容性疼痛によるものだけではなく，神経障害性疼痛も心因性疼痛も存在している．侵害受容性疼痛としては，顎や首，肩の筋や筋膜が痛みの発生源となり，歯には痛みの信号が届いているだけという種類の痛みがあり，これを特に筋膜性疼痛といっている．非歯原性歯痛に関しては不明な点が多く，今後の研究が必要である．

3 歯・歯周組織・口腔に生じる神経障害性疼痛

原因がはっきりしない痛みが歯・歯周組織・口腔に生じることがある．特に脳が敏感になって神経が過度に興奮してしまうことにより痛みが生じることがある．口腔内だけではなく顔や顎で強い痛みを感じる三叉神経痛や，帯状疱疹の後に生じる神経痛などがこれにあたる．また，顎の筋や筋膜に原因がなく，脳が痛みの刺激に敏感になって生じる神経障害性の非歯原性歯痛もある．神経障害性疼痛も不明な点が多い．

4 歯・歯周組織・口腔に生じる心因性疼痛

痛みに見合う異常が見当たらないにもかかわらず，いつまでも痛みが残る場合がある．原因がわからないまま，長期間にわたってなかなか痛みがとれないことにより，心配や不安が募ることで生じる心因性疼痛が歯・歯周組織・口腔に生じるといわれている．心因性の非歯原性歯痛もある．また，このような痛みは全身に波及することもめずらしくない．したがって，心理的，精神的要因が全身的に生じている痛み

症状と関連している可能性が高いことから，歯科だけではなく精神科・神経科などと一緒に取り組む必要がある場合も多い．

XII 顎関節

1 顎関節とは（一般の関節との違い）

　一般に関節とは，骨と骨を連結する身体内部の構造を総称したもので，よく動く関節（滑膜関節）と，ほとんど動かない関節（不動結合の関節）に大別される．顎関節は下顎骨と側頭骨を連結し，回転運動と滑走運動が同時にできる滑膜関節に分類される．

　滑膜関節を構成する骨は一方が凸面，もう一方は凹面となるのが一般的で，それぞれの骨の表面は線維軟骨とよばれるコラーゲン線維が豊富な軟骨で覆われていて，力のかかる関節を保護する緩衝材の役目を果たしている．顎関節においても凸面と凹面が存在し，凸面は下顎骨の下顎頭，凹面は側頭骨の下顎窩とよばれ，骨の表面は，一般的な関節と同様に比較的薄い線維軟骨で覆われている．

　また，顎関節には存在しているものの，一般の関節にはない特殊な構造として，それぞれの骨を覆っている線維軟骨の間に存在する関節円板とよばれる厚みがありクッション性の高い軟骨が存在している．関節円板は必要に応じて軟骨自体が自由に動き，周囲は関節内部の液体（滑液）に漬かっている．組織学的には硝子軟骨に分類され，骨と結合している線維軟骨と区別されている．顎関節は会話や咀嚼など，身体のほかの関節よりも頻繁に使われ，食品の大きさや形，質感によってさまざまな動きを要求されるため，動きの自由度が高い関節円板が存在していると考えられている．自由度が高いといっても完全に独立しているわけではなく，関節円板の前

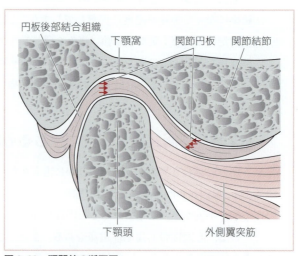

図3-28　顎関節の断面図

方は外側翼突筋とつながっていて，口を開けるときに下顎頭と一緒に前方に移動して力を受け止め，後方は円板後部の結合組織を介して側頭骨につながり，適度に運動を規制している（図3-28）．このように，顎関節は2種類の軟骨が存在している特殊な関節であるといえる．

2 顎関節の動きと下顎の運動の関係

肘や膝など，一般の関節の動き方は回転運動を基本としているが，顎関節は**回転運動と滑走運動**を，それも同時に行うことができる．顎関節の内部は関節円板によって上下2つの空間に区切られ，下関節腔では下顎頭と関節円板の下面が主に回転運動を担当し，上関節腔では下顎窩と関節結節でつくられる斜面と関節円板の上面が主に滑走運動を担当している．これらは同時に回転運動と滑走運動を行うことができるので，左右対になっている顎関節は，下顎の複雑な動きを可能にするメカニズムをもちあわせている．関節円板の存在がこのような動きを，円滑にしている．

私たちは普段，無意識に顎関節の回転運動と滑走運動を同時に行っている．図3-29は，顎関節内の関節円板と骨の位置関係による下顎の動きとの関係を示して

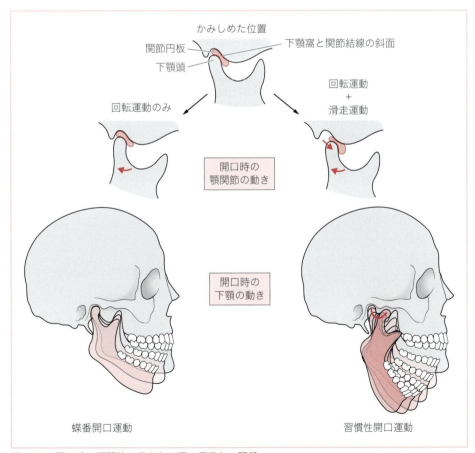

図3-29 開口時の顎関節の動きと下顎の運動との関係

いる．図の左側は回転運動のみの場合で，このとき下顎は左右の顎関節を貫く軸の周りを回転するように運動する．これを下顎の**蝶番運動**(ちょうばんうんどう)とよんでいるが，この動き方はわずかな開口でも，下顎が喉に迫ってくるため，大きく開口することができなくなる．一方，図3-29の右側は回転運動と滑走運動が同時に行われている場合で，普段，無意識に開口しているときの下顎の動きにあたり，喉を圧迫することなく，大きく開口することができる．これを習慣性開口運動とよんでいる．

　私たちは，硬い食品を臼歯でかみしめたとき，顎の筋には強い力を入れているにもかかわらず，顎関節はぐらぐらすることなく安定して，その力をしっかりと受け止めていることを経験することができる．一方，会話や咀嚼をしているときは，かみしめるほどの力を入れることなく，力加減を無意識に調節しながら滑らかに顎を動かしていることにも気がつく．このような複雑な下顎の動きに対応するために，顎関節には関節円板が存在していると考えられている．

■参考文献

1) 全国歯科衛生士教育協議会監修：最新歯科衛生士教本　歯・口腔の構造と機能　口腔解剖学・口腔組織発生学・口腔生理学．医歯薬出版，東京，2011．
2) 脇田　稔ほか：口腔組織・発生学　第2版．医歯薬出版，東京，2015．
3) 山田　守：口腔領域における痛みの生理．歯界展望，31：1207-1214，1968．
4) 全国歯科衛生士教育協議会監修：最新歯科衛生士教本　人体の構造と機能1　解剖学・組織発生学・生理学．医歯薬出版，東京，2010．
5) Mashu S et al：Comparison of mechanical pain thresholds among various orofacial areas in human. *pain Res*, 19：123-131, 2004.
6) Hattab FN et al.：Dental discoloration：an overview. *J Esthet Dent*, 11(6)：291-310, 1999.
7) Watts A and Addy M：Tooth discolouration and staining：a review of the literature. *Br Dent J*, 190(6)：309-316, 2001.
8) Schiffman E, Ohrbach R, Truelove E, Look J, Anderson G, Goulet JP, et al. Diagnostic Criteria for Temporomandibular Disorders (DC/TMD) for Clinical and Research Applications：Recommendations of the International RDC/TMD Consortium Network and Orofacial Pain Special Interest Group. J Oral Facial Pain Headache 2014；28：6-27.

4章 ─ 口腔疾患の成り立ち

I う蝕

う蝕は，歯の表面に形成されたプラーク（歯垢）の細菌が，食物の糖質を発酵させ，主に乳酸からなる有機酸を産生し，これらの酸がプラーク内部に貯留することで起こる歯の溶解（脱灰）である．歯はエナメル質，象牙質，セメント質からなるが，う蝕は象牙質，セメント質に加え，人体で最も硬いエナメル質にも生じる．

1 う蝕病因論の変遷

う蝕は古来より現代に至るまで人類にみられる疾患であり，その痕跡は発掘されたさまざまな年代の人骨に残されている．しかし，う蝕の原因が明らかにされたのは1960年代以降と，その長い歴史のなかでは最近のことである（表4-1）．

表4-1 う蝕の病因論に関する変遷

1889年	WD. Miller	化学細菌説の提唱
1894年	GV. Black	プラークの病因的意義の提唱（ゼラチン様微生物プラークという用語の命名）
1924年	JK. Clarke	*Streptococcus mutans* の命名とう蝕の原因菌であることの提唱
1954年	FJ. Orland	無菌飼育したラットにう蝕は生じないことの発見
1960年	RJ. Fitzgerald PH. Keyes	う蝕の感染論の決着
1965年	DD. Zinner	*Streptococcus mutans* の再発見

2 う蝕関連細菌

現在，ヒトから分離される主要なう蝕の原因菌は *Streptococcus mutans* と *Streptococcus sobrinus* というレンサ球菌である．また，動物のう蝕病巣からもう蝕病原性のレンサ球菌が同定されており，これらう蝕病原性のレンサ球菌をミュータンスレンサ球菌とよぶ．

1―*S. mutans* および *S. sobrinus* の性状

1) ヒト口腔からの分離

S. mutans はミュータンスレンサ球菌のなかで最も高頻度に（80〜90％）ヒト口腔から分離される．*S. sobrinus* は *S. mutans* についでヒトの口腔より分離される（10〜20％）．サル，ラット，ハムスター，マウスなどの実験動物に対して *S. mutans* より強いう蝕病原性を示す．

2) 形態学的特徴

S. mutans はスクロース含有 Mitis-Salivarius（MS）寒天培地で生育すると，辺縁がラフで岩石様のゴツゴツしたコロニーになる（ラフ型）．これは，培地中のスクロースからグルカンが合成されるためである．*S. sobrinus* は辺縁が丸いスムーズなコロニーとなる（スムーズ型）（図4-1）．このことはこれらの細菌の鑑別点となっている．

3) 培養

S. mutans と *S. sobrinus* をはじめとしたミュータンスレンサ球菌はグラム陽性通性嫌気性レンサ球菌に属する．酸素存在下でも生育するが，プラーク・唾液など臨床検体からの初代培養では CO_2 存在下，あるいは嫌気条件下でよりよい生育をする．糖含有培養で乳酸を生成（乳酸発酵）し，培地の最終 pH は 4.0 付近まで低下する．この酸産生能によりミュータンスレンサ球菌は歯面上の pH を下げ，歯質の溶解（脱灰）を引き起こす．

4) その他の性状

S. mutans は血液寒天培地上では γ 溶血（非溶血性）を示す．バシトラシン耐性

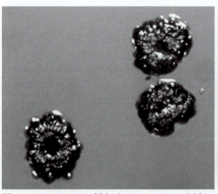 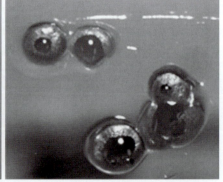

図 4-1　*S. mutans*（左）と *S. sobrinus*（右）　　　　　（於保孝彦先生のご厚意による）

表 4-2　*Streptococcus mutans* のグルコシルトランスフェラーゼ

酵素名	局在	グルカンの水溶性	特徴
GTF-B	菌体結合	非水溶性	多量の非水溶性グルカン
GTF-C	菌体結合	非水溶性	付着に重要
GTF-D	培養上清	水溶性	GTF-C と共存して付着性グルカンをつくる

であることから，バシトラシン含有 MS（MSB）寒天培地を選択培地とすることで口腔から容易に分離できる．また，S. mutans は 3 種のグルコシルトランスフェラーゼ（glucosyltransferase：GTF）を産生（表 4-2）する．水溶性グルカンのみを合成する 1 種の GTF（GTF-D）は菌体外に分泌され，不溶性グルカンを合成する 2 種の GTF（GTF-B と GTF-C）は，主に菌体に付着する．S. mutans の GTF は本細菌がエナメル質の平滑面に定着するうえで決定的な役割を果たし，重要なう蝕病原性細菌の 1 つと考えられる．1％スクロースを含む液体培地で培養すると，S. mutans は不溶性グルカンを産生し，試験管壁に強固なバイオフィルムを形成する．これは，S. mutans とほかのう蝕病原性がない口腔レンサ球菌を鑑別するのに簡便な方法である．

　S. sobrinus は S. mutans 同様マンニトール発酵能があり，スクロースから不溶性グルカンを合成することによりガラス管壁などの平滑面に強固なバイオフィルムを形成する．S. mutans 同様バシトラシン耐性である．一方，血液寒天培地上で α 溶血を示し，これが S. sobrinus の特徴となっている．また，H_2O_2 を産生することが S. mutans との鑑別のポイントになる．S. sobrinus は 4 種の GTF を産生し，その中で不溶性グルカンを産生するのは 1 つだけである．動物実験では S. sobrinus のほうが S. mutans よりう蝕誘発能が高く，特に平滑面う蝕とのかかわりが強い．菌体内にグリコーゲン様多糖をほとんど合成しないこと，菌体外にフルクトースのポリマーであるフルクタンを産生しないことも S. mutans と異なる点である．

2 ― ミュータンスレンサ球菌の病原性

　ミュータンスレンサ球菌がう蝕の発症に関与する病原性として次の要因がある（表 4-3）．

1）歯面への付着（初期付着）

　ミュータンスレンサ球菌の菌体表面にある**タンパク質抗原**により歯面のペリクルに付着する．また，菌体表層の**リポタイコ酸**も歯面のペリクルへの付着に作用する．

表 4-3　ミュータンスレンサ球菌と実験う蝕誘発能

菌　種	酸産生能	グルカン合成能		初期付着能	固着能	う蝕誘発能	
		不溶性グルカン	水溶性グルカン			裂溝	平滑面
S. mutans	++	+++	+++	+++	+++	+++	+++
S. sobrinus	++	+++	+++	+++	+++	+++	+++
S. sanguis	++	−	+++	+++	±	±	−
S. mitis	++	−	−	+++	±	±	−
S. salivarius	++	++	++	−	−	±	−
L. casei	++	−	−	−	−	±	−
Candida	++	−	−	−	−	−	−

（浜田，1989）

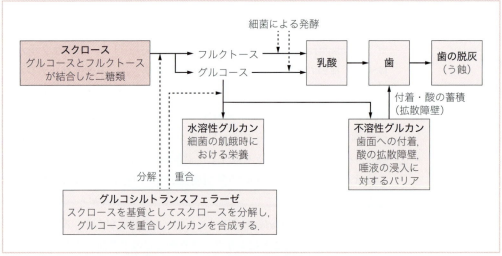

図 4-2　ミュータンスレンサ球菌のスクロースの利用とう蝕の発症

さらに，これらの細菌種が産生するグルカンも歯面への初期付着にも作用する．

2）グルカンの産生

前述のとおり S. mutans は 3 種類，S. sobrinus は 4 種類の GTF を産生する．本酵素はスクロース（ショ糖）を唯一の基質として，水溶性・不溶性のグルカンを生成する．これらのグルカンは協同して菌体および初期プラークの歯の平滑面への強固な付着（固着）に作用する．さらに，この不溶性グルカンはミュータンスレンサ球菌が歯面上で産生した酸を歯の表面に停留させ，唾液などで洗い流されないようにする作用（酸の拡散障壁能または酸蓄積能）がある（図 4-2）．

3）酸の産生および耐酸性

ミュータンスレンサ球菌はスクロースやその他の糖を発酵して主に乳酸などの有機酸を産生する．ミュータンスレンサ球菌は自身の産生した酸に抵抗する耐酸性をもち，酸性環境のなかでの生存および持続的な酸産生を可能にし，歯質の脱灰を引き起こす．

4）飢餓環境における酸産生

酸産生の原因となる糖のプラーク内濃度は食事時に著しく高まるが，食後には急減し，夜間など食事と食事の間には利用できる糖がほとんどない状態（飢餓状態）となる．ミュータンスレンサ球菌は，そのような飢餓時においても食事時の過剰な糖を菌体内に蓄え（グリコーゲン様多糖），飢餓時にそれをグルコースに分解し利用することで，酸産生を持続できる．

3―その他のう蝕関連細菌

これらの細菌は単独で実験動物にう蝕を引き起こすわけではないが，う蝕との関連が疑われる細菌種である．

1）*Lactobacillus*（乳酸桿菌）

無芽胞性のグラム陽性桿菌で，グルコースの代謝産物として主に乳酸を産生する．ヒトでは皮膚，口腔，消化管，膣などの常在菌である．増殖時の至適がpH＝5.5〜5.8と低い耐酸性菌であり，プラークからの分離頻度が低いことと，歯面への定着性が低いため，平滑面う蝕とのかかわりは少ない．しかし，う蝕病巣から高頻度で検出されているため，象牙質う蝕や小窩裂溝う蝕への二次的な関与が疑われている．

3 バイオフィルム

あらゆる水環境に存在する細菌は浮遊細菌かバイオフィルムの形態をとる．歯科とバイオフィルムは密接に関係があり，バイオフィルムがどのようにしてできるか，バイオフィルムが起こす問題や恩恵，そしてどうすればそれを制御できるのかを知る必要がある．

1―バイオフィルム

バイオフィルムは，「菌自体が産生し，菌体外に排出した多量の多糖基質に埋め込まれて，固体表面に付着し，不動化された固着性細菌集団」と定義される．バイオフィルムは水，固体，細菌が存在する場所にはどこでも形成される．口腔も唾液，歯，口腔細菌が存在し，口腔特有のバイオフィルムであるプラークが形成される．

バイオフィルムは固体に付着した細菌と，細菌が産生する多糖（菌体外多糖）からなる．この菌体外多糖はバイオフィルムの性質を決定する重要な因子である．菌体外多糖は，①細菌の固体への付着，②宿主免疫系からの回避，③抗菌薬・消毒薬への抵抗，④乾燥に対する抵抗（保湿）などの性質をバイオフィルムに与えている．つまり，細菌が固体に付着することで水流などに流されることなく長期間同じ場所に定着することが可能になる．これは，細菌による生体への同じ部位での持続的な攻撃を意味する．また，菌体外多糖で細菌の抗原物質が覆い隠されることで免疫細胞による攻撃を免れ，細菌の生存を容易にする．さらに，菌体外多糖が細菌を覆うことにより抗菌薬や消毒薬が細菌まで浸透しにくくなり，これらの薬剤が効きにくくなる．さらに，菌体外多糖が細菌を覆うことにより，バイオフィルム内部は湿潤環境を保つことができる．菌体外多糖のこれらの性質から，バイオフィルムを原因とした感染症は慢性化，難治化しやすい特徴がある．

2―バイオフィルムの形成機構

バイオフィルムが形成される過程は，大きく分けて，①浮遊細菌の固体表面への付着，②付着菌による菌体外多糖（粘着性物質）の産生，③固体表面で菌同士が集合し，小さな集落（マイクロコロニー）を形成，④クオラムセンシング機構による細菌の増殖，⑤成熟バイオフィルムの形成，⑥成熟バイオフィルムからの細菌の離脱（浮遊細菌），というサイクルをとる（図4-3）．

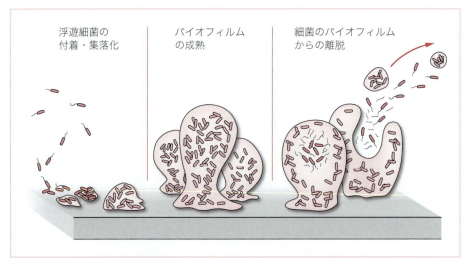

図 4-3　バイオフィルムの形成機構

3―バイオフィルム感染症

体内にバイオフィルムが形成され，引き起こされる感染症をバイオフィルム感染症という．生体内に棲息している細菌は大量の菌体外多糖を形成し，それが付着を強化するとともに，粘膜表面に大量の多糖からなる膜ができ，その中に細菌が埋まってバイオフィルムとして緩慢に増殖している．このような状況にある細菌は宿主に対してあまり強烈な障害を与えない反面，宿主の生体防御機構に対して抵抗性が強く，免疫系の監視から逃れているうえに，抗菌薬や消毒薬にも抵抗性を示すため治療効果も悪く，難治化，慢性化する．体内に装着された医療用機器に形成されたバイオフィルムは，血流にのって遠隔の臓器に到達するため，ほかの臓器への感染源となりうる．う蝕や歯周病もバイオフィルム感染症であり，口腔バイオフィルムであるプラークの形成により引き起こされる感染症である．このようなバイオフィルム感染症への最も効果的な予防・治療法はバイオフィルムの除去である．

4　バイオフィルム（歯肉縁上プラーク）の糖代謝

1―バイオフィルム（歯肉縁上プラーク）の糖代謝

1）歯面定着能

歯肉縁上プラークに含まれる細菌の多くは，歯表面に形成されたペリクルに，非特異的結合（ファン・デル・ワールス力★や静電気力）や特異的結合（ペリクルの糖鎖と細菌のアドヘシンが結合）によって結合し，さらに糖代謝による**菌体外多糖**の形成によって結合が促進される．多くの細菌は，菌体表面でスクロースからグルカンというグルコースが多数結合した菌体外多糖を形成する（図 4-4）．グルカンの多くは水に溶けやすい水溶性グルカンであるが，一部は粘着性の高い不溶性グルカンであり，それを産生する代表的な細菌がミュータンスレンサ球菌とされる．スクロースからはフルクトースが多数結合したフルクタンも産生される．

★**ファン・デル・ワールス力**：分子間に働く凝集力のこと．狭義の分子間力．この力を理論化した化学者ファン・デル・ワールスの名を冠する．

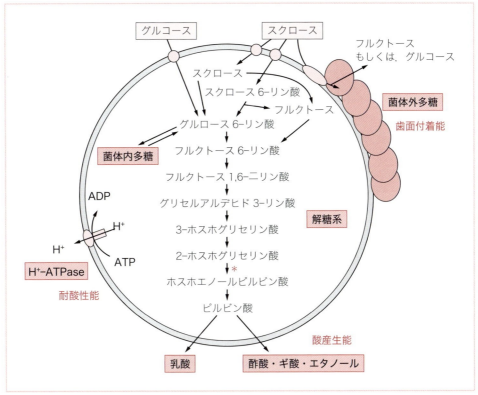

図 4-4 バイオフィルム（歯肉縁上プラーク）の糖代謝
糖代謝は細菌に，歯面付着能の一部，酸産生能および耐酸性能をもたらす．＊はエノラーゼが触媒する代謝反応．

2）酸産生能

プラーク細菌は糖を取り込み，代謝し，**酸を産生**する．プラーク細菌が利用できる糖は，スクロース，グルコース，フルクトースなど私たちの食事に含まれる糖であり，ご飯やパンに含まれるデンプンも同様である（表 4-4）．デンプンなどの分子量の大きな糖は唾液中のアミラーゼによって小さく分解してから，スクロースやグルコースなどの二糖や単糖はそのままプラーク細菌が取り込み，解糖という代謝系で分解し，最終的に乳酸，酢酸，ギ酸などの**有機酸**として菌体外に放出する（図 4-4）．この過程で ATP が産生される．

食事時のように糖が大量に供給される場合は，糖を急速に分解して主に**乳酸**を産生し，急激に pH を下げる．さらに糖の一部を，グルコースが多数結合した菌体内多糖として蓄える．歯面の pH が**臨界 pH** より下がると歯面が脱灰される．低下した pH は**唾液**などによって中性に戻り，歯面は**再石灰化**によって回復する．しかし，脱灰が再石灰化を上回るとう蝕が発症する．このように細菌の糖代謝はう蝕発症の原動力となる．

一方，食間時のように糖がほとんど供給されない場合は，菌体内多糖や唾液に含まれる糖を緩やかに分解し，主に酢酸，ギ酸，エタノールなどを産生する．

表 4-4 甘味料の分類

分類		名称	甘味度（スクロース＝1）	プラーク酸産生性
糖質系甘味料	二糖	スクロース（ショ糖）	1	＋
	単糖	グルコース（ブドウ糖） フルクトース（果糖） 異性化糖 転化糖	0.74 1.73 1.3 1.3	＋ ＋ ＋ ＋
	二糖	マルトース（麦芽糖） ラクトース（乳糖）	0.33 0.16	＋ ＋
	スクロース異性体	ラクツロース（ラクチュロース） パラチノース（イソマルツロース） トレハルロース	0.6〜0.7 0.45 0.5	低 低 低
	オリゴ糖	カップリングシュガー フラクトオリゴ糖	0.5〜0.6 0.3〜0.6	＋ ＋
	糖アルコール	ソルビトール マンニトール マルチトール ラクチトール キシリトール エリスリトール 還元水飴 還元パラチノース（イソマルチトール）	0.6〜0.7 0.57 0.75〜0.8 0.35 1.08 0.7〜0.8 0.2〜0.7 0.5	－ － － － － － － －
	化学修飾系	スクラロース	600	－
非糖質系甘味料	配糖体系	ステビオサイド（ステビア） グリチルリチン	200 50	－ －
	アミノ酸系	アスパルテーム	100〜200	－
	化学合成系	アセスルファム K サッカリン ズルチン サイクラミン酸ナトリウム（チクロ）	200 200〜700 70〜350 300〜700	－ － － －

（全国歯科衛生士教育協議会監修：最新歯科衛生士教本 栄養と代謝．医歯薬出版，2010．）

3）耐酸性能

　酸の産生に伴う pH の低下は，細菌自身にも傷害を与える．細菌は，ATP を使って菌体内の酸（H^+イオン）を外に放出する酵素 H^+-ATPase を産生し酸性環境から身を守る（図 4-4）．H^+-ATPase のほかに，アルカリの産生，細胞膜の強化，酸から菌体内物質を守るタンパク質（ストレスタンパク質）の産生なども行い，細菌は酸性環境に耐える力，すなわち耐酸性能を獲得する．これによってさらに酸産生能が上昇し pH を下げる能力は高まる．

2—生態学的プラーク説

　かつてはミュータンスレンサ球菌など特定の細菌がう蝕の原因菌と考えられていた（特異的プラーク説）．しかし現在では，歯肉縁上プラークを構成する細菌叢が健全な状態からう蝕の発症・進行に従って変化していくと考えられるようになっ

た．最初に歯面に付着する細菌はミュータンスレンサ球菌以外の口腔レンサ球菌や Actinomyces であり，これらの細菌も糖を代謝し酸を産生する．pH 低下が頻繁かつ持続すると，細菌は酸性環境に適応し，酸産生能や耐酸性能が高まり，やがてう蝕を発症させる．これは初期う蝕に必ずしもミュータンスレンサ球菌が多くない理由である．さらに酸性環境が持続すると，より酸性環境に耐えられる細菌が増えてくる．その代表がミュータンスレンサ球菌や乳酸桿菌である．これらの細菌はさらに酸産生と pH 低下を促進し，う蝕を進行させる．このようにプラークを構成する細菌の酸産生能や耐酸性能が適応によって増強し，やがて細菌叢の変化をもたらしてう蝕を促進するという考え方を「生態学的プラーク説」という．

3 ─ 糖代謝からみたう蝕予防

う蝕予防には，歯質の強化や再石灰化の促進とともに細菌の酸産生の抑制が重要となる．フッ化物による歯質の強化や再石灰化促進はフッ化物の項目へ，唾液による糖や酸の洗い流し，唾液に含まれる重炭酸イオン（HCO_3^-）による酸の中和やカルシウムやリン酸による再石灰化の促進は唾液の項目を参照のこと（p.64 参照）．ここでは非発酵性甘味料，糖代謝の抑制，およびアルカリの産生について説明する．

1）非発酵性甘味料

甘み成分（甘味料）のなかで細菌が代謝できず酸が産生されないものを非発酵性甘味料という（表 4-4，プラーク酸産生性（−）の甘味料）．これらの甘味料のみで甘み付けされた食品はう蝕の原因にならないと考えられる．しかし，前述のようにデンプンは酸の原料となるなど，その食品に含まれるすべての素材の酸産生性に注意を払う必要がある．う蝕になりにくい食品として認可されている「特定保健用食品（トクホ）」や「トゥースフレンドリー食品」では，食品全体の酸産生性を評価している．糖アルコールは糖の一種であり，私たちは代謝しエネルギー源として利用できるが，スクラロースおよび非糖質系甘味料は甘味度が高いものの，糖とは異なった化合物であるため利用できない．安全面から，日本ではサッカリンに使用量制限があり，ズルチンとサイクラミン酸ナトリウムは使用が禁止されている．一方，日本で認可されているステビオサイドは欧米では禁止されている．また，アスパルテームはフェニルアラニンを含んでおりフェニルケトン尿症患者は注意が必要である．

2）糖代謝の抑制

フッ化物は細菌の解糖系の酵素エノラーゼ（図 4-4，代謝反応を触媒する酵素）および H^+-ATPase を阻害し，糖からの酸産生を抑制する．フッ化物洗口などによって歯面やバイオフィルムに取り込まれたフッ化物は，徐々に放出されて細菌の酸産生を抑制していると考えられる．

3）アルカリの産生

細菌のなかには，唾液に含まれる尿素や食品に含まれるアルギニンなどを分解してアンモニアを産生することで酸を中和できるものがある．尿素やアルギニンを含む歯磨剤や食品の研究開発が進められている．

5 う蝕の発症

　これまで，う蝕の感染症としての側面をみてきたが，生活習慣病としての側面もある．う蝕の発症要因には個体要因，病原要因，環境要因の3つの要因が関わっている．それを示すモデルとして，Keyesの3つの輪および，それに時間軸を加えたNewbrunの4つの輪が提唱されてきた（図4-5）．しかし，近年疾病の発症には社会的，経済的背景，個人の教育・生活環境などが深く関与していることが明らかになっている．近年問題となっている口腔崩壊とよばれる，う蝕歯10本以上を保有する児童の多くはよくかむことができず，栄養の吸収に支障をきたすため，心身の発達に影響を及ぼす．これは家庭の経済的貧困，親の子に対する無関心，ネグレクト，親自身の口腔清掃習慣の欠如などが原因となっている．このようにう蝕の発症にはさまざまな要因が関与しており，う蝕の発症は，歯，個人，社会についての視点でみていく必要がある．

1―宿主要因

1）唾液

　唾液には生理作用をもつ物質が含まれており，う蝕の抑制に働くものも多い．なかでも唾液中の重炭酸イオン，リン酸イオンはpHの変動を緩和し，中性に近づける作用がある．この作用を**唾液の緩衝作用**といい，歯面が酸性環境になるのを防ぐ．また，唾液中のカルシウムイオン，リン酸イオンは脱灰された歯質の**再石灰化**を促進する．また，唾液中の抗菌物質であるディフェンシンなどは抗微生物作用をもつ．

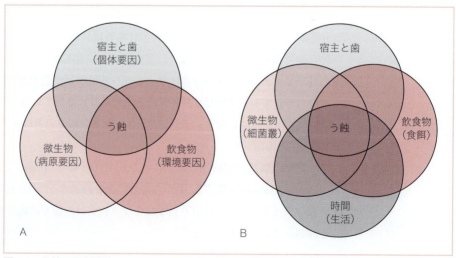

図4-5　う蝕の発症要因
A：個体・病原・環境の3要因（Keyes, 1969）keyesの輪，B：個体・病原・環境・時間の4要因（Newbrun, 1978）．う蝕は，宿主と歯（個体要因），微生物（病原要因），飲食物（環境要因）の3要因が作用し合う結果として発生する（A）．進行が緩慢であるう蝕においては，これら3つの相互作用は時間および生活の要因（環境的要因）の影響を受ける（B）．

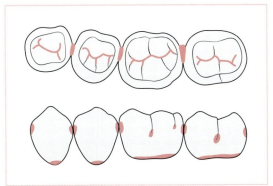

図4-6 う蝕の好発部位
小窩裂溝や隣接面接触点下部，平滑面歯頸部はう蝕の好発部位である．

さらに唾液には食物残渣や微生物を洗い流す洗浄作用がある．このように唾液にはさまざまな抗う蝕作用があり，これを**唾液の自浄作用**という．加齢，全身疾患，薬剤の副作用などで唾液分泌量が低下した場合は自浄作用が低下し，う蝕になりやすくなる．

2）歯

歯の種類によってう蝕のなりやすさ（**う蝕感受性**）が異なる．上下顎とも大臼歯が高く，下顎前歯や上下顎犬歯では低い．また，歯面にも好発部位があり，小窩裂溝，隣接面，歯頸部はう蝕が起こりやすい（図4-6）．これらの部位は唾液の自浄作用が及びにくく，緩衝作用や再石灰化といった唾液の作用が起こりにくい部位である．このような部位を**不潔域**というのに対し，歯の切端や咬頭，平滑面の豊隆部は自浄作用が及びやすいため**自浄域**という．また，萌出後における歯質（エナメル質）の成熟度によってもう蝕感受性が異なる．永久歯のどの歯種においても，萌出後2～4年の間が最もう蝕に罹患しやすい．萌出した歯のエナメル質表層は唾液に常時さらされ，その無機成分を取り込み，数年かけてその耐酸性を向上させるためである．

3）病原要因（微生物の要因）

プラークには非常に多くの微生物が高密度で生息し，構成する菌種はプラークの成熟度合いにより変化する．なかでも，ミュータンスレンサ球菌と歯質脱灰の間に強い相関が認められる．*S. mutans* はう蝕の有無にかかわらず検出されるが，*S. sobrinus* は例外なくう蝕がある人から検出されている．

2―環境要因

1）飲食物・時間の要因

多くのプラーク内細菌は糖を発酵し乳酸などの有機酸を菌体外に排泄するため，プラーク内pHは糖を含む食物の影響を受ける．生成された酸は，一部は唾液中に拡散し，また唾液の緩衝作用を受ける．プラークのpHは，口腔細菌のプラーク内での酸の生成とその中和・消費のバランスのうえにある．このプラーク内pHの変

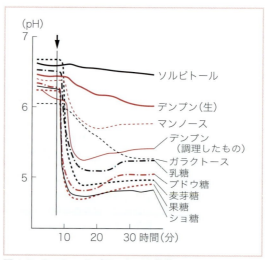

図 4-7　Stephan のプラーク pH 曲線
ソルビトールやデンプン（生）などはプラークの pH を著しくは低下させないが，スクロースやマルトースは急激に pH を低下させる．

動を Stephan のプラーク pH 曲線という（図 4-7）．プラーク内 pH が 5.5 以下になると，エナメル質は脱灰される．この pH を臨界 pH といい，臨界 pH 以下の状況が持続すると，脱灰が進行する．う蝕と関連の強い糖類としてはスクロース（ショ糖）が最も重要であるが，グルコース（ブドウ糖）やフルクトース（果糖）などの単糖も細菌によって酸産生に使用される．デンプンなどの多糖類は代謝されにくく酸産生の基質となりにくい．また，飲食物の物理的性状もう蝕の発症と関連がある．粘着性が高く，口腔内に停滞する食品はう蝕の原因となりやすい．一方，食物繊維を多く含む食品は歯面を清掃する力が高く，口腔細菌が代謝しにくいため，う蝕の原因となりにくい．食品のう蝕誘発能の指標は，発酵性糖質の量と口腔内停滞量の積で表される．

　さらに，う蝕の発生はう蝕の原因となる細菌を含むプラークが歯面に接触する時間に影響される．歯面にプラークが長時間付着すると，う蝕の発生が促進される．よって，プラークを除去することで歯面とプラークの接触時間を短くすることでう蝕リスクを減らすことができる．また，糖質の摂取頻度もう蝕の発症に影響を与える．頻回の間食は糖質の口腔内停滞時間を延ばすことになり，その結果う蝕の多発・重症化をきたす．

2）生活環境の要因

　飲料水とう蝕の発生には関連があり，飲料水のフッ化物濃度が高いほど，う蝕発症が低下するといった関係がある．また，社会経済的地位と，う蝕の発症率・有病率に関連があることが報告されており，社会経済的地位はう蝕発症のリスクである．学校でのフッ化物洗口は家庭の経済状況と関係なく，う蝕の予防に効果があることが報告されている．以上のことからう蝕予防は個人への対策だけではなく，社会へ

の働きかけが重要である．

6 う蝕と歯髄炎

1―う蝕

う蝕は歯面を覆うプラーク内の細菌の代謝により産生された酸によって歯面の化学的溶解を起こす病態である．う蝕は発症部位により**歯冠部う蝕**と**根面う蝕**に分けられる．

1）歯冠部う蝕

歯冠部はエナメル質に覆われているため，歯冠部う蝕はエナメル質から始まる．エナメル質う蝕は**小窩裂溝う蝕**と**平滑面う蝕**に分けられる．小窩裂溝う蝕では小窩裂溝が，平滑面う蝕では歯頸部と隣接面（近遠心）がう蝕の好発部位である．乳幼児から高齢者までのあらゆる年齢層に発症する．

2）根面う蝕

根面う蝕は歯肉の炎症により歯周組織が破壊され，歯周組織の被覆が失われることにより口腔に露出した（歯）根面に発症するう蝕である．根面はセメント質に覆われているが，セメント質は非常に薄く，根面にう蝕が起こるとすぐにその下にある象牙質に到達する．このように歯周病に続いて生じるう蝕のため，若年者よりも35歳以上の成人に認められ，年齢とともに根面う蝕の罹患率が高くなる．

このように歯冠部う蝕と根面う蝕は進行形態や病態，好発年齢や構成細菌種にも違いがあり，単に発症部位の違いではない別の疾患と考えるべきである．

2―う蝕の進行

う蝕とは明らかにみられる歯面の実質欠損のことをさすが，これは歯質からカルシウムとリン酸塩が失われる過程とみることができ，脱灰，均衡，再石灰化の間を動くプロセスである．脱灰と再石灰化は1日に何度も起こっており，「脱灰＜再石灰化」のときは修復の方向に向かうが，「脱灰＞再石灰化」となったときに，ヒドロキシアパタイトの溶解，エナメル小柱の崩壊が生じ，エナメル質の**表層下脱灰**を引き起こし，結果的にう窩を生じる．

1）表層下脱灰

脱灰プロセスはエナメル質の場合，臨界 pH（＝5.5）以下になると，脱灰が再石灰化を上回るようになる．このプロセスが持続して起こると表層下 10～20 μm あたりでカルシウムとリン酸塩の溶解が起こる（図 4-8）．肉眼ではエナメル質の白濁斑としてみられ，**ホワイトスポット**（う蝕性白濁）とよばれる．これは初期う蝕の所見である（図 4-9）．

2）う窩の形成とう蝕の進行（図 4-10）

エナメル質の表層は内部より酸に抵抗性があり脱灰しにくい．しかし，最表層のエナメル質にも抵抗力の弱いところがあり，そこが酸に侵されることで，酸が内部に入り抵抗力の弱い内部エナメル質が侵されると考えられている．また，表層のエ

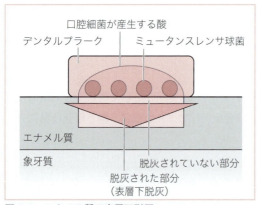

図4-8 エナメル質の表層下脱灰
エナメル質の表層は内部と比較して酸に抵抗性があり脱灰しにくい.そのため,プラーク下部のエナメル質では表層化脱灰がみられる.

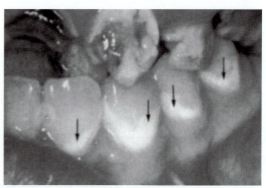

図4-9 ホワイトスポット(う蝕性白濁)
ホワイトスポットは初期う蝕の所見である.

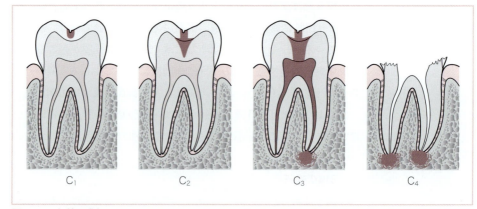

図4-10 う蝕の進行

ナメル質が崩壊し,穴があくことによってう窩が形成される.エナメル質のみが侵されているう蝕を第1度のう蝕(C_1)という.う蝕はエナメル-象牙境まで進行しここでエナメル-象牙境に沿って横に広がり,さらに象牙質深部へ円錐形に進行する.象牙質が侵されているう蝕を第2度のう蝕(C_2)という.

3)歯髄炎

第2度のう蝕では象牙質まで進行し,う窩には多数の微生物が存在する.これらの微生物が象牙質の深部や歯髄まで入り込むと歯髄に炎症を起こす.これが**歯髄炎**である.歯髄炎が進行すると歯髄は壊死する.このとき,う窩は歯髄腔まで到達していることが多く,歯髄腔に到達するう蝕を第3度のう蝕(C_3)という.う窩から歯髄腔内部に存在する微生物や食物が根尖孔まで到達し,歯根膜と接する.その結果,歯根膜に炎症が起こる.これを根尖性歯周炎という.第3度のう蝕がさらに進行すると歯質の破壊が進み,歯冠が崩壊してなくなり,歯根のみが残る.これを**残根**といい,このような状態のう蝕を第4度のう蝕(C_4)という.

II 歯周病

1 歯周病原性細菌

　歯周病（periodontal diseases）は，主に細菌感染から起こる歯周組織の炎症性疾患である．歯根膜や歯槽骨に炎症や破壊が進んだ歯周炎（periodontitis）の罹患率は，40，50，60歳代において，それぞれ約25，40，50％にのぼっている[4]．また近年は，歯周病とさまざまな全身疾患との関連性が明らかとなり，歯周病の予防・治療の重要性がますます高まっている．高齢社会を迎えた日本の歯科医療，口腔衛生に携わる医療従事者においては，歯周病のみならず，歯周病に関連する全身疾患についての幅広い知識の習得が求められている．

　歯周病原性細菌の質的・量的なコントロールは，歯周治療の成否に直結する．歯周病発症に密接に関わる歯周病原性細菌に関する知識と歯周病の病態理解により，理論に基づいた口腔衛生学的介入，および歯科医療が実現し，ひいては口腔および全身の包括的な健康増進に寄与できるだろう．

　以下に，歯周病の細菌学について，歯周病原性細菌を中心に概説する．

1―歯周病における歯周病原性細菌の位置づけ

　歯周病は多因子性疾患であり，病原因子（微生物），生体防御因子（宿主），環境因子（喫煙習慣など）が単独，あるいは複合的にかかわり疾患が形成される．

　このなかで最も重要な因子が病原因子（微生物）であり，歯周ポケット内部のプラークや歯石がこれに相当する．プラークは歯垢ともよばれ，多種多様な細菌と細菌が産生するEPS（extracellular polymeric substance；細胞外高分子物質）からなる集合塊である．歯石はプラークが石灰化したものであり，リン酸カルシウムを主成分として細菌の死骸を巻き込みながら歯面に形成される．プラークや歯石のように，細菌同士がEPSを介してスクラムを組むように形成するコミュニティを総称して，バイオフィルム（5章参照）とよんでいる．歯周治療の根本原則は「さまざまな手段でバイオフィルムを除去すること」にほかならない．

2―正常な歯肉溝と歯周ポケットにおける菌叢の違い

　歯周ポケットが深くなると，ポケット内部の表面積の拡大によりバイオフィルムの絶対量が増えるが，このとき，量的な変化のみならず質的な変化も現れてくる．つまり正常な歯肉溝においては，酸素を好む（好気性），または酸素が存在しても生存できる（通性嫌気性）細菌群が主体となっている．一方で，歯周ポケットが深くなると，酸素を嫌う性質（偏性嫌気性）をもち，かつグラム陰性桿菌と分類される細菌群が多数を占める．歯周ポケットの深部に潜むこれらの細菌群の多くは異臭を放ち口臭の原因となるばかりでなく，さまざまな病原性を発揮して歯周組織を破壊する．また，一部の細菌群は歯肉溝上皮のバリアを破り生体内に侵入し，歯周組

織を破壊していく．

3―歯周病原性細菌とその病原発現

歯周病患者の歯周ポケット底部から高頻度に検出される3つの細菌種（*Porphyromonas gingivalis, Tannerella forsythia, Treponema denticola*）は，Red complex（レッドコンプレックス）とよばれ，最も重要な歯周病原性細菌と考えられている[2]．Red complex 以外にも *Aggregatibacter actinomycetemcomitans, Prevotella intermedia, Fusobacterium nucleatum* などが歯周病に関与することが知られている．*A. actinomycetemcomitans* は，若年者において発症し急速な歯槽骨破壊を特徴とする侵襲性歯周炎と関連する．*P. intermedia* は妊娠性歯肉炎において増加する．上記の歯周病原性細菌は，いずれも偏性嫌気性グラム陰性桿菌と分類されるものである．

歯周病原性細菌は，複数の病原因子を巧みに用いることで，宿主への定着侵入，免疫機構からの回避，組織傷害などを介して疾病を進展させていく[3]．たとえば，線毛やある種の外膜タンパクは，細菌間あるいは細菌-宿主間の結合を介して宿主に定着侵入する．また，莢膜多糖をまとい，白血球毒素を産生する，補体系を不活化するなどして宿主免疫機構から回避する．リポ多糖（lipopolysaccharide：LPS），タンパク分解酵素などは宿主細胞に直接，あるいは免疫応答を介して間接的に作用して傷害する．現在，最も研究が進んでいる歯周病原性細菌である *P. gingivalis* と *A. actinomycetemcomitans* の病原因子について，表4-5 にまとめた．

4―歯周病原性細菌と抗菌薬

歯周治療の基本は歯ブラシなどを用いた口腔清掃やスケーリング・ルートプレーニングを中心とした物理的清掃が基本であり，抗菌薬による薬物療法はあくまでも補助的療法として行われる．

歯周病原性細菌を標的に局所的に用いられる抗菌薬として，塩酸ミノサイクリンの歯科用軟膏があげられる．また，歯周炎の急性発作などに対しては，内服あるいは点滴で抗菌薬が投与される．予想される起因菌，抗菌薬の特性（選択毒性，安全性，組織移行性など），薬剤耐性化のリスク，薬剤アレルギーの既往などが考慮され，

表4-5 歯周病原性細菌の病原因子とその役割

歯周病原性細菌の細菌種	病原因子	役割
Porphyromonas gingivalis	リポ多糖（内毒素） ジンジパイン（プロテアーゼ） 線毛 莢膜多糖	宿主免疫応答の誘発，組織破壊と骨吸収 組織破壊，宿主防御免疫系の遮断など 付着，バイオフィルム形成 宿主免疫からの回避
Aggregatibacter actinomycetemcomitans	リポ多糖（内毒素） ロイコトキシン（白血球毒素） CDT（細胞致死性膨化毒素） 線毛	宿主免疫応答の誘発，組織破壊と骨吸収 好中球やマクロファージの傷害 細胞死の誘導 付着，バイオフィルム形成

βラクタム系，マクロライド系などの抗菌薬が第一選択薬として処方されることが多い．

2 バイオフィルム

1―バイオフィルムの形成過程（図4-11）

　バイオフィルムの形成は，まず浮遊細菌が物体の表面に付着することで開始する．このとき，細菌は自身の最表層に保持する付着因子や線毛などを用いて，表面に付着する．べん毛を有する運動性細菌は自ら泳ぎ表面に到達し付着する．ひとたび付着した細菌はその場で増殖し，マイクロコロニーとよばれる小さな集落を形成する．マイクロコロニーからさらに菌が増殖すると，厚みのあるバイオフィルムへと成長する．成熟したバイオフィルムの一部の菌は，その集合塊から脱離して，再び付着すべき表面を探す．この一連のバイオフィルム形成過程においては，細菌同士がシグナル物質を用いてコミュニケーションをとりながら，病原因子の発現を制御して，自らの生存戦略を企てていることが知られている．

2―バイオフィルムの薬剤抵抗性を考慮した形成阻害法

　口腔は外来異物が侵入する門戸となる．そのため，口腔内には粘膜免疫とよばれる優れた防御免疫機構が存在している．たとえば唾液中に含まれる**分泌型IgA**（S-IgA）やディフェンシン，ラクトフェリンといった抗菌物質が，細菌やウイルスなどの微生物の増殖や宿主への侵入を阻害する．また，**歯肉溝滲出液**（gingival crevicular fluid：GCF）には，IgGが豊富であり，炎症時には好中球やマクロファージといった免疫細胞が出現し，微生物をとらえ貪食，殺菌する．このような口腔の免疫防御機構によって，浮遊性の細菌であれば効果的な殺菌や排除が可能である．しかしながら，バイオフィルム細菌に対しては，このような免疫機構（免疫グロブリン，抗菌物質，免疫細胞）がバイオフィルムの中心部にまで浸透しないため，効果が乏しい．同様の理由で，多くの抗菌薬はバイオフィルム細菌に対しては無効で

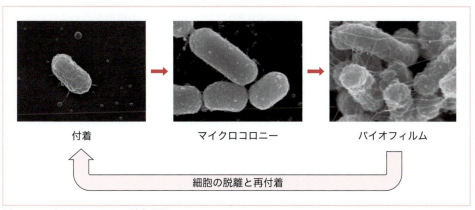

図4-11　バイオフィルムの形成過程

ある.

　また,バイオフィルムは粘稠性が高く,表面にべったりと付着しているため,含嗽などでは除去することができない.しかし,バイオフィルムが形成される前の初期の段階であれば,抗菌性の洗口剤を使用することで,歯表面への菌体の付着を阻害することが可能である.歯ブラシやデンタルフロスなどを用いれば,すでに成熟したバイオフィルムも物理的に除去することができる.また,スケーリングやルートプレーニングは,歯石という病原因子(細菌の死骸を含む)を除去することに加え,エナメル質あるいは象牙質表面を滑沢に磨き上げることで,新たなプラークの形成を阻害する.

3 ─ バイオフィルムと誤嚥性肺炎

　近年,わが国の平均寿命が延伸する一方で,高齢者の割合は全人口の30％に迫っており,今後も着実に増えていく見込みである[4].これに伴い,死亡原因も変化してきている.2015(平成27)年の総務省統計局の人口動態統計によれば,肺炎による死亡者は全死亡者の9.4％にのぼる[5].これは,悪性新生物,心疾患に続いて,死亡原因の第3位となっている[6].特に摂食嚥下機能が低下した高齢者・有病者に高頻度に起こる誤嚥性肺炎は,社会的にも医学的に大きな問題となっている.誤嚥性肺炎は,食物や口腔内容物の誤嚥に起因した感染症であり,その原因は口腔に由来するバイオフィルムである.したがって近年は,誤嚥性肺炎の予防における口腔ケアの重要性が広く認識され,介護施設や高齢者・有病者の入院施設などでは,積極的に口腔ケアが行われるようになってきた.

　バイオフィルムを構成する多種多様な細菌は,誤嚥性肺炎の起因菌となるため,その予防のために,歯周病に対する歯科処置,物理的清掃のPTCは大変重要である.これに加えて,舌背を含めた口腔粘膜のケアも誤嚥性肺炎の予防に効果的である.また,高齢者の口腔内は乾燥しているため粘膜上皮は傷つきやすいので,食物残渣や粘膜上のプラーク(バイオフィルム)は湿ったスポンジブラシなどでやさしく拭き取るとよい.これによって,口腔内の細菌数の絶対量を減らすことで誤嚥性肺炎のリスクを軽減することができる.口腔保湿ジェルや人工唾液などを用いて,乾燥した口腔粘膜を湿潤状態に戻し,口腔粘膜の機能を高めることも肝要である.

3 歯肉炎（歯肉病変）

歯肉病変は，プラーク性歯肉炎，非プラーク性歯肉病変，歯肉増殖に分類される（表 4-6, 図 4-12）.

表 4-6 歯周病の分類システム

I. 歯肉病変		
	1. プラーク性歯肉炎	1) プラーク単独性歯肉炎
		2) 全身因子関連歯肉炎
		3) 栄養障害関連歯肉炎
	2. 非プラーク性歯肉病変	1) プラーク細菌以外の感染による歯肉病変
		2) 粘膜皮膚病変
		3) アレルギー性歯肉病変
		4) 外傷性歯肉病変
	3. 歯肉増殖	1) 薬物性歯肉増殖症
		2) 遺伝性歯肉線維腫症
II. 歯周炎		1) 全身疾患関連歯周炎
	1. 慢性歯周炎	2) 喫煙関連歯周炎
	2. 侵襲性歯周炎	3) その他のリスクファクターが関連する歯周炎
	3. 遺伝疾患に伴う歯周炎	
III. 壊死性歯周疾患		
	1. 壊死性潰瘍性歯肉炎	
	2. 壊死性潰瘍性歯周炎	
IV. 歯周組織の膿瘍		
	1. 歯肉膿瘍	
	2. 歯周膿瘍	
V. 歯周-歯内病変		
VI. 歯肉退縮		
VII. 咬合性外傷		
	1. 一次性咬合性外傷	
	2. 二次性咬合性外傷	

（日本歯周病学会, 2006）

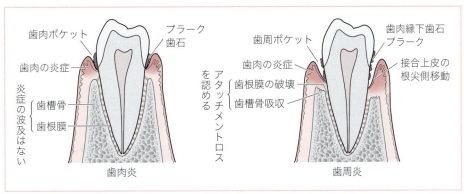

図 4-12 歯肉炎と歯周炎

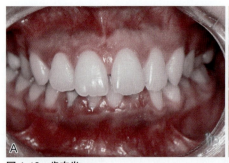
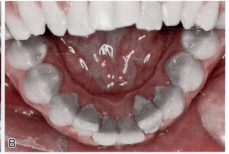

図4-13 歯肉炎
A，B：14歳女子初診．下顎前歯唇側歯間乳頭歯肉に発赤・腫脹を認めた．下顎前歯舌側に多量の歯肉縁上歯石を認めた．

1―プラーク性歯肉炎（図4-13）

　プラーク性歯肉炎は，プラークにより生じる歯肉に限局した炎症で，辺縁歯肉，歯間乳頭歯肉に発赤，腫脹，スティップリングの減少または消失を認める．炎症による歯肉腫脹により歯肉ポケットが生じ，炎症が強い場合はプロービング時の出血（Bleeding on probing：BOP）がある．歯肉腫脹により生じるポケットを**歯肉ポケット**または**仮性ポケット**とよぶが，これらは，歯周炎で生じる**歯周ポケット**（**真性ポケット**）とは違い，歯肉の腫脹により生じるポケットで，**付着の喪失（アタッチメントロス）** はなく，エックス線画像では歯槽骨の吸収像を認めない．Löeらの1965年の研究により，歯肉炎は，歯面に蓄積したプラークにより引き起こされる炎症性疾患であることが明らかになった．

(1) プラーク単独性歯肉炎は，プラークのみによって発症する歯肉炎で，一部の接合上皮がポケット上皮に変化し，歯肉結合組織に炎症性細胞浸潤を認める．口腔衛生指導により，プラークが除去されれば治癒する．

(2) 全身因子関連歯肉炎は，プラーク以外に全身的因子の影響を受けた歯肉炎で，プラーク単独性歯肉炎よりも炎症の程度や範囲が広いことが多い．萌出期関連歯肉炎，月経周期関連歯肉炎，妊娠関連歯肉炎，糖尿病関連歯肉炎，白血病関連歯肉炎などがある．

(3) 栄養障害関連歯肉炎は，プラーク以外に栄養障害の影響を受けた歯肉炎で，壊血病（ビタミンC欠乏症）による出血性歯肉炎などがあるが，現在ではあまり認められない．

2―非プラーク性歯肉病変

　非プラーク性歯肉病変は，プラーク細菌以外の感染による歯肉炎病変，粘膜皮膚病変，アレルギー性歯肉病変，外傷性歯肉病変に分けられる．

(1) プラーク細菌以外の感染による歯肉炎病変は，真菌，ウイルスによるものが報告されている．ウイルスに関しては，エプスタインバーウイルスに関する報告が多い．

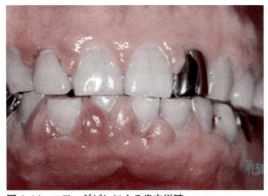

図 4-14 ニフェジピンによる歯肉増殖
60代男性．ニフェジピン服用による薬物性歯肉増殖が，上下顎前歯唇側歯間乳頭歯肉に認められた．内科担当医に服用薬の変更を依頼したが，変更できないとの返事であったため，ニフェジピン服用のまま歯周基本治療を行った．

(2) 粘膜皮膚病変には，自己免疫疾患による歯肉病変などがある．剝離性歯肉炎は，歯肉上皮の剝離，潰瘍および浮腫性紅斑を特徴とし，女性では，閉経後のホルモンバランスの変化が示唆されるが，原因は明らかでない．
(3) アレルギー性歯肉病変は，金属やレジンなどに対するアレルギー反応が歯肉炎症状を引き起こしたものである．
(4) 外傷性歯肉病変は，不適切な歯ブラシの使用などによる機械的刺激，薬物などによる化学的刺激，高低温刺激により歯肉病変が生じたものである．

3―歯肉増殖

歯肉増殖は，薬物性歯肉増殖症と遺伝性歯肉線維腫症に分けられる．

4―薬物性歯肉増殖症（図 4-14）

薬物性歯肉増殖症は，降圧剤であるニフェジピン，抗てんかん薬であるフェニトイン（ダイランチン），免疫抑制剤であるシクロスポリンによるものが知られている．ニフェジピンによる歯肉増殖では，担当医師に依頼することで，薬の変更が可能な場合もあるが，投薬が継続される場合でも，プラークコントロールを適切に行うことで，増殖が軽減することが多い．

5―遺伝性歯肉線維腫症

遺伝性歯肉線維腫症は，線維化した歯肉増殖が家族性に認められるもので，歯肉切除を実施しても再発する場合が多い．原因不明の突発性のものもある．

4 歯周炎

歯周炎は，全身疾患関連歯周炎，喫煙関連歯周炎とその他のリスクファクターが関連する歯周炎に分けられる．プラーク，宿主および環境因子の3つのリスク因子のバランスが歯周炎の発症と進行に関係する．アタッチメントロスと歯槽骨吸収を伴う歯周組織の慢性炎症疾患である．アタッチメントロスと歯槽骨吸収に伴い，ポケット底部は根尖側に移動し，歯周ポケット（真性ポケット）を形成する．ポケット底部が歯槽骨頂よりも歯冠側に位置する場合を骨縁上ポケット，根尖側に位置する場合を骨縁下ポケットとよぶ．

歯槽骨吸収は，吸収の形により水平性骨吸収（欠損）と垂直性（楔状）骨吸収（欠損）に分けられる（図4-15）．さらに歯周炎罹患歯周囲に残る骨壁の数により，1壁，2壁，3壁および4壁性に分類される（図4-16）．

1―慢性歯周炎

歯周炎の大部分は慢性歯周炎であり，プラーク因子，宿主因子および環境因子の3つのリスク因子が関与して発症・進行すると考えられる．発症は35歳以降が多く，

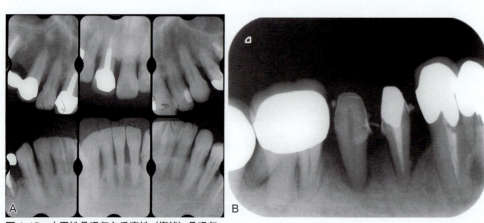

図4-15 水平性骨吸収と垂直性（楔状）骨吸収
A：上下顎前歯部に水平性骨吸収を認めた．
B：下顎右側小臼歯に垂直性（楔状）骨吸収を認めた．

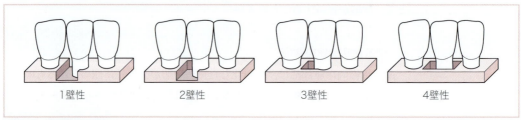

図4-16 骨欠損の分類
歯根を囲む骨壁の数により，1壁性，2壁性，3壁性，4壁性に分類される．

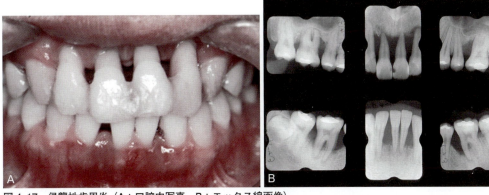

図4-17 侵襲性歯周炎（A：口腔内写真，B：エックス線画像）
16歳の女子．上下顎前歯部および右側は第一大臼歯近遠心，左側は近心に著しい垂直性（楔状）骨欠損が認められる．

アタッチメントロスと歯槽骨吸収を伴う慢性炎症性疾患で，進行速度は比較的遅く，休止期と活動期を繰り返して進行する．病変部位が30％以下を限局性，30％以上を広汎性とよぶ．また，臨床的アタッチメントロス（CAL）の量に基づいて，軽度（1〜2 mmのCAL），中等度（3〜4 mmのCAL），重度（5 mm以上のCAL）に分類する．*Porphyromonas gingivalis* が原因菌であるとの報告が多い．

2─侵襲性歯周炎（図4-17）

侵襲性歯周炎は，10〜20歳代または30歳代前半に急速なアタッチメントロスと歯槽骨吸収を認める．患者は全身的には健康であるが，家族で発症することが多いため，遺伝的関与が考えられる．歯周組織の破壊量と比べ，プラークや歯石の付着量が少なく，限局性では，前歯部と第一大臼歯近心に部位特異的な楔状骨欠損を認め，*Actinobacillus actinomycetemcomitans* が原因菌であるとの報告が多い．

3─遺伝疾患に伴う歯周炎

Papillon-Lefèvre症候群，Down症候群，低ホスファターゼ症などの遺伝性疾患では，重度歯周炎を認めることが多いため，詳細な歯周病検査および診断，治療計画の立案が重要である．

5 歯根膜炎

歯根膜に炎症が波及し，歯の浮遊感，動揺，咬合痛を生じる炎症性疾患である．歯周炎による歯の移動や挺出により早期接触または咬合干渉が生じた場合や，歯周炎を有する歯に修復物または補綴装置を装着後，修復物に早期接触または咬合干渉が存在する場合に，歯根膜に炎症が波及することで発症する．咬合調整および抗菌薬の投与で対応することが多い．骨縁下う蝕により，歯根膜に炎症が波及する場合もある．

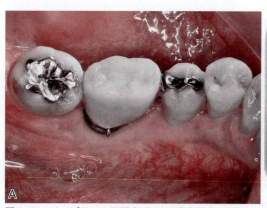
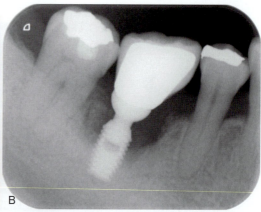

図 4-18 インプラント周囲炎（A：口腔内写真，B：エックス線画像）
下顎右側第一大臼歯相当部位のインプラントに典型的なカップ状骨欠損が認められる．

6 智歯周囲炎

　未萌出の智歯周囲に，嫌気性菌優位の複数菌が感染することで生じる智歯周囲の炎症性病変で，智歯周囲の組織隙に炎症が波及し，開口障害や嚥下障害を生じることがある．急性期には，膿瘍切開および抗菌薬の投与を行い，症状の消失後に抜歯することが多い．

7 インプラント周囲疾患（図 4-18）

　インプラント周囲疾患は，インプラント周囲粘膜炎（天然歯では歯肉炎に相当）とインプラント周囲炎（歯周炎に相当）に分類される．両疾患は，インプラント治療後に最も多く認められる疾患で，診断基準が統一されていないため，過去に報告されたインプラント周囲疾患の罹患率は非常にばらつきがある．口腔衛生状態の不良，歯周炎の既往，喫煙，角化粘膜の不足，インプラント体の表面性状などが両疾患に関わることが示唆されており，定期的なメインテナンスを受診していない患者では，インプラント周囲疾患の発症率が高いことが報告されている．

III 口臭

1 口臭の分類

　口臭を訴える患者は，実際に口臭が発生している**真性口臭症**（生理的口臭，病的口臭）と，口臭はないのに周りの人の反応や自分の妄想などにより口臭があると思い込んでいる**仮性口臭症や口臭恐怖症**に分類される（図 4-19）．真性口臭症には，健康な人間であっても生じる可能性がある**生理的口臭**と，歯周病やう蝕，舌苔などを原因とする**病的口臭**の2種類がある．口臭がないのに悩んでいる患者のうち，仮

> **真性口臭症**
> 　明らかに口臭が認められる．
> 　　・生理的口臭
> 　　・病的口臭（口腔由来，全身由来）
> **仮性口臭症**
> 　口臭を訴えるが，明らかな口臭は認められない．検査結果などの説明で訴えの改善が期待できる．
> **口臭恐怖症**
> 　真性口臭症，仮性口臭症に対する治療では訴えの改善が期待できない．

図4-19　口臭症の国際分類

> ・起床時
> ・空腹時
> ・緊張時
> ・嗜好品
> ・喫煙
> ・妊娠時
> ・生理時
> ・思春期

図4-20　生理的口臭が強くなるとき
唾液の分泌量が減少するときや，女性ホルモンの分泌が増加するときなどは生理的口臭が強くなる．また，タバコやアルコールは，本人は気づかないが周りの人から嫌なにおいに感じられてしまう．

性口臭症は説明やカウンセリングなどで訴えの改善が期待できるが，口臭恐怖症ではそのような対応では納得しないため，歯科的治療のみでは改善は困難であり，精神科などとの連携が必要となる．

2 原因

　口臭の原因は，口腔内の細菌が食物残渣などを分解して産生される**揮発性硫黄化合物**（Volatile sulfer compounds：VSC）である．VSCは硫化水素，メチルメルカプタン，ジメチルサルファイドにより構成され，口腔内で細菌が停滞・増殖する環境が整ってしまうと口臭が発生する．

　生理的口臭として最も多いのが唾液分泌量の低下によるものである．それ以外には女性に多く認められる性ホルモンの分泌異常，にんにくなどネギ科の飲食物やタバコなどの嗜好品が原因となることもある（図4-20）．しかし，生理的口臭は誰にでも起こることであり，ほとんどの場合で治療は必要でない．一方，病的口臭では明らかに口臭が存在し，歯周病やう蝕，口腔清掃不良や舌苔など口腔由来の原因とされている．また，全身由来の病的口臭として，鼻腔疾患や呼吸器疾患，消化器疾患や糖尿病などの循環器疾患があげられる．

1─唾液分泌量の低下

　唾液には口腔内を自ら洗い流すという自浄作用があり，唾液の分泌量が減少すると口腔内はわずかに湿っただけの状態となり，細菌が増殖しやすい環境となるため口臭が発生する．唾液分泌量は起床時や空腹時，ストレスや緊張時に減少する傾向

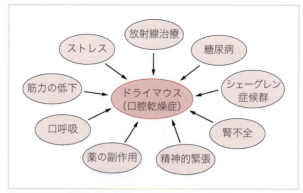

図4-21　口腔乾燥症の原因＜ドライマウス＞
唾液分泌量はさまざまな原因で減少する．高齢者では複数の薬を服薬していることが多く，特に注意が必要である．

にあり，それに伴って口臭の強さも変化している．また，全身的な因子が原因として口腔乾燥症を引き起こしていることもあるため，医科との連携が必要なこともある（図4-21）．

2─歯周病

　病的口臭のなかで，歯周病は最大の原因であると考えられる．歯周ポケットが深くなるにしたがいポケット内ではプラークが溜まりやすく，さらにブラッシングでの除去が不可能となり，歯周病原性細菌が増殖しやすい環境となる．VSCを産生する細菌は主に歯周病原性細菌であるグラム陰性菌であり，なかでもフゾバクテリウムやポルフィロモナス，トレポネーマなどが特に口臭の原因菌とされている．歯周病原性細菌は嫌気性菌であるため，ポケットが深くなるにしたがい増殖しやすい環境となり，さらに歯周病が進行することにより細菌が激増して，重症なほど口臭が強くなっていく．

3─舌苔

　舌の表面は舌乳頭で構成されているため細かいヒダ状になっている．その凹凸部に口腔粘膜の剥離した上皮細胞や食物残渣などが溜まりやすく，最終的に細菌も付着，増殖し舌苔を形成するようになる．舌苔の細菌叢は，VSCを産生するグラム陰性の嫌気性菌が多く含まれ，口臭の原因を検査する際には舌苔の確認は必須となる．舌苔付着の程度は口臭の強さと関係しているため，舌苔の広がりや厚さで評価する．

3　口臭の検査法

　検査法としては，官能検査と口臭測定器による検査がある．それぞれに利点や欠点があるので，特徴を理解して使い分けることが必要である（表4-7）．

表 4-7 口臭検査の特徴
官能検査と口臭測定器による検査では、それぞれ利点と欠点がある。特徴を理解して、検査を行うタイミングや状況などで使い分けるのが好ましい。

	利　点	欠　点
官能検査 (主観的検査法)	現実的	説得力に欠ける
	簡単	判定基準の標準化が困難
	無料	
口臭測定器 (客観的検査法)	データを用いて説明できる	誤差がある
		口臭原因物質以外とも反応する
		すべての原因物質が検出できない

- 過度に清掃しない。
- 清掃は1日1〜2回。
- 舌の奥から前に向けて動かす。
  (決して前から奥には清掃しない)
- 舌が傷つくような無理な力を加えない。

図 4-22　舌の清掃方法
舌は軟組織で傷つきやすいため、舌ブラシを使用するときに清掃方法の指導が必要である。

1─官能検査

患者の吐いた息を評価者の鼻で直接においを嗅いで、口臭の有無や程度を評価する方法である。実際の口臭が判定できるが、主観的な方法であるため患者に対して説得力に欠ける。

2─口臭測定器

半導体センサーでVSC濃度を測定し、数値で客観的に評価する。VSC以外の原因物質が検出できないことや、ある特定の含嗽剤などに反応して高い数値が出てしまうこともある。

4 口臭への対処法

口臭の原因はほとんどが口腔内に存在するため、対処法の基本は口腔清掃を確実に行うことである。歯周病やう蝕が原因ならば通常の歯科治療を行い、その後は歯ブラシや歯間ブラシなどの補助的清掃器具を用い、これまで以上に口腔清掃を確実に行う必要がある。舌苔を除去することにより口臭は顕著に減少することから、舌苔が確認できれば舌ブラシの使用は効果的である。しかし、舌は軟らかい粘膜組織なので、力強く過剰に清掃しないよう清掃法に注意が必要である（図 4-22）。唾液分泌量の低下による口腔乾燥に関しては、原因がさまざまなため場合によっては医科との連携が必要となることもある。ストレスや緊張なども唾液分泌量低下の原因となるため、精神状態をリラックスさせることも大切である。

Ⅳ 口腔粘膜疾患

　口腔粘膜の表層はほとんどが重層扁平上皮であり，腸管上皮の単層円柱上皮などに比べると刺激に強い構造をもっている．しかし，唾液の分泌量減少や全身の免疫力の低下が生じれば，機械的・化学的刺激にさらされている口腔は簡単に傷つきやすい状態になってしまう．また，慢性的な刺激が長期間局所に集中しているような場合には，唾液分泌量の低下や免疫力の低下がなくても病変が生じることもある．これらが口腔粘膜疾患として現れることになる．

1 口腔粘膜疾患の種類

　口腔粘膜疾患には以下のものがある．
　・口内炎
　・口腔カンジダ症
　・角化性病変
　・腫瘍性病変

　上記の分類は，病態によるものだが，口腔カンジダ症だけは口腔カンジダ菌を原因とする口腔粘膜病変の総称であり，病態は１つではない．つまり口腔カンジダ症は炎症，過角化，あるいは舌痛といった種々の症状を呈する．

1─口内炎

　口内炎は口腔粘膜炎ともいう．その病態，原因によってさまざまに称される（表4-8）．また，炎症が生じた部位によって，舌炎，口唇炎，口角炎，口蓋粘膜炎などと区別されることがある．
　がん治療の周術期に頻発する口内炎はびらんや潰瘍を形成する重度なものが多く，接触痛や嚥下痛などの原因となる（図4-25）．それらは治療中のQOLの低下や栄養不良による離床・退院の遅れなどにもつながるため，口腔粘膜炎の予防は周術期ケアの重要な課題の１つである．

2─口腔カンジダ症

　口腔に常在する真菌であるカンジダ菌を原因とする口腔粘膜病変の総称である．口腔カンジダ菌は義歯装着者や唾液分泌の少ない者に多くみられるが，決してめずらしい微生物ではなく，日本人の高齢者では約60％の者が保有しているという報告がある．口腔カンジダ菌は一般に，健康状態であれば害はない．しかし，全身疾患の治療や後遺症などで免疫力が低下すると粘膜上皮にカンジダ菌が侵入し，日和見感染的に口腔カンジダ症を発症する．口腔カンジダ症の所見には偽膜形成，舌乳頭の萎縮，偽膜形成が慢性化した粘膜上皮の肥厚などがあり（図4-26），自覚症状としては粘膜の痛み，味覚障害などが現れる．*Candida albicans* が主な原因菌だが，近年は *C. albicans* 以外のカンジダ菌（*C. glabrata*，*C. tropicalis* など，総称して

表 4-8 口内炎の分類

【病態による分類】
1) アフタ性口内炎
  楕円形の偽膜性小潰瘍を生じるもの．潰瘍の周辺には炎症性発赤（紅暈）・浮腫を伴う（図 4-23）．一般的に口内炎といえば，これをさすことが多い．治っては再発を繰り返すものを再発性アフタとよぶ．その原因は不明である．
2) カタル性口内炎
  粘膜が広範に発赤しているもの．
3) びらん性口内炎
  粘膜がただれた状態になるもの．
4) 潰瘍性口内炎
  粘膜に潰瘍が形成されるもの．びらんと潰瘍の違いは傷の深さで，びらんは表層までの傷．潰瘍はそれより深い層まで損傷が及んでいるものをいう．
5) 水疱性口内炎
  粘膜状に偽膜が形成されるもの．

【原因による分類】
1) 外傷性口内炎
  義歯不適，過度のブラッシング，咬傷などが原因となって生じたもの．慢性的な原因がなければ比較的早く治癒する（図 4-24）．
2) ウイルス性口内炎
  主としてヘルペスウイルスにより生じる．ヘルペス性口内炎では，水疱形成がみられることが多い．
3) カンジダ性口内炎
  口腔カンジダ菌の日和見感染によるもの．病態としては偽膜性口内炎が多くみられる．
4) 化学療法や放射線療法の副作用，自己免疫疾患などによる口内炎．

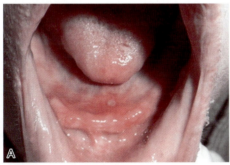 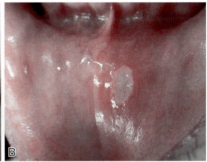

図 4-23　アフタ性口内炎
A：舌下にできたアフタ．B：下口唇にできたアフタ　　　（岩手医科大学・阿部晶子先生のご厚意による）

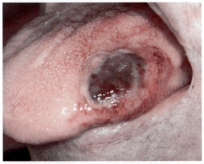 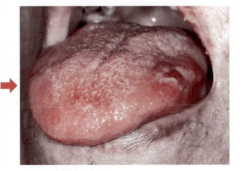

図 4-24　咬傷から生じた血腫を伴う口内炎
左写真では重症にみえるが数日後には右写真のようにほぼ消退している．
（岩手医科大学・阿部晶子先生のご厚意による）

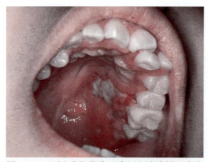

図4-25　がんの治療中に生じた潰瘍性口内炎

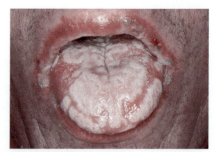

図4-26　口腔カンジダ症
口角や唇にも偽膜形成がみられる．舌の肥厚もみられる．
（岩手医科大学・阿部晶子先生のご厚意による）

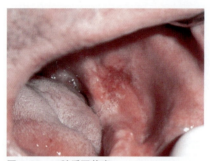

図4-27　口腔扁平苔癬

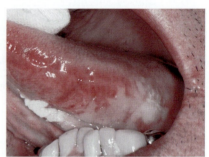

図4-28　口腔白板症
（岩手医科大学・野宮孝之先生のご厚意による）

non-albicans という場合もある）の関与も注目されている．

3─角化性病変

　口腔粘膜の角化性病変で代表的なのは口腔扁平苔癬と口腔白板症であり，いずれも口腔粘膜がんに移行するリスクが正常部位に比べて高いことが知られている．そのためこの段階での早期発見・早期治療ががん化を防ぐ有効な手段となる．

1）口腔扁平苔癬（図4-27）

　口腔扁平苔癬は主に頬粘膜に発症する慢性の炎症性角化症で，多くの場合，線状ないしは網状の白色病変と発赤あるいはびらんや潰瘍などの混在した状態として，しばしば両側性に認められる．慢性的に経過するが，接触痛や刺激痛などが生じることがある．有病率は0.02〜2％程度，がん化率はそのうちの1〜2％程度といわれている．明らかな原因は不明だが，慢性的な物理的刺激や金属アレルギー，C型肝炎などとの関連性があるといわれている．外科的に除去する場合もあるが，多くは副腎皮質ホルモン軟膏やビタミンA製剤の処方で進行を抑制する．

2）口腔白板症（図4-28）

　口腔白板症は白色を呈する口腔粘膜の角化性病変であり，通常，こすっても容易に剥離しない白斑として認められる．40歳以降70歳くらいまでに，舌，頬粘膜，歯肉に好発する．有病率は0.6〜12％程度と報告によって差があるが，口腔扁平苔

癬よりも頻繁にみられる病変である．一般に症状なく経過するががん化率は3～16％と口腔扁平苔癬よりも高率である．明らかな原因は不明だが，喫煙，飲酒，刺激性食品，不適合修復物，不適合義歯などによる慢性的な刺激が考えられている．外科的に切除することが多いが，がんと比べて手術の侵襲は低い．

4―腫瘍性病変

1）良性腫瘍

口腔粘膜に生じる良性腫瘍には粘液囊胞，血管腫，ガマ腫などがある．いずれも本人が触知しやすく，予後は良好である．

2）悪性腫瘍

いわゆる口腔がんのほとんどが口腔粘膜に生じる悪性腫瘍である．日本における口腔がんの罹患者数はほかの部位のがんと同様，高齢化に伴い歳を追うごとに増加している．口腔がんの好発部位は人種や習慣によって異なるが，日本において最も多いのは舌で，約60％を占めている．ついで歯肉，口底部，頰粘膜などに生じるがんが多い（図4-29）．口腔がんの全がんに占める割合は約1％で，発症率は0.1～0.2％と報告されている．

口腔がんのリスク因子で疫学的に明らかとされているのは喫煙と過度の飲酒である．それ以外にも，機械的刺激（熱い飲食物の高頻度摂取，う蝕で破折した鋭利な歯，不適合修復物，不適合義歯など），栄養不良（ビタミンC，E，β-カロテンなどの不足），ヒトパピローマウイルス（Human Papillomavirus：HPV）が口腔がんの発症と関連すると考えられている．

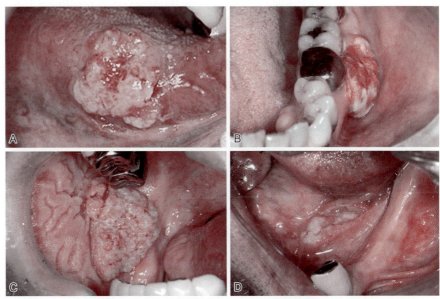

図4-29　さまざまな部位に生じた口腔粘膜がん　　　　（岩手医科大学・野宮孝之先生のご厚意による）

5―口腔がん，口腔扁平苔癬，口腔白板症の予防

　口腔がんと口腔扁平苔癬，口腔白板症のリスク要因はほぼ同じであり，口腔粘膜への物理的・生物的・化学的刺激を低減することがその予防となる．そのため，以下のような保健指導を行うことが口腔がんの予防に有効であると考えられる．

- タバコを吸わない．
- アルコール摂取を控える．
- さまざまな食品，特に野菜や果物を毎日摂取する．
- 口腔の清潔を保持する．
- 有害な機械的刺激を与える原因の除去（不適合義歯，不適合修復物，未処置う蝕などの治療）．

　これら以外に，早期発見のため，セルフチェックと専門家による検診が有効である．しかし，わが国では現在，口腔粘膜疾患のための健診は法制化されていない．成人を対象とした歯科保健関連の健診としては健康増進法に基づく歯周病検診があるが，歯と歯周組織を中心とした検診であるため，がんや白板症の好発部位である舌根部舌縁や頰粘膜後部をよく観察することは定められていない．今後，口腔粘膜疾患に特化した公的健診の確立と同時に，歯科口腔保健の推進に関する法律で国民の努力義務とされている定期歯科健診を担う歯科診療所において口腔粘膜疾患が早期発見されるよう，歯科医師，歯科衛生士が活躍することが期待される．

V 顎関節症

1 顎関節症とは

　顎関節症は，上顎，下顎，顎関節およびその周囲，こめかみ，耳の周りなどに痛みや重さを感じる障害で，口腔と顔に広く痛みや異常を感じる口腔顔面痛の1つと考えられている．顎関節症には大きく分けて，顎を動かす筋に問題がある場合（筋性顎関節症）と，顎関節に問題のある場合（関節性顎関節症）の2つに分類され，このうち筋性顎関節症が大半を占めているとされている．また，症状が長引くと，痛みに対して脳や神経が敏感になってしまい，多くの場所で痛みや重さを感じる状態になることがある．この状態となった場合を神経障害性疼痛による顎関節症，または心因性疼痛による顎関節症とよんでいる．

　顎関節症の痛みは，硬い食品をかんだ後や，転倒して顎を打った後など，何らかのきっかけの直後から生じることがある一方，何らきっかけが思い当たらないにもかかわらず，ある日，突然発症することもある．また，痛みの強さや痛みの持続時間，痛みの頻度が変化する場合が多く，治療をしなくても，数分から数日で症状がなくなることがある反面，さまざまな治療を施しているにもかかわらず，数カ月〜数年にわたって症状が続くことも少なくない．

　顎関節症の主たる症状は痛みや重さなどの疼痛障害であるが，このほかの症状と

して，痛みによって口を大きく開けられなくなる（開口障害），口を開けたときに，顎が左右どちらかに偏って止まる（開口経路障害），ものがかみにくくなる（咀嚼障害），口が開いたまま閉じなくなる（閉口障害）などの顎の運動障害が症状としてあり，さらに顎関節症が元で感じる頭痛もある．また，痛みとは直接的に関係がない所見として，口を大きく開けたり，閉じたりするときに顎関節の内部からポキン，パキッ，ミシミシ，ギシギシなど，何らかの雑音が発生する**関節雑音**がある．

関節雑音について，以前は，そのままにすると顎関節症が重症化すると思い込まれていたが，最近の統計研究で，健常な18歳以上の成人の1/3に顎関節雑音が存在していることが明らかとなっていることから，顎関節雑音の有無は痛み症状との関連は低く，顎関節雑音を消す治療を積極的に行う必要はないという考え方に変化している．顎関節雑音に限らず，顎関節症に関しては，その原因と治療に対する考え方が2000年をまたぐ頃から大きく変化している．そのため，以前の考え方と，新しい考え方のどちらも，認識しておく必要がある．

2 顎関節症の原因

現在，顎関節症は複数の症状を訴えることが多いことから，原因も1つだけではない多因子疾患であるといわれている．

以前は"かみあわせ"の異常による"顎関節の損傷"が顎関節症の主な原因であると考えられていた．従来の考え方とは，「かみあわせや歯並びが悪い状態で生活を続けることで，顎関節の内部に損傷が生じ，その結果，咀嚼や会話をする際に，筋への負担が過度になり，顎関節から雑音が発生し，やがて顎関節周辺の筋に炎症と疲労が生じ，痛みを感じるようになる」と説明されていた．しかし，最近の研究においては，顎関節症は咬合の異常が特にみられない人にも多く発生していること，さらに咬合の是正治療により悪化する例も多く報告されるようになったことから，"咬合の異常が顎関節症の原因となりえることは非常にまれである"ことが明らかになっている．

2014年，顎関節症の診断基準が国際的に統一され，顎関節症は"生物・心理・社会因子"を原因とする多因子疾患であるとする考え方が支持されている．ここでいう生物因子には"咬合の異常"は含まれず，筋の痛みに関連する因子（筋膜性疼痛，いわゆる筋肉痛など），顎関節内部の異常に関連する因子（骨の変形，軟骨の位置異常，癒着など）があげられている．心理因子としては，痛み症状がなかなか治まらずに長引くようになると，心配や不安が募るようになり，患者自身の心理的問題が原因となり，さらに治りにくくなることが示され，社会因子としては，症状が長引くと，痛みのために仕事や家庭のことが満足にできなくなり，職場や家庭から理解を得にくくなることで，周囲の人に迷惑をかけ，患者自身の孤立が進んでしまう社会的問題が原因因子として加わり，問題が複雑化していくことも指摘されている．このように多くの因子が関与することから，顎関節症は多因子疾患であるという考え方が現在の主流となっている．

3 顎関節症の治療

現在，顎関節症の原因やメカニズムは明確に示されていないため，顎関節症の治療は，"症状を管理（マネジメント）する"ことが主体となっている．その目標は，日常生活を支障なく送ることができるように，痛み症状を軽減すること，顎の動き方を回復すること，心理的・社会的問題を軽減することにある．

以前，咬合が原因と考えられていた時期は，歯を切削したり，抜歯をしたり，歯列矯正を行ったり，外科手術を行うなどして，身体に侵襲を加え，後戻りができない治療が主体となっていた．しかし，現在は安全性を最優先して，"身体に侵襲を与えないマネジメント"が最も効果的であることが明らかとなっていることから，この考え方を第一選択とした治療法が支持されている．具体的には，ストレッチ運動やマッサージ，開口訓練などの理学療法，口腔内装置（スプリント，マウスピースなど）の装着などがある．

Ⅵ 全身疾患と口腔への関連性

1 糖尿病

1─糖尿病の定義

日本糖尿病学会は糖尿病を「インスリン作用不足による慢性の高血糖状態を主徴とする代謝疾患群」と定義している．この一文のなかでは，"慢性の高血糖状態"が最も重要であり，"高血糖が慢性的に持続している状態"を糖尿病とよぶ．

その原因となるインスリン作用不足は，"インスリン分泌の低下"と"インスリン抵抗性の増大"から構成されており，この2つが複雑にからみあうことで，1型糖尿病や2型糖尿病など，さまざまな病態が生み出されている．

インスリン分泌低下は遺伝因子が濃厚であり，日本人をはじめとするアジア人は欧米人に比べて，膵臓β細胞のインスリン分泌能力が弱い．これに対して，インスリン抵抗性は肥満・運動不足・ストレスなど，社会環境因子の影響が大きい．

"遺伝と環境"に支配されたインスリン作用不足が，糖尿病発症の本態である．

2─糖尿病の患者数

2014（平成26）年の患者調査によれば，糖尿病の総患者数は317万人である（外来受療率は人口10万人あたり175）．2012（平成24）年に実施された国民健康・栄養調査は，"糖尿病とその予備軍"を2,050万人と推定しているが，その内訳を年代別でみると，50歳代で22.4％，60歳代で36.2％，70歳以上で40.9％であり，高齢者の罹患率が著しい．

以上より，歯科外来であっても，初診時には"糖尿病の既往歴や家族歴"を聴取することが重要であり，高齢者に観血的処置を実施する場合は，高血糖が隠れてい

る可能性を念頭におく必要がある．

3―糖尿病の分類

日本糖尿病学会は，糖尿病を"成因と病態"の二面から分類している．成因分類は発症機序による分類であり，1型糖尿病，2型糖尿病，その他特定の機序による糖尿病から構成される．1型糖尿病は，自己免疫異常に基づく膵臓β細胞の破壊により発症する．従来，1型糖尿病は小児期に発症するとされてきたが，現在は高齢者を含む全年齢で発症することが明らかになっている．その他特定の機序による糖尿病は，遺伝子異常，膵臓癌などの膵疾患，肝炎などの肝疾患，ステロイドに代表される薬物など，明らかな原因（1型糖尿病以外）によって発症する糖尿病をさす．2型糖尿病は，上記すべてを除外した後に残る原因不明の糖尿病である．2型糖尿病の頻度は糖尿病全体の95％前後，残りの5％は1型糖尿病およびその他特定の機序に基づく糖尿病といわれている．1型糖尿病の頻度は，成人の糖尿病患者25人に1人と比較的高い．

病態分類は，治療方針を決定する際に必要となるものであり，インスリン依存状態およびインスリン非依存状態の2つが存在する．インスリン依存状態は，膵臓β細胞機能が廃絶し（インスリンの絶対的欠乏），生命維持のためにインスリン治療が必要となっている状態をさし，重症の糖尿病患者が相当する．インスリン非依存状態は糖尿病治療に必ずしもインスリンを必要としない状態であり，食事運動療法の患者，内服治療の患者，血糖値是正のためにインスリン投与を行っている患者（インスリンの相対的欠乏）が相当する．

インスリン依存状態の患者は，血糖の変動が大きく，低血糖をきたしやすいため，シックデー（p.120参照）に対して特に注意が必要である．

4―糖尿病と歯周病の深い関係

歯周病が悪化すると糖尿病も増悪し，歯周病が軽快すると血糖値も改善することから，歯周病と糖尿病は"双方向性（コインの裏表）"の関係にある．国内外の研究結果は，歯周治療によりHbA1cが0.4〜0.7％低下することを明らかにしていることから，日本糖尿病学会は2016年版の糖尿病治療ガイドライン中において，"糖尿病患者への歯周治療を推奨する"と高らかに宣言した．

同年，日本糖尿病協会が発行する**糖尿病連携手帳**（図4-30）の歯科所見は大幅に拡充されるとともに，厚生労働省は歯周病を合併した

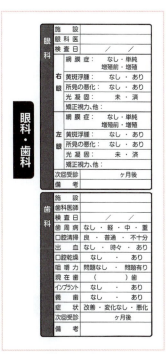

図4-30　糖尿病連携手帳

糖尿病患者への積極的抗菌薬投与を認める"P処（糖）"を新たに認めている.

5―歯科外来における糖尿病患者への注意点
糖尿病患者への注意点は，主に3つある.

1）易感染性

文字どおり糖尿病患者は"容易に感染症を併発"する．特に血糖コントロール不良患者では一般患者では起こりえないような，歯髄炎，骨髄炎，蜂窩織炎などを併発することがある．また，糖尿病神経障害により"痛みを感じない"ため，対応が遅れ重症化する症例も多い.

2）高血糖

一般的には"血糖値が200 mg/dL以上のときには抜歯やインプラント埋入などの観血的処置は避けたほうがよい"とされている．高血糖により細胞性免疫力が低下するためである．ただし，血糖値200 mg/dL前後では，本人が自覚症状を訴えることはなく，口腔内所見の変化も乏しい．300 mg/dLを超えると，口渇・多飲・多尿・全身倦怠感・体重減少・口腔内乾燥などの典型症状が現れ始め，400～500 mg/dLを超えるとケトーシス（血液中へのケトン体貯留）の状態になる．ケトーシスを放置するとケトアシドーシスに陥り，不整脈による心停止で死亡することがある．ケトアシドーシスの他覚所見として"アセトン臭"がある．血中のアセトンが気化し，吐息に有機溶媒独特の芳香（除光液のにおい）が含まれる.

3）低血糖

低血糖は歯科外来で最も留意が必要である．インスリンや内服など糖尿病治療薬による最大の副作用は**低血糖**であり，外来ではかなりの頻度で起こっている．個人差はあるが，血糖値が70 mg/dL前後を下回ると，冷汗・振戦・顔面蒼白・動悸などの交感神経刺激症状が出現する（警告信号）．血糖値が60 mg/dL前後を切ると，中枢神経症状が出現し，目のかすみ・易怒性（急に怒り始める）・傾眠などを呈した後，そのまま放置すると昏睡状態に陥る．高齢者や罹病期間の長い糖尿病患者は，自律神経障害などにより，警告信号が出る前に突然昏睡状態に陥ることがあるので，特に注意が必要である．薬剤以外で重要な低血糖の要因は，食事摂取量の低下である．仕事やつきあいで食事がとれないとき，インフルエンザや発熱などで食欲が低下したときに，低血糖が起こる.

後者のように体調不良で食事がとれなくなることを"シックデー"とよぶが，抜歯などの歯科処置もここに含まれる．このため，糖尿病治療中の患者に対して観血的処置を行う際の予約時間は，昼食前や夕食前などの食前は避け，食後に確保する工夫が必要である.

2 心疾患

口腔細菌が関与する心血管系疾患として，①心冠状動脈の血管壁に侵入した*Porphyromonas gingivalis*などの歯周病原性細菌が増悪因子となる動脈硬化とそれ

に伴う狭心症および心筋梗塞，②口腔レンサ球菌の表面抗原に対する免疫反応によって産生された抗体が宿主の心筋組織との免疫学的交差を起こすことによる心筋炎，③血流中に入った口腔細菌が心臓弁や心内膜にバイオフィルムを形成する感染性心内膜炎などがある．ここでは歯科処置との関係が特に深い感染性心内膜炎について解説する．

1―感染性心内膜炎

感染性心内膜炎は心内膜のほか，心臓弁や心臓周囲の大血管の内膜に細菌のコロニーを含むバイオフィルムである疣種が形成されることにより，発熱や菌血症，塞栓症，心不全などの多彩な臨床症状を呈する自然治癒傾向のない全身性感染性疾患である．頻度は人口10万人あたり年間3～7人と多くはない[13]．しかし，医療技術の進歩にもかかわらず，この30年間の発生件数は減少していない．さらに，院内死亡率は約20％，1年後の死亡率も約40％と高く[14]，的確な診断と治療を要求される重要な疾患である．世界的な大規模疫学調査[14〜17]によれば，黄色ブドウ球菌（*Staphylococcus aureus*）が原因となる症例が最も多かった．ついで多かったのは，*Streptococcus mitis* や *Streptococcus sanguis* などを含む口腔レンサ球菌群によるものであった．さらに，心臓弁置換手術後・後期の症例に限れば，口腔レンサ球菌群は原因の1位となっている（表4-9）．このように，感染性心内膜炎に対して口腔衛生が果たす役割は大きい．

1）発症機構

本来無菌である血流中に歯科処置や外傷をはじめとするさまざまな原因（図4-31）によって細菌が検出される状態を菌血症という．健常者であれば，血流中に侵入した細菌は，好中球などによって処理されて30分以内に消滅し，臨床症状を伴わない場合が多い．しかし，宿主の心内膜に先天性心疾患や人工弁置換手術の影

★HACEK：口腔・上咽頭部の常在菌である *Haemophilus* spp, *Aggregatibacter*（*Actinobacillus*）*actinomycetemcomitans*, *Cardiobacterium hominis*, *Eikenella corrodens*, *Kingella kingae* の頭文字からなる．

表4-9　感染性心内膜炎の起炎菌

原因菌	自然弁心内膜炎 (n=280)	注射薬使用者 (n=87)	弁置換手術後 初期 (n=15)	弁置換手術後 後期 (n=72)
Staphylococci	124 (44%)	60 (69%)	10 (67%)	33 (46%)
S. aureus	106 (38%)	60 (69%)	3 (20%)	15 (21%)
Coagulase (−)	18 (6%)	0	7 (47%)	18 (25%)
Streptococci	86 (31%)	7 (8%)	0	25 (35%)
Oral streptococci	59 (21%)	3 (3%)	0	19 (26%)
Others	27 (10%)	4 (5%)	0	6 (8%)
Enterococcus	21 (8%)	2 (2%)	1 (7%)	5 (7%)
HACEK★ group	12 (4%)	0	0	1 (1%)
Polymicrobial	6 (2%)	8 (9%)	0	1 (1%)
Other bacteria	12 (4%)	4 (5%)	0	2 (3%)
Fungi	3 (1%)	2 (2%)	0	0
Blood culture (−)	16 (6%)	4 (5%)	4 (27%)	5 (7%)

(Lancet 2004；363：139-149 一部改変)

> 常在菌の量が多い部位の観血的処置はリスクが高い．
> ・観血的歯科処置，特に抜歯は最重要．
> ・心臓手術，心臓カテーテル，人工弁置換など．
> ・耳鼻科的手術，扁桃腺摘出など．
> ・産婦人科手術，出産，流産，妊娠中絶．
> ・泌尿器科的手術，尿道カテーテル

図4-31　菌血症の原因となる医療行為

響で形成された無菌性フィブリン血栓が存在すると，侵入した細菌がそこに付着することがある．周囲環境が付着細菌の増殖に適していた場合，細菌はみずから産生する多糖体や宿主由来のフィブリンなどで構成されたバイオフィルムの中で増殖し，感染性疣腫を形成する．ひとたびバイオフィルムが形成されると宿主の免疫機構による原因菌の排除が困難になるばかりではなく，抗菌薬治療にも抵抗性となる．そして，物理的刺激の増大に加えて，原因菌排除のための炎症反応によっても疣腫は肥大化する．疾患の進行に伴い，心内膜や心臓弁で肥大化した疣腫が弁や弁周囲組織の破壊を引き起こして心臓のポンプ機能を物理的に損なうだけではなく，原因菌排除のための炎症反応の過剰な亢進による発熱や組織破壊がみられたり，疣腫から遊離した菌塊が遠隔部位での塞栓症や膿瘍の原因となるなど重篤な全身症状がみられるようになる．

2）歯科・口腔衛生領域における注意事項

歯科・口腔衛生領域が感染性心内膜炎に関与するポイントは2つある．1つは歯科処置が感染性心内膜炎の発症リスクを高めるということ，もう1つは，適切な歯科処置と口腔ケアによって口腔衛生状態を良好に保つことで，ハイリスク群の患者やこれから心臓手術を実施する患者が感染性心内膜炎を発症するリスクを低減させることができるということである．

口腔細菌は，先天性心疾患を基礎にもつ患者や弁置換手術後の患者の感染性心内膜炎のリスク要因として特に重要である．そのため，ハイリスク群の患者（表4-10）に抜歯，歯周外科手術，歯肉縁下スケーリング，感染根管治療，インプラント手術といった観血的歯科処置を行う際には，ブラッシングなどによる口腔清掃に加えて，直前にポビドンヨードなどで口腔内の消毒を行って口腔常在菌の量を減らしておくことが菌血症の発生抑制，つまり感染性心内膜炎のリスク低減に有効である．

観血的歯科処置に対する抗菌薬予防投与については，いくつかの意見がある．米国心臓協会（American Heart Association：AHA）による心内膜炎予防のためのガイドライン（2007年改訂版）[18]では，抗菌薬の予防投与は，費用対効果が低く，また予防効果にも明確な科学的根拠が存在しないとし，予防投与の対象を最もリスクの高い群（表4-10，クラスI）のみに限定すべきであるとしている．それに対して，日本循環器学会などが2008年に改訂したガイドライン[19]では，表4-10のすべての

表 4-10　観血的歯科処置に際して抗菌薬の予防投与が必要な患者

クラス I：予防すべき患者
特に重篤な感染性心内膜炎を引き起こす可能性が高い． ・生体弁，同種弁を含む人工弁置換患者 ・感染性心内膜炎の既往のある患者 ・複雑性チアノーゼ性先天性心疾患（単心室，完全大血管転移，ファロー四徴症） ・体循環系と肺循環系の短絡造設術を実施した患者
クラス IIa：予防したほうがよい患者
感染性心内膜炎を引き起こす可能性が高い． ・ほとんどの先天性心疾患 ・後天性弁膜症 ・閉鎖性肥大型心筋症 ・弁逆流を伴う僧帽弁逸脱
クラス IIb：予防を行う妥当性を否定できない患者
感染性心内膜炎を引き起こす可能性が高いことは証明されていない． ・人工ペースメーカーあるいは ICD（植え込み型除細動器）植え込み患者 ・長期にわたる中心静脈カテーテル留置患者

（日本循環器学会ほか：感染性心内膜炎の予防と治療に関するガイドライン 2008 年版.）

クラスに対して観血的歯科処置の際には，次に示すような抗菌薬の予防投与を推奨している．成人用量としてアモキシシリン 2.0 g（小児用量は 50 mg/kg で成人用量を超えない）を処置 1 時間前に経口投与することを基本として，体重，経口投与の可否，ペニシリンアレルギーの有無によって抗菌薬の量と種類を変更する．

　歯科処置が原因となる場合以外にも，食事や歯磨きといった日常生活のなかで口腔常在菌による菌血症は高頻度に発生している．プラークコントロールが不十分で，口腔衛生状態が不良であったり，歯周組織に炎症がある場合には，病原微生物が血中に侵入する危険性が高くなる．そのため，ハイリスク群の患者は，普段から定期的に歯科を受診して，専門家による専用の器具を用いた口腔清掃（PMTC）を受けたうえで，正しい口腔ケアの指導を受け，自らの手で口腔衛生状態を常に良好に保つことが大切である．また，心臓外科手術適応の患者においても，術前の十分な口腔ケアによって口腔衛生状態を良好に保ち，口腔内の炎症を抑えておくことは術後の心内膜炎予防のみならず，原疾患の予後の改善にも有効であると考えられる．このように感染性心内膜炎の予防と治療においては，歯科と医科の連携が重要となっている．

3 バージャー病

　バージャー病は，英語では thromboangiitis obliterans で TAO とよぶこともある．日本語では閉塞性血栓血管炎ともビュルガー病ともよばれる．わが国では，患者数が急激に減少している．Leo Buerger（1879～1943）自身らが一貫して主張してきた感染説を裏づける証拠が最近報告され，さらに自己免疫疾患の疑いもあり病因究明が急がれている．

1 — 歴史と病因

バージャー病自体は19世紀末より研究報告があり、若年者に起こる重篤な動脈閉塞症として注目され続けてきた。特にBuergerは多くの症例を集め、病理学的研究を中心にアメリカ合衆国にて20世紀初頭から活躍した[20]。わが国では、1898年、芳賀がバージャー病の病因を梅毒であるとしてドイツで症例多数を発表している。その後も寒冷、代謝異常、アレルギー、さらに自己免疫疾患というように病因への推測は変化していったが、タバコとの関係が非常に大きいことから、その研究が大いになされた。感染説は梅毒、腸チフス、レンサ球菌、リケッチア、皮膚真菌などがあげられた。感染源としてAllenは1928年口腔内や前立腺に注目した[21]。

1999年頃から血管病変に種々の口腔、咽頭の弱毒菌の存在が証明されるようになった。2004年、バージャー病患者の閉塞動脈材料のPCR検査の結果14例の患者の93％に口腔内と同じ歯周病原性細菌DNAが見出された[22]。ラットの実験で連続静注後小動脈に血栓をつくること、さらに軽く結紮した動・静脈に歯周病原性細菌を注入した場合1〜4週でTAO類似の病理学的変化が証明された[23,24]。喫煙は歯周病悪化の重大要因であることから、ニコチンと歯周病が有意に悪化に関与し、免疫学的関与も解明されることなどが見出された[25]。

2 — 病態

四肢先端に疼痛を伴う潰瘍・壊死を生じ（図4-32）、ついには切断に至る疾患である。主として40歳以下のヘビースモーカーが罹患し、男性に多い。タバコをやめると症状、病勢は軽快し安定する[26]。口腔内の衛生状態は悪く、歯周病は明らかに悪化しているか、歯の欠損が多い[27]。さらに、タバコによるさまざまな循環障害が認められている。

病理学的には急性期、中間期（亜急性期）、慢性期の所見がみられること、動脈は小動脈や中動脈に限られることである。また、静脈や神経所見があることが特徴である[26]。

急性期には動脈の壁構造は保たれ、血栓部位を中心に巨細胞、白血球浸潤、微小膿瘍がみられる。この所見は、粥状硬化症の血栓とは徹底的に異なるところである。

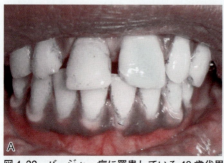 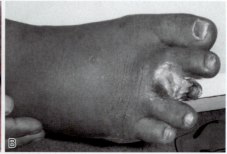

図4-32 バージャー病に罹患している40歳代男性
A：重度の歯周病である、B：足部（第三趾）が壊死している状態．

中間期では血栓は基質化し，その中に小血管が出現する．巨細胞はときに残存する．慢性期には血栓の再管疎通，内膜の線維性肥厚などが起こり炎症，感染の所見はみられない．一方，静脈にも閉塞がみられ深部静脈血栓症や**逍遙性静脈炎**がみられる．

代表的な歯周病原性細菌，*P. gingivalis* は強力な血小板凝集作用があるばかりではなく，自らが血小板中に入り込むことが可能であり，生きたままでの血中運搬が起こりうることが解明された．また，凝集塊は in vitro の研究では，きわめて大きくなり，小動脈に塞栓症を起こすのに十分である[28]．単球に乗って運ばれることも証明されている[29]．

3―診断基準

① 喫煙歴は1日20本以上が一般的である．
② 50歳未満に発症する．
③ 膝下の動脈閉塞
④ 上肢の動脈閉塞または逍遙性静脈炎
⑤ 喫煙以外の粥状硬化症のリスクファクターがないこと．高血圧，脂質異常症，糖尿病などがそれにあたるが，診断後に発症した場合はその限りではないとされている．

4―治療と予後

薬物療法としてはプロスタグランジン製剤や抗血小板剤，血管拡張剤の投与が一般的である．血管新生療法が行われその長期成績も問われるようになってきた．また，慢性期には運動療法も有効である．いずれにしても，歯周病は並行して治療すべきであり，**禁煙すれば病気は進行しない**．

4 がん

1―口腔のがん

口腔のがんの発生頻度は，全癌の1～3％と多くはないが，1975年の口腔・咽頭がんの全国の年齢調整罹患率では人口10万人あたりで男性3.1人，女性1.2人であったのに対し，2011年では男性8.1人，女性2.8人と徐々に増加している[30]．口腔・咽頭がん罹患数の増加は発癌リスクの増加と人口の高齢化によるものと考えられる．口腔がんが発生する最大の危険因子は喫煙と飲酒であるが，口腔清掃不良やう蝕歯の放置，不適合義歯などの慢性的な機械刺激なども危険因子である．悪性腫瘍は上皮性の癌腫と非上皮性の肉腫に分けられるが，口腔領域ではほとんどが癌腫で，粘膜上皮から発生する扁平上皮がんが最も多い．口腔がんは発症部位によって舌がん，歯肉がん，口底がん，頰粘膜がんなどに分類されるが，舌がん（図4-33）が最も多く，ついで歯肉がんが多い．ほかのがんとは違い，患部を直接見ることができるので早期発見しやすいがんといえるが，患者が自覚しつつも受診が遅れ，進行がんの状態で医療機関を受診されることも多い．歯科衛生士も日頃から歯だけではな

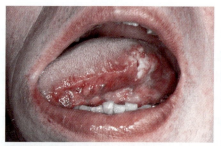

図 4-33 舌がん
65 歳の男性．左舌縁部に潰瘍を伴う隆起性病変を認める．

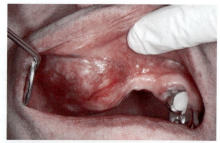

図 4-34 上顎への転移性腫瘍
69 歳の女性．右上顎の膨隆を伴う肝細胞がんの口腔転移そのほか多発脳転移，肺転移，縦隔転移，腎転移を伴った．

く，口腔咽頭粘膜全体を観察するように心がける必要がある．

2―全身のがん

　口腔以外のがんにおいても喫煙や飲酒が原因となるものが多く，禁煙や食生活の改善ががんの予防につながる．食生活の改善により予防できるがん死亡の割合を 35％，禁煙により予防可能な割合を 30％と推計した報告もある[31]．喫煙は発がんの原因以外にも冠動脈心疾患（狭心症，心筋梗塞など）や脳卒中など循環器の病気，肺炎や慢性閉塞性肺疾患（COPD）など呼吸器の病気の原因であるが，歯周病の重大な増悪因子でもある．歯科衛生士は喫煙が全身および口腔内の健康に及ぼすリスクを十分に理解し，禁煙の啓発に努める必要がある．

　以前は，他臓器から顎口腔領域への転移性腫瘍は全口腔悪性腫瘍の 1～3％[32～34]を占めるにすぎないため，歯科医院で遭遇する機会はきわめてまれといわれてきた．しかし，近年，化学療法の進歩により担がん状態★での生存期間は大幅に延長してきており，今後，顎口腔領域を含め転移がんは増加してくると考えられる．また，口腔への転移症例の 20～30％で原発巣より先に口腔転移巣が発見されている[33, 35, 36]という報告もあり正しい診断と対応が求められる．口腔の腫瘍性病変を発見した場合，他臓器がんの転移巣の可能性も疑うことも必要である（図 4-34）．

★担がん状態：患者ががんを患っている状態．

3―がん治療が口腔に及ぼす影響と口腔管理について

　がん治療の柱は手術，抗がん剤，放射線であるが，それぞれ口腔にさまざまな機能障害や副作用が生じる．口腔・咽頭がん術後には，嚥下機能が損なわれ，術後の誤嚥性肺炎のリスクが高まる．また，術後の創感染リスクを軽減するためにも術前から口腔衛生状態を高めることが重要である．

　近年，抗がん剤の進歩は目覚ましいが，残念ながら副作用が全く生じない抗がん剤は皆無である．使用する抗がん剤の種類によっては重症の口腔粘膜炎が生じることもある．

　また，強い骨髄抑制をきたす抗がん剤により，白血球数（好中球数）が減少して

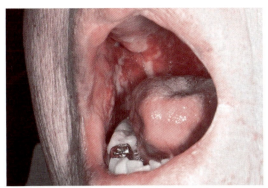

図4-35 中咽頭がんの放射線治療中の口腔内
75歳の男性．化学療法併用の放射線治療による口腔粘膜炎が生じている．

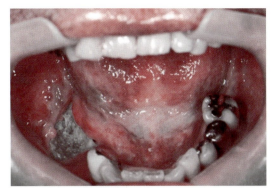

図4-36 薬剤性顎骨壊死
67歳の女性．乳がん術後多発骨転移のためゾレドロン酸を長期に使用されていた．重度の歯周炎が原因で下顎右側の顎骨壊死が生じた．

いる場合は，通常のスケーリングも敗血症の原因となりうるため，血液検査値にも注意しながら口腔管理を行うを必要がある．

頭頸部の放射線治療では，口腔内にさまざまな有害事象が生じる．比較的早期に唾液が粘稠になり，口腔乾燥が生じる．また，味蕾細胞も影響を受け，味覚の異常も生じるようになる．治療の中盤から後半にかけては，口腔粘膜炎が徐々に悪化して潰瘍が生じ，重症になると疼痛により，食事摂取も制限される（図4-35）．口腔内が不衛生だと，粘膜炎の悪化につながるため，口腔清掃状態を良好に保つべきであり，自身での口腔管理が困難な場合には，歯科衛生士が丁寧に口腔内の清掃を補助することが必要になる．

また，近年，骨吸収抑制剤による**顎骨壊死**（Antiresorptive agent-related osteonecrosis of the jaw：ARONJ）（図4-36）の報告が増えている．乳がん，前立腺がん，肺がんなどでは骨転移の頻度が高く，ゾレドロン酸やデノスマブといった骨転移を抑制する薬剤が使用されている場合がある．これらは骨粗鬆症に対して用いる骨吸収抑制剤よりも効果が強いため，ARONJの発症リスクも高い．骨吸収抑制剤を長期に使用している場合には抜歯などの外科処置や歯周炎のほか，不適合義歯による義歯性潰瘍からもARONJが生じることがあるため適切な口腔管理を継続し，予防に努めることも大切である．

■ 参考文献

1) 川端重忠ほか編：口腔微生物学・免疫学　第4版．医歯薬出版，東京，2016.
2) 浜田茂幸，大嶋　隆編：新・う蝕の科学．医歯薬出版，東京，2006.
3) 全国歯科衛生士教育協議会監修：最新歯科衛生士教本　人体の構造と機能2　栄養と代謝．医歯薬出版，東京，2010.
4) 厚生労働省：平成23年度歯科疾患実態調査（http://www.mhlw.go.jp/toukei/list/62-23.html）
5) S.S. Socransky, A.D. Haffajee, H.A. Cugini, C. Smith, and R.L. Kent. 1998. Microbial complexes in subgingival plaque. 1998. J. Clin. Periodontol. 25：134-44.
6) R.J. Lamont, G.N. Hajishengallis and H.F. Jenkinson. 2013. Oral Microbiology and Immunology. ASM press
7) 総務省統計局：統計からみた我が国の高齢者（65歳以上）平成28年9月15日．（http://www.stat.go.jp/data/topics/topi971.htm）
8) 厚生労働省：平成27年人口動態統計（確定数）の概況．（http://www.mhlw.go.jp/toukei/saikin/hw/jinkou/kakutei15/index.html）
9) 水城春美：口腔粘膜の角化性病変―口腔白板症ならびに扁平苔癬の臨床病理と病因―．岩手医大歯誌 27：67-2002, 2002.
10) 杉山芳樹ほか：口腔癌検診―岩手県における現状と今後―．口腔腫瘍 38：207-215, 2016.
11) 日本癌治療学会：がん診療ガイドライン．（http://www.jsco-cpg.jp/item/04/index.html）
12) 西田　亙：内科医から伝えたい歯科医院に知ってほしい糖尿病のこと．医歯薬出版株，東京，2017.
13) Baddour LM et al.：Infective Endocarditis in Adults：Diagnosis, Antimicrobial Therapy, and Management of Complications - A Scientific Statement for Healthcare Professionals From the American Heart Association. Circulation, 132：1435-1486, 2015.
14) Vogkou CT et al.：The causative agents in infective endocarditis：a systematic review comprising 33,214 cases. Eur J Clin Microbiol Infect Dis, 35：1227-1245, 2016.
15) Murdoch DR et al.：Clinical presentation, etiology, and outcome of infective endocarditis in the 21st century：the International Collaboration on Endocarditis-Prospective Cohort Study. Arch Intern Med, 169：463-473, 2009.
16) Moreillon P and Que YA：Infective endocarditis. Lancet, 363：139-149, 2004.
17) Fowler VG Jr et al.：Staphylococcus aureus endocarditis：a consequence of medical progress. JAMA, 293：3012-3021, 2005.
18) Wilson W et al.：Prevention of infective endocarditis：guidelines from the American Heart Association. Circulation, 116：1736-1754, 2007.
19) 日本循環器学会，日本胸部外科学会，日本小児循環器学会，日本心臓病学会：感染性心内膜炎の予防と治療に関するガイドライン（2008年改訂版）．
20) Buerger L：Is thromboangiitis an infectious disease? Surg Gynecol Obstet 1914；19：582-8.
21) Allen EV et al.：Thromboangiitis obliterans. A clinical study of 200 cases. Ann Intern Med 1928；1：535-549
22) Iwai T et al：Oral bacteria in the occluded arteries of patients with Buerger disease. J Vasc Surg 2005；42：107-15.
23) Kubota T et al.：Arterial thrombosis after intravenous infusion of oral bacteria in a rat model. Ann Vasc Surg 2008；22：412-6.
24) Igari K et al.：An experimental model of peripheral vascular disease involving the intravenous injection of oral bacteria. Ann Vasc Dis 2016；doi：10.3400/avd.oa.16-00092.
25) Iwai T et al.：Buerger disease, smoking, and periodontitis. Ann Vasc Dis 2008；1：80-84.
26) Olin JW：Thromboangiitis obliterans (Buerger's disease). N Engl J Med 2000；343：864-869.
27) Igari K et al.：The epidemiologic and clinical findings of patients with Buerger disease. Ann Vasc Surg 2016；30：263-269.
28) Li X et al：An ultrastructural study of Porphyromonas gingivalis-induced platelet aggregation. Thromb Res 2008；122：810-9.
29) Suwatanapongched P et al.：Translocation of Porphyromonas gingivalis infected monocytes and associated cellular response. Asian Pac J Allergy Immunol 2010；28：192-199.
30) Matsuda A.et al and The Japan Cancer Surveillance Research Group.Cancer Incidence and Incidence Rates in Japan in 2008：A Study of 25 Populationbased Cancer Registries for the Monitoring of Cancer Incidence in Japan (MCIJ) Project. Japanese Journal of Clinical Oncology, 44(4)：388-396, 20
31) Doll R and Peto R, eds. The causes of cancer. Oxford University Press, Oxford 1981.
32) Meyer, I. and Shklar, G.：Malignant tumors metastatic to mouse and jaws. Oral Surg Oral Med Oral Pathol 20：350-362, 1965.
33) 末藤祐一ほか：顎口腔領域への転移癌の臨床統計的検討．頭頸部腫瘍 26：110-115,2000.
34) Van der Waal, R.I.F., Buter, J., et al.：Oral metastases：report of 24 cases. Brit J Oral Maxillofacial Surg. 41：3-6, 2003.
35) 井口裕一ほか：下顎骨における転移性腫瘍の2症例．日口外誌 29：83-90, 1983.
36) Hashimoto, N. et al.：Pathological characteristics of metastatic carcinoma in the human mandible. J Oral Pathol 16：362-367, 1987.

5章 — 口腔疾患とその関連疾患の予防

I 予防の概念

"予防"という言葉は，好ましくない事象（災い）が起こるのを未然に防ぐことの意味で用いられるのが一般的である．災害や事故が起こってからの救助や対策も重要であるが，できることなら"予防"したい．事後対策よりも予防のほうが，より効率的であり，重要である．このことに議論の余地は多くないであろう．疾病についても同様である．

医療は，体調の不良を自覚した患者が，対策を求めて専門家（医師）の診察を希望するところから始まるのが普通である．そして医師が提供した治療の効果，すなわち体調の回復を患者が体感することによって，医療への信頼が確保される．このように医師は，多くの場合，病人を治療するという，災いが起こってからの事後対策によって評価されている．では，より効率的で重要であるはずの予防の位置づけは，どのように考えればよいだろうか．

疾病予防の概念を整理するために，LeavellとClark（1965）は1次予防，2次予防，3次予防の3つの予防レベルと，①健康増進，②特異的予防，③早期発見・即時治療，④能力低下の防止，⑤機能回復（リハビリテーション）の5つの段階に分類するモデルを示した（表5-1）．2次予防と3次予防の境界は，本人自覚の有無で線を引く方法であろう．本人が不具合を感じる前に，先制的に発症を発見し，治療につなぐのが2次予防，本人が不具合を感じて医療機関を訪れるのが3次予防である．初診患者への医療面接が「今日はどうされましたか？」から始まるのは，患者★が愁訴をもっているからである．患者にとって最も重要な愁訴を主訴という．医療は主訴の改善を主目的として実施される．

ところが最近では，「今日はどうされましたか？」の問いかけに対して「特に自覚はないが，本当に病気がないかどうか検査して確認してほしい」という，愁訴ではない主訴をもって来院するケースも多くなってきた．人々のヘルス・リテラシー★が向上してきたためである．これに対応する方法論は疾病の早期発見であり，二次予防に位置づけられる．しかし最も期待される結果は，疾病の発見ではなく"不発見"であるという矛盾した一面があり，1次予防との区別が曖昧になる．

予防医学にとって，最も本質的で重要なシーンは1次予防（primary prevention）である．ここでは，未発症の人々（すなわち患者ではない）が対象である．未発症だが，高リスク状態にある者を発見してリスクを低減するために介入することが1

★患者：患（わずら）う者とは，悩む者，苦しむ者，病気の者のこと．英語のpatientは形容詞としては「忍耐力のある，辛抱強い」の意味．すなわち「苦痛に耐え忍ぶ人」が患者である．

★ヘルス・リテラシー：health literacy．健康における適切な意思決定に必要な情報などを理解し，利用する能力の程度のこと．

表 5-1 疾病予防の概念

3つの予防レベル	1次予防	2次予防	3次予防
定義	疾病の兆候が存在しない段階での介入	医学的に発症が認められるが，自覚がない段階での介入	不調を自覚後の，患者主訴の改善を主眼にした介入
医学所見 本人自覚	←―発症なし―→　発症―――――――――――→　進行―→抑制―→ 　　　　　　　　　自覚なし―――――――→　自覚 　　　　　　　　　（非患者）　　　　　　　（患者）		
対応	Prevention リスクスクリーニング リスク診断 リスク管理	Detection 疾患スクリーニング 早期診断	Treatment 治療（医療） リハビリテーション
予防の5段階	①健康増進 ②特異的予防	③早期発見	④進行停止 ⑤機能回復
	←――――――― Health Service ―――――――→		←――― Medical Service ―――→

原典として引用される Leavell HR & Clark EG：Preventive medicine for the doctor in his community. 3rd ed. McGraw-Hill Book Co., New York, 1965 では，④の治療のステージを2次予防に含むモデルを示していたが，現在では3次予防としている医学書が多い．

つで，さらにこれを進めて，生きている限り疾病のリスクがゼロの人は存在しないわけであるから，必然的に存在するリスクの数や程度を数量的に測定し，より低い状態に制御し，管理することが1次予防である．疾病の有無そのものではなく，リスクの発見（リスク・スクリーニング），リスク状態の総合的な評価（診断），リスク状態の調整・軽減（管理）が予防医学の主要（primary）な局面である．このために必要な知識と技術の修得，および研究開発が，予防医学である．

II う蝕の予防

1 う蝕のリスク因子

1—宿主と歯の要因

年齢，性別，歯質，歯種，歯面，歯の形態，フッ化物の応用状況，唾液の因子が，う蝕リスクに関与する宿主側の因子である．

歯は萌出後に唾液に触れて脱灰・再石灰化を繰り返しながら結晶構造を成熟化させるので，未成熟な萌出後2～3年内のう蝕感受性が高く，特に臼歯の咬合面（小窩裂溝）のリスクが高い．このように歯の萌出時期と宿主の年齢によって，個人と歯種のう蝕リスクが変化する．また，隣接面のう蝕リスクは中高年で高く，根面はさらに高齢者で高い．フッ化物の局所もしくは全身応用は，歯質を強化してう蝕のリスクを低下させる．

唾液は，酸を中和する緩衝能と微生物に対する抗菌作用，およびカルシウムイオンとリン酸イオンの供給による歯質の再石灰化誘導作用によってう蝕の発生と進行を抑制しており，その分泌量の低下は，う蝕リスクの増大につながる．唾液分泌量

を抑制する原因は，ストレス，加齢，抗アレルギー薬など薬の副作用，唾液腺疾患，糖尿病などの全身疾患，頭頸部への放射線照射（がん治療），口腔機能（咀嚼）の低下などさまざまであるが，すべてがう蝕のリスクにつながる．

また，大きな差ではないが，女性のほうが男性よりもう蝕感受性が高いという性差が，世界各国の調査で一貫して報告されている．

2―食事の要因

発酵性糖質の摂取状態が，う蝕発生に強く関与することが明らかになっている．特にショ糖は，酸産生だけではなく，ミュータンスレンサ球菌が不溶性グルカンを産生するための基質になるので，最もう蝕病原性が高い糖質である．果糖，ブドウ糖，麦芽糖などは，グルカン産生の基質にはならないが，ショ糖と同じく酸の産生を誘導し，歯質の脱灰を引き起こすリスク因子である．

3―微生物の要因

ミュータンスレンサ球菌群の細菌のなかで，*Streptococcus mutans* と *Streptococcus sobrinus* がヒトのう蝕原性細菌として重要視されている．これらの菌種は，非水溶性グルカンをショ糖から合成する能力，糖を発酵し酸を産生する能力の両方をもつ．非水溶性グルカンにより，プラークを強固なものとし，歯面に強力に定着する．酸産生能のみ，あるいは水溶性グルカン産生能をもつ口腔細菌はほかにも存在する．

乳酸菌も酸産生能をもち，う蝕病巣から高頻度で検出されるが，グルカン産生能をもたない．成熟したう蝕病巣のプラーク中に存在して，歯質の脱灰の進行に関与していると考えられている．リスク因子というよりも，活動性のう蝕病巣が存在するマーカーとして注目される．

4―社会的決定要因，その他の要因

近年，疾患のリスク因子として，教育（学歴），知識，収入，社会階層，習慣，態度などの社会的決定要因の重要性が，健康格差の問題とあわせて注目されている．う蝕も，食生活習慣の影響を強く受ける多要因疾患であり，社会的な側面からもリスクの軽減をはかることが大切である．

2 う蝕リスクの検査

1―歯の状態の検査（う窩とう蝕既往歴，初期う蝕）

現に進行性のう蝕病変をもつこと，あるいは過去のう蝕経験が多いことは，今後の新たなう蝕発生にとっての最大のリスクである．このことについて，集団検診では視診の範囲で検査する．歯科診療室における臨床では，エックス線検査やエキスプローラー（探針）なども用いて精査する．臼歯部隣接面のう蝕には，咬翼法エックス線撮影が有効である．

う蝕による歯の実質欠損（う窩の形成）が肉眼で明らかな場合にのみ，う蝕であ

ると診断し，歯の白濁や小窩裂溝の着色などの初期のう蝕を疑わせる所見については，集団検診では要観察歯（CO）などとして判断を保留することになっている．

　近年，特に先進国において，再石灰化治療を有効に実施するためには，う蝕を早期に診断する必要があることから，初期う蝕の診断システムである International Caries Detection and Assessment System（ICDAS，p.22 参照）が開発された[1,2]．視診でう窩の形成がみられない段階の白濁や着色などの肉眼所見を，細かく4段階に判定するところに特徴があるが，これには十分な照明と歯の完全な乾燥状態が得られる環境が必須である．

　口腔清掃状態（プラークの付着状態）を診査することもリスクの把握のために大切である．歯肉炎症や歯石付着も有用な情報になる．

2―う蝕活動性試験（唾液検査など，表 5-2）

　唾液，あるいは綿棒などで歯面上から採取したプラークを検体として，う蝕のリスク因子を検査する．検査対象となるリスク因子は，微生物要因としてミュータンスレンサ球菌数，乳酸桿菌数，非特定口腔細菌数，酸産生能など，宿主要因である唾液の質と量（緩衝能，分泌速度）である．歯科診療所内で迅速・簡便に判定することが可能な検査キットとして多くの商品が市販されているが，何を検体に用いて，何を検査しているのかを知っておくことが，検査結果を利用するために必要である．検体を臨床検査会社に輸送して，より精密で高感度な検査を行うことも可能である．また最近では，迅速に総細菌数を測定する装置（細菌カウンター）や，う蝕リスクと同時に歯周病リスクも含めた多項目検査を同時に行う装置も開発され，実用されている．

　個々のう蝕活動性試験の結果と，先述した口腔内臨床所見，後述の問診項目のリスク因子やフッ化物応用の状況を総合することで，全体的なう蝕活動性が判定される．

表 5-2　主なう蝕活動性試験

検体		う蝕活動性試験	評価項目
唾液	微生物因子	Dentocult®-SM サリバチェック®SM RD テスト® Dentocult®-LB Snyder test	ミュータンスレンサ球菌数測定 S. mutans 菌数レベル レサズリン還元性菌の活性測定 乳酸菌数測定 唾液中の主として乳酸菌の酸産生能
	宿主因子	Dreizen test Dentobuff®-Strip グルコース・クリアランス・テスト	唾液緩衝能 唾液緩衝能 口腔内グルコース残留時間
プラーク	微生物因子	Swab test カリオスタット®	プラーク中酸産生菌の酸産生能 プラーク中酸産生菌，主として S. mutans の酸産生能

3―問診(医療面接・質問票調査)

フッ化物の応用の状況(歯磨剤,洗口,塗布経験),間食や加糖飲料の摂取をはじめとする食生活習慣の状況,全身の健康状態や唾液分泌に影響を及ぼす服薬の状況などのリスク因子の情報は,丁寧で系統的な問診によって把握することができる.その他の習慣,嗜好,人種,学歴・収入(子どもが対象の場合は親の)などの社会的決定要因についての調査が必要になる場合もある.特に集団レベルのう蝕リスクを評価したい場合には,これらの要因の調査が重要となる場合が多い.

3 フッ化物によるう蝕予防の方法

1―フッ化物によるう蝕予防の歴史

フッ素(F)は自然界に広く存在する天然元素であり,塩素(Cl),臭素(Br),ヨウ素(I)らとともにハロゲン元素に属する.反応性が高く,容易に1価の陰イオン(F^-)になる.フッ化物イオンと称する."フッ素イオン","塩素イオン"のような呼称は,現在の化合物命名法からは正しくない.

1900年代前半に,米国の開業歯科医師McKayや公衆衛生局歯科部長Deanらの斑状歯(歯のフッ素症)に関する調査により,飲料水中の高濃度のフッ化物イオンの存在により,歯の形成不全(斑状歯)が起きることと,同時にう蝕の発生が抑制されることが明らかにされた.そして,飲料水中のフッ化物濃度が1.0 ppm前後であれば,歯の異常の発生はほとんどなく,う蝕の抑制効果が十分みられる適正濃度であることが明らかになり,1945年以降,全米の各地で水道水のフッ化物イオンの濃度調整(水道水フロリデーション)が始まった.

その後,20世紀後半にはWHOやFDI(世界歯科連盟)によって推奨され,水道水フロリデーションは全世界に広まっている.日本でも,地域住民の合意のもとに水道水フロリデーションを実施することが可能であるが,実際には合意に至った例はわずかであり,現在では,在日米軍基地内で行われているのみである.その代わり,洗口や歯面塗布などの局所応用の普及に努力が払われている.

2―フッ化物の摂取と代謝

フッ化物は,自然界の水およびすべての食物に含有されており,私たちは日常生活の中で一定量のフッ化物を摂取している.成人の摂取量は0.7～1.0 mgF/日と推定される.経口摂取されたフッ化物は胃腸管から速やかに吸収される.体内でのフッ化物の分布を表に示す(表5-3).骨や歯などの石灰化組織への移行性が高く,血中では,飲料水と比較しても低いレベルで維持される.唾液や汗,母乳など,血液以外の体液でも,濃度はほぼ一定である.

フッ化物の主な排泄ルートは腎であり,成人では経口摂取したフッ化物の約50%は尿中に排泄される.成長期の小児では,骨や歯へ吸収される割合が高くなり,排出される割合は減少する.胃腸から吸収されなかったものは,大便として排出される.

表 5-3 フッ化物の体内分布

分布場所	フッ化物濃度（ppm）
骨	200～1,200
歯	
エナメル質表層	500～1,000
中間層	50
象牙質　　中間層	100
歯髄側	1,000
血液，唾液，母乳など	0.01～0.04

　胎児の血中フッ化物濃度は母体の約75％で一定であることが知られ，胎盤を単純拡散で通過していると考えられるが，血中濃度がこのように低いため，胎児において形成中の乳歯にフッ素症が発症することはない．さらに動物実験では，母体の血中フッ化物濃度を高くした場合には，胎盤通過性が抑制されるという報告もある．

3―フッ化物の局所応用によるう蝕予防
1）フッ化物配合歯磨剤

　近年の日本において，フッ化物配合歯磨剤の市場占有率は約90％に達している．諸外国においても100％に近い占有率になっている．モノフルオロリン酸ナトリウム（MFP，Na_2PO_3F），フッ化ナトリウム（NaF），フッ化スズ（SnF_2），を配合したものが購入可能であるが，これらの間でう蝕予防効果には大きな差はない．日本では，添加濃度は医薬品医療機器などに関する法律によって1,000 ppm未満に規制されている*．

★フッ化物配合歯磨剤：2017年3月に厚生労働省から高濃度（1,500 ppm）のフッ化物配合歯磨剤が認可され，販売された．しかし，法律が変更されたわけではない．

　フッ化物配合歯磨剤によるう蝕抑制率は23～32％と報告されている．かつて歯磨剤は，ブラシによる物理的な歯面清掃の補助的な存在と考えられていたが，現在ではフッ化物の局所応用としての役割が重視される．使い方としては，歯磨きの後は水で口をすすがず吐き出すだけ，あるいはごく少量の水（5 mL程度）で軽くすすいで吐き出すだけの，いずれかの方法で口腔内に残留させることが望ましい．この量のフッ化物を飲み込んでも，毒性などの問題は生じない．1日2回の使用では，1回だけの使用よりもう蝕抑制効果が有意に高いが，3回以上の使用による効果の増強は観察されていない．

2）フッ化物洗口

　含嗽，いわゆる"ブクブクうがい"ができるようになる，4歳以上の者を対象とする．週5回法（250 ppmF）と週1回法（900 ppmF）があり，比較的簡便で，費用が安く，効果の高いう蝕予防法として学校や幼稚園の単位で，集団での応用が広がっている．わが国における集団応用人数は2014年では100万人を超え，その後も増加し続けている．

　児童・幼児におけるフッ化物洗口によるう蝕抑制率は，わが国で31～79％と報告されている．今後は，根面う蝕の抑制を目的とした，高齢者施設での応用も期待さ

れる.

3) フッ化物歯面塗布

　高濃度（9,000 ppmF）のフッ化物溶液を用いて，歯科医師・歯科衛生士などの歯科医療専門職が，歯科診療所や保健所，市町村保健センターなどにおいて実施する方法である．洗口法と違って，4歳未満の乳幼児にも安全に実施することができる．年に2回の塗布で効果があるとされているが，高リスク者に対しては2カ月に1度など，頻回に実施する場合がある．

　塗布剤としては，2% NaF（フッ化ナトリウム），APF溶液（2% NaFにリン酸を添加しpH 3.4～3.5に調整したもの），APFゲル（APF溶液にカルボキシメチルセルロースを添加してゲル状にしたもの）などが用いられている．1人に対する使用量は，1回2gまでを目安としている．溶液の場合は綿球で歯面に塗布する．ゲルは歯ブラシを用いると塗布しやすい．

　歯面塗布法では，比較的萌出後間もない歯を主な対象とするが，その抑制効果は20～40％と報告されている．

4 ― フッ化物の全身応用

　フッ化物の全身応用によるう蝕予防は，日本では実施されていないが，諸外国では広く普及し，顕著な予防効果を上げている．最も代表的なものが水道水フロリデーション（水道水フッ化物濃度調整）で，適正濃度は1.0 ppmF程度である．水道水フロリデーションの実施率の高い国はシンガポール，香港（ともに人口の100％），ブルネイ（95％），オーストラリア（90％）などであり，ガボン，マレーシア，アイルランド，チリ，イスラエル，米国が続いている．実施国は27を超え，対象人口は約4億人に達している．

　水道水フロリデーション以外の全身応用法として，食品へのフッ化物の添加（フッ化物添加加工飲料水，フッ化物添加ミルク，フッ化物添加食塩）と，錠剤の配布（6歳児以上では1 mgF/日）が，諸外国においてう蝕予防の手段として利用されている．

　フッ化物の1日適正摂取量は，9歳以上では2.0 mgF/日と示されている．これより低年齢では減量される．

5 ― フッ化物によるう蝕予防機序

　局所応用によるう蝕予防のメカニズムは，歯質に対するものとして，①ヒドロキシアパタイトから耐酸性の高いフルオロアパタイトへの置換，②結晶構造の安定化，③再石灰化反応の促進，の3つがあげられているが，近年最も重要視されているのは③である．3つの現象は独立して生じるものではなく，同時に関連しあって生じる．すなわち①と②は，③の再石灰化反応に伴う現象である．全身応用による場合には，エナメル質と象牙質の形成過程において最初から①の機序が働く可能性が考えられる．

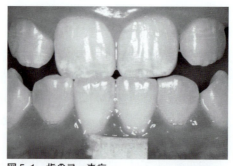

図 5-1　歯のフッ素症
（日本大学松戸歯学部・田口千恵子先生のご厚意による）

6─過量なフッ化物による為害作用

1) 急性中毒

　誤って大量のフッ化物を一度に摂取すると，嘔吐，腹痛，痙攣，筋虚脱などの急性中毒症状が現れる．塩化カルシウム溶液による胃洗浄やグルコン酸カルシウム液の静脈注射などの医療処置が必要となる見込み中毒量が 5 mgF/kg 体重に設定されている．これより少量の摂取の場合には，牛乳（カルシウムを含んでいる）を飲ませて経過を観察する．小児や障害児・者の誤飲が起こらないよう，適切に管理すべきである．致死量は，体重 70 kg の成人の場合 NaF にして 5～10 g と推定されている．

2) 慢性中毒

　歯と骨に慢性中毒症状が出現する．歯のフッ素症（図 5-1）は，エナメル質形成途中にフッ化物を過剰に摂取した場合に生じる歯の形成不全症である．軽度の場合は白濁がみられる程度であるが，重度になると着色や実質欠損などの審美的障害を生じる．いずれの場合もう蝕抵抗性は高い．歯の形成後，すなわち歯の萌出後にフッ素症が生じることはありえない．

　飲料水中のフッ化物濃度が 8 ppm 以上の非常に高濃度である場合には，骨硬化症が生じる．さらに重症になると疼痛や，靱帯や腱組織の石灰化，運動障害が出現する．飲料水中のフッ化物濃度が 6 ppm 未満であれば骨の変化は認められないとされている．

4 う蝕予防におけるプラークコントロールの意味

1─物理的プラークコントロール

　歯面上のデンタルプラークを物理的（機械的）に除去する目的で歯ブラシが使用される．歯ブラシが届かない隣接面部には，デンタルフロスか歯間ブラシを利用する．しかし，どのような方法を用いても，一般の人が完全にプラークを除去することは不可能である（歯科診療室で PMTC を完璧に行えば可能ではある）．

　著しい口腔の不潔，多量のプラークの同一歯面上への持続的な停滞は，間違いな

くう蝕のリスクではあるが，ある程度以上の清掃が行われれば，多少の磨き残しがあっても，う蝕の発生には必ずしも直結しない．また，徹底的なブラッシングによりう蝕を抑制できたという報告も存在しない．どの程度の物理的歯面清掃が必要なのかどうかというエビデンスも存在しない．すなわち，適切なフッ化物の応用および発酵性糖摂取のコントロールが合わされば，ある程度のプラークコントロールによって，う蝕は予防可能であると考えられる．隣接面部におけるある程度のプラーク抑制のために（完全除去のためではなく）デンタルフロスを使用することは合理的であり，積極的に推奨される．

　ブラッシングの習慣は，単にう蝕や歯周病の予防のためだけにあるのではなく，規則正しい生活習慣や，清潔習慣の確立という意味でも評価されるべきであろう．

2─化学的・生物学的プラークコントロール

　一部の歯磨剤に含まれる各種の抗菌物質は，化学的なプラークコントロールを目的として配合されている．細菌付着抑制効果は実験で示されているものもあるが，う蝕予防効果としてのエビデンスのあるものはない．ほとんどの歯磨剤に発泡剤として含有される界面活性剤のラウリル硫酸ナトリウムは，プラークの再付着を抑制するので，これも一種の化学的プラークコントロールといえる．

　種々の抗菌物質を含有する洗口液は，隣接面部の物理的なプラークコントロールの代わりに利用できる可能性が報告されているが，現在までのところ，う蝕予防の目的で化学的プラークコントロールが必要であると考えるべき根拠は存在しない．

　糖類の摂取頻度が多い人では，ミュータンスレンサ球菌の活動が盛んになり，形成された酸性環境の結果，ほかの細菌種が劣勢になるが，逆にう蝕リスク抑制のために糖摂取を制限するとミュータンスレンサ球菌が抑制され，酸感受性のほかの細菌種の勢力が回復する．このように食生活習慣を改善することは，生物学的にプラークコントロールを行っているともいえる．

5 食生活習慣とう蝕予防

　含糖食品（飲料を含む）を頻回摂取することは，う蝕リスクを増大させる．誰でもどこかの歯面にはプラークが付着しており，プラーク直下では，発酵性糖質が入ってくるのと連動して pH の低下（酸産生）と唾液による中和と希釈洗浄による回復，これに伴う歯質の脱灰および再石灰化が 1 日のうちに繰り返し起こっている．糖類摂取の回数が増えれば，pH の低下時間すなわち脱灰時間が長くなり，再石灰化時間が短縮され，う蝕は進行する（図 5-2）．

　糖類の過剰摂取は，う蝕リスクだけではなく，糖尿病や肥満，その他のメタボリックシンドロームの重大なリスク要因である．一方で糖類は，栄養源としても食の味を楽しむためにも必須の物質であり，健康増進のために，適切に摂取することが必要である．

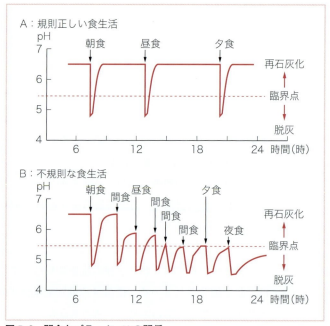

図 5-2 間食とプラーク pH の関係
プラーク直下の歯質では，脱灰と再石灰化が繰り返されているが，糖摂取の回数が増えることで，脱灰時間は延長，再石灰化時間は短縮される．

表 5-4 小児と青少年のう蝕ハイリスク者の判定基準（米国，JADA1995）

・過去 1 年の新規う蝕発生が 2 歯以上
・平滑面のう蝕経験がある
・ミュータンスレンサ球菌数が多い
・小窩裂溝が深い
・全身的・局所的フッ化物応用がない（ほぼない）
・口腔清掃が不良
・砂糖摂取が頻繁
・不定期な歯科受診
・唾液分泌量が少ない
・不適切な哺乳ビンの使用（乳児）

(Caries deagnosis and risk assesment. A review of preventive strategies and management. JADA 126：1S-24S., 1995)

6 う蝕リスクの評価・判定と予防

　個人において，ときには集団において，さまざまなリスク因子の有無，あるいは軽重を総合的に評価して，これを予防戦略の策定に活用する．個人のリスク評価の結果は，定期健診の間隔の設定や，予防処置法の選択の参考になる．これまでにさまざまなリスク判定基準が提案されており，細部までの統一はみられないものの，基本的には一定の考え方に基づいている．ここでは，米国歯科医師会が示した基準を例として示す（表5-4）．該当項目が1つでもあれば，リスクが高いと考えるべきであり，該当項目が多くなるほど個人のリスクはより高まる．

III 歯周病

1 歯周病のリスク因子

　リスク因子（危険因子）とは，健康な状態から疾患が発症する際に関与する因子のことである．治療終了後に症状の悪化や疾患の再発に関与する因子は予後因子とされ，リスク因子とは区別される．疾患の発症は疫学の三角形，車輪モデル，などさまざまなモデルが提唱されており，リスク因子はこれらのモデルの因子となるものである．一般的に感染症は疫学の三角形，生活習慣病は車輪モデルで説明されることが多い．

　う蝕は細菌因子，宿主因子，環境因子の3つが重なると発症するというKeyesの3つの輪が提唱されているが，これは疫学の三角形をう蝕にあてはめたものである．歯周病もう蝕と同様に疫学の三角形に基づいてその発症が説明されることが多い．以下，疫学の三角形に基づき歯周病のリスク因子を解説する（図5-3）．

1─細菌因子

　う蝕の場合，う蝕のリスク検査としてミュータンスレンサ球菌の測定が商品化されており，ミュータンスレンサ球菌はう蝕のリスクと認識されている．歯周病原性細菌に関しては，歯周組織に対する病原性は明らかであり，歯周病原性細菌の量が多いと歯周病が悪化しやすいうえに歯周治療後の予後が悪く再発しやすいため，予後因子としても広く認識されている．代表的な3菌種である，*Porphyromonas gingivalis*，*Tannerella forsythia*，*Treponema denticola* は Red Complex（p.100参照）とよばれ，歯周病と強く関連する．これらの菌は，主にグラム陰性嫌気性菌である．

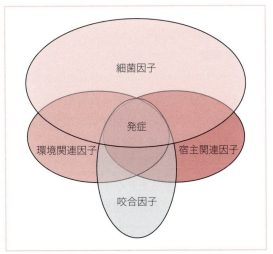

図5-3　歯周病の原因因子とリスクファクター
これらの因子が関連しあって，歯周病を発症・進行させる．

しかしながら，歯周病が発症していない健常者でも，多くの人が歯周病原性細菌自体には感染しており，必ずしも歯周病の症状を伴わないため，歯周病原性細菌に関するエビデンスは十分ではない．また，いまだ明らかにされていない歯周病原性細菌の存在も指摘されている．

2―宿主関連因子

1）年齢
年齢が高くなるほど免疫力の低下などから歯周病に罹患しやすくなる．

2）歯数
現在歯数が少ないと残存歯に力学的な負担がかかり，残存歯が歯周病に罹患しやすくなる．

3）人種
歯周病の罹患率に人種差が存在するとされている．米国で行われている健康調査の結果から，ヒスパニック系アメリカ人，アフリカ系アメリカ人と比較して，白人の罹患率が最も低かった．

4）糖尿病
高血糖や血液中のブドウ糖のアンバランスが歯周病を起こしやすくする．血糖値の上昇に伴い，好中球の機能不全，コラーゲン合成阻害，歯根膜線維芽細胞の機能異常，AGE（advanced glycation endproduct：最終糖化産物）による炎症性組織破壊，微小循環障害，過剰な免疫応答などが歯周組織に影響を与え，歯周病を増悪させる．また，血液中のブドウ糖は歯周病原性細菌の栄養源にもなる．

5）妊娠
女性ホルモンであるエストロゲン，プロゲステロンが歯肉溝内へ分泌され，歯周病原性細菌の一種である *Prevotella intermedia* の増殖を引き起こし，歯肉の炎症を引き起こす（p.211 参照）．

3―環境関連因子

1）喫煙
タバコ成分中のニコチンが末梢血管の収縮を引き起こし，血液流量を減少させる．また，免疫力の低下，酸素飽和度の低下，歯周ポケット内酸素分圧の低下などの影響もある．喫煙者は非喫煙者に比べて2～8倍，歯周病に罹患しやすいことが報告されている（p.153 参照）．

2）ストレス
ストレスがある患者やうつ状態にある患者では，体内でサイトカインが産生され，それが免疫系に作用し歯周組織に影響を与えるとされている．うつ状態にある患者は健常者と比較して歯周病の発症率が2倍であるという報告もある．

3）肥満（メタボリックシンドローム）
肥満により，身体中に脂肪組織が増加すると多量のマクロファージが蓄積する．

また，脂肪細胞が増加するとTNF-α，IL-6，MCP-1などのアディポサイトカインが産生され，歯周組織に炎症を引き起こすことが明らかになっている．

4—咬合因子

咬合が原因で歯周病が発症することはないが，咬合因子が歯周病の進行に影響を与えている可能性は否定しきれない．

2 歯周病の検査，健診

1—歯周病の検査

口腔内を直接診査する項目は，歯周ポケットに関する検査，歯の動揺度の検査，歯のコンタクトの検査，プラークの付着状態の検査がある．

2—歯周ポケットの検査

歯周ポケット測定用の専用プローブ（図5-4）を用いて1歯に対して6点を計測する．簡便な方法として4点，1点で測定する方法もある．測定圧は20〜25gが基本になっている．正確に歯周ポケットを測定できるようになるためにはトレーニングが必要である．また，過大な圧力が加わらないように，一定以上に圧力が加わらないようになっている緩圧型プローブも販売されている．インプラント埋入部位に対してはプラスチックプローブを用いる場合もある．

検査項目としては，歯周ポケットの深さ（Probing Pocket Depth：PPDまたはPocket Depth：PD），アタッチメントレベル（Clinical Attachment Level：CAL），出血の有無（Bleeding On Probing：BOP），排膿の有無などの項目がある．

1) PPD

歯肉辺縁から歯周ポケット底までの距離である．通常mmで表す．

2) CAL

セメント-エナメル境（CEJ）などの不変の基準点からポケット底までの距離．通常mmで表す．歯周病の進行と改善の程度を知るための指標となる．歯周炎の場合，アタッチメントロスはCALとほぼ同義であると考えてよい．

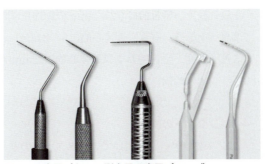

図5-4 歯周ポケット測定用の専用プローブ

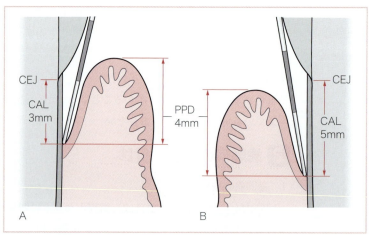
図5-5 歯周ポケットの違い

3）BOP
出血の有無を記録する．＋，－で表す．BOPが陽性であるということは炎症が存在しているということを示す．

4）排膿
歯周ポケットからの排膿は炎症の増悪と関連している．

5）PPDとCALの違い
歯周ポケットには，付着の位置は変わらずに炎症により歯肉が腫脹した場合にできる仮性ポケット（歯肉ポケット）と，アタッチメントロスを伴う真性ポケットに分類される．

図5-5Aのような仮性ポケットの場合はCALの値は小さくなってPPDの値は大きくなる．また，図5-5Bのように歯肉が退縮している場合は，逆にPPDの値が小さくなりCALの値が大きくなる．このようにCALはPPDでは表すことができない，歯周組織の破壊の程度を示す指標となる．

3─歯の動揺度（図5-6）

1）Millerの歯の動揺度の分類
0度（生理的動揺0.2 mm以内）
1度（軽度，唇舌的に0.2〜1 mmの動揺）
2度（中等度，唇舌，近遠心的に1〜2 mm）
3度（高度，唇舌的および近遠心的に2 mm以上の動揺，または垂直方向の舞踏状の動揺）

4─コンタクトの検査
コンタクトゲージを用いてコンタクト圧の強さ，あるいは接触点間の距離を測定する．コンタクトが緩いと食片圧入が起こりやすく不潔になるため，歯周病が進行

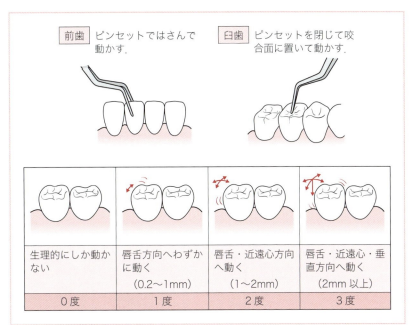

図 5-6 歯の動揺度の分類

しやすいとされている．

5―プラークの付着状態の検査（O'Leary の PCR）

プラークの付着状況を診査する方法はいくつかあるが臨床では一般的に O'Leary のプラークコントロールレコードが用いられている．

歯垢染色剤を用いて，近心，遠心，唇頰側面，舌口蓋側に 1 歯を 4 分割し，各歯面の歯頸部のプラークの有無を記録し，判定する．この検査は全萌出歯が対象となる．

6―根分岐部病変の検査

1) Lindhe と Nyman の分類（図 5-7）

　1 度：水平的な歯周組織のアタッチメントロスが歯の幅径の 1/3 以内のもの．
　2 度：水平的なアタッチメントロスが歯の幅径の 1/3 を超えるが，歯周プローブが根分岐部を貫通しないもの．
　3 度：完全に根分岐部の付着が破壊され，頰舌的あるいは近遠心的に歯周プローブが貫通するもの（through-and-through）．

2) Glickman の分類（図 5-8）

　1 級：根分岐部に病変があるが臨床的・エックス線的に異常を認めない．
　2 級：根分岐部の一部に歯槽骨の破壊と吸収が認められ，歯周プローブが少し挿入されるが根分岐部を貫通しない．
　3 級：根分岐部直下の骨が吸収し，頰舌的あるいは近遠心的に歯周プローブは貫

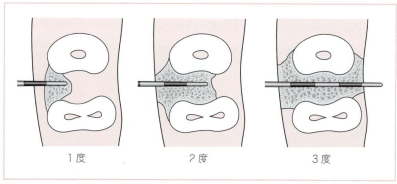

図5-7 Lindhe & Nyman の分類

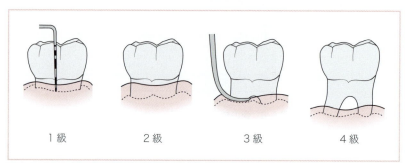

図5-8 Glickman の分類

通するが根分岐部は歯肉で覆われている．

4級：根分岐部が口腔内に露出しており，歯周プローブが貫通する．

エックス線写真を参考にしながら，ファーケーションプローブなどを用いて診査する．

7―診査の記録

以上の診査結果を図5-9に示すような用紙に記録する．

8―診断基準

1）1歯単位での診断基準

(1) 炎症の程度による歯周炎の分類
- 軽度歯周炎：歯周ポケット深さが4mm未満
- 中等度歯周炎：歯周ポケット深さが4～6mm未満
- 重度歯周炎：歯周ポケット深さが6mm以上

(2) 組織破壊の程度による歯周炎の分類
- 軽度歯周炎：歯槽骨の吸収度あるいはアタッチメントロスが歯根長の1/3以下，根分岐部病変がないもの．
- 中等度歯周炎：歯槽骨吸収度あるいはアタッチメントロスが歯根長の1/3～1/2以下，または根分岐部病変があるもの．

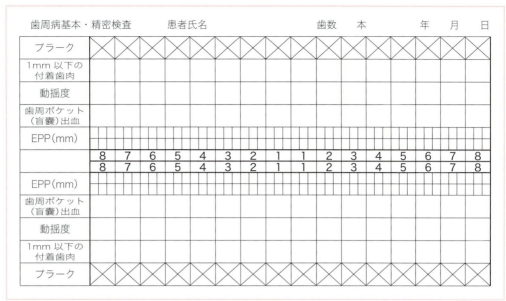

図 5-9　記録用紙の一例

・重度歯周炎：歯槽骨吸収度あるいはアタッチメントロスが歯根長の1/2 以上または根分岐部病変が 2 度以上のもの．

2）個人単位での診断

(1) 歯周炎の進行度による分類

1 歯単位での診断で，軽度，中等度，重度が混在する場合は，最も重症の歯を基準とする．また，慢性歯周炎の罹患歯数が全部位の 30％以下であれば限局型，30％を超えれば広範型に部類する．

9―歯周病の健診

集団健診における歯周病の健診は診療室のように正確には行えないため，診療室で行う検査を簡略化したものが用いられている．日本では WHO が開発した CPI が広く用いられてきた．CPI は WHO プローブを用いて（図 5-10），代表歯の歯周ポケットを測定するものであるが，2013 年，WHO が代表歯のみによる評価の整合性について疑問を呈した．

しかしながら，日本では歯科疾患実態調査をはじめ，多くのデータが CPI による評価で蓄積されてきたため，データ比較の観点から今後も従来の CPI が使用されていくものと考えられる（p.23 参照）．

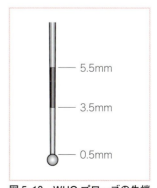

図 5-10　WHO プローブの先端

3 歯周病予防におけるプラークコントロール

1—口腔の清掃部位からみたプラークコントロール

　歯周病を予防するためには，その直接的な原因であるプラークコントロールが重要である．

　Hirschfeld（1939）は，口腔清掃に関して，清掃可能部位（自浄部位と可浄部位）と清掃不可能部位に口腔を分けた．自浄部位は，唾液の自浄作用や咀嚼時に自然に歯面清掃が行われる部位で，可浄部位は，歯ブラシや歯間部清掃具を用いたセルフケアで歯面を清掃できる部位である．

　一方，清掃不可能部位は，セルフケアでは除去できない沈着物や解剖学的に到達できない部位が含まれ，プロフェッショナルケアとして行う清掃法が必要になる．

　Youngblood（1985）やRapley（1994）らは，手用歯ブラシ（バス法）や電動歯ブラシによる歯肉縁下部の清掃に関する研究を行っている．その結果，いずれの方法でも歯ブラシでは，歯肉縁下1.0～1.5mm程度の到達だったことが明らかとなった[11,12]．

　これらの研究から，プラークの除去は，セルフケアや歯肉縁上バイオフィルムを除去するだけでは不十分であり，さらに歯周病の予防や治療の主なターゲットである歯周ポケット内の病原微生物を含むプラークのコントロールは不可能だということが示唆された．つまり，セルフケアで行うプラークコントロールと同時に，専門家による非外科的歯周治療が必要であることを示している．

2—歯周病の予防手段と処置

1）予防的口腔清掃（oral prophylaxis, dental prophylaxis）[13]

　健康な歯周組織をもつ患者およびプラークによる歯肉炎患者に対して歯肉縁上の沈着物（プラーク，歯石，着色など）を除去する処置で，スケーリングや歯面研磨が含まれる．この処置は非外科的歯周治療には含まれない予防的処置で，歯周病の治療的効果はほとんど望めない．ラバーカップやポリッシングブラシを用いて行う歯面研磨や歯面清掃器（エアポリッシャー）などの歯肉縁下の到達点は，セルフケアと同様に歯肉縁下の1～2mm程度なので審美的処置と考えられている[14,15]．

　ラバーカップと研磨剤を用いた歯面清掃に関して，これまでさまざまな研究が行われ，現在では世界的にコンセンサスが得られている[16,17]．

　これらの結果を踏まえ，アメリカ歯科衛生士協会（American Dental Hygienists' Association）は，歯面研磨に関して次のような見解を発信している．

　予防的口腔清掃，つまり歯肉縁上スケーリングおよび歯面研磨は，歯磨きやデンタルフロスと同程度の効果と考えられる．歯面研磨においては外因性着色が沈着している部位を選択的に研磨除去（Selective polishing）する審美的な処置である．

　また，繰り返しの過剰な歯面研磨によって，フッ化物を最も多く含み耐酸性でう蝕予防に重要な役割を果たすエナメル質最外層部が切削されることや修復物の損傷

表 5-5　歯面研磨の禁忌症例[16]

- 外因性着色がない歯面
- SPR 後
- 萌出したての歯
- 知覚過敏部位
- セメント質や象牙質が露出している歯肉退縮部位
- 急性の歯肉炎および歯周炎がある歯および口腔
- エナメル質形成不全部位,脱灰部位,ランパントカリエスが存在する口腔内
- 修復物：コンポジットレジン,ポーセレン,ベニア,セラミックスなど
- 伝染性疾患をもつ患者
- 研磨剤にアレルギーがある患者

表 5-6　非外科的歯周療法の目的[14]

- 炎症を引き起こす病原性微生物の抑制および除去
- 再炎症を防ぐための消炎と炎症コントロール
- 炎症を解消するための環境づくり
- 患者の歯周病に関するリスクファクターの改善

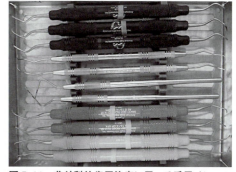

図 5-11　非外科的歯周治療に用いる手用インスツルメント

を引き起こすことで,う蝕リスクへとつながる可能性がある.ADHA は歯面研磨の禁忌症例を示している[18](表 5-5).

2) 非外科的歯周療法[19]（表 5-6）

(1) スケーリング（scaling）

歯冠部歯面と根面のプラーク・歯石・着色に対して,器具を使用して除去する処置をいう.

(2) ルートプレーニング（root planing）

歯周病において最も治療的効果のある処置で,歯石が付着し粗糙で病原性微生物により汚染された根面を除去する処置をいう.

スケーリングとルートプレーニングを合わせて,SRP という.SRP に用いる器具には,手用インスツルメント（スケーラーやキュレット）および超音波スケーラーがある（図 5-11）.

(3) デブライドメント（debridement）（表 5-7）

口腔内の炎症起因物質を除去し歯周組織の健康状態を改善・維持する処置をいう.

歯根表面の組織を保存しながら,セルフケアや歯面研磨などで到達できない歯肉縁下のプラークやその副産物およびプラーク蓄積因子となる歯石や不適合な修復物を除去する処置である.スケーリングにとどまらず,疾病の進行を止め,組織の良

表 5-7 デブライドメントの論理的根拠[19]

1. 歯周病の進行を阻止する.
2. 歯肉下細菌叢に正の変化を誘発する.
3. 歯肉組織を消炎し,治癒することを可能にする環境をつくりだす.
4. BOP を減少させ,組織の付着を改善する.
5. 効果的なセルフケアを増進する.
6. 歯周外科的処置の判断に関して歯周状態の再評価を可能にする.
7. 歯周メインテナンスをとおして,疾病の再発予防を行う.

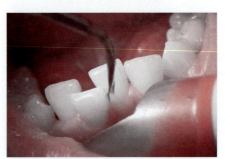

図 5-12 超音波スケーラーによるデブライドメント

好な健康状態を達成することが目標であり,根面組織への最低限の侵襲に限られたプラーク蓄積因子除去の達成のために,触診（p.151 参照）による根面粗糙感を探知する能力などの熟練したスキルが必要となる.

デブライドメントは,根面にとどまらず,免疫応答を考慮しながら歯周ポケット壁を構成する炎症性軟組織やポケット内部に存在する浮遊性の病原物質の除去を行う処置をさすので,細菌感染の制御とそれに伴う炎症のコントロールがデブライドメントの目的である.

過去において,スケーリングに続くルートプレーニングは,滑らかなガラスのような根面にすることが最終目的であった.これは,細菌のエンドトキシン（内毒素）がセメント質内部に深く侵入しているとの仮定に基づいて,感染セメント質を徹底的に除去することが勧められていたことによる.しかし,最近の研究により,エンドトキシンはセメント質内部に深く侵入していないことや歯肉縁下プラークは非付着性や浮遊性であることが明白になったことから,超音波スケーラーや手用インスツルメントでの軽い側方圧のストロークによって除去されることが明らかになっている（図 5-12）.エンドトキシンを排除するためとして,必要以上にセメント質を除去することは,今日では過剰処置と考えられている.

歯周病が全身の健康に与える影響が明らかになった現在,SRP は基本治療などに用いる狭義の用語であり,一方,デブライドメントは細菌感染の制御,つまりプロフェッショナルケアで行うプラークコントロールということができる（表 5-8）.

表 5-8 SRP とデブライドメントの相違点[19]

	SRP	デブライドメント
焦点	・徹底的な歯石除去とガラス様滑沢な根面の形成	・歯周組織を健全に維持するため，歯面に与える医原性損傷を最低限に抑えながら，細菌性プラーク・細菌産生物・プラーク付着を促進する歯石などの沈着物を除去する．
適応処置	・歯周基本治療の一部分的処置	・歯周基本治療およびメインテナンス（SPT）の全体的処置
根面	・内毒素がセメント質深部まで侵入していると信じられていたときは，徹底的なセメント質除去が行われていたが，現在では，歯周組織に為害作用を起こす可能性があるため，過剰なセメント質除去は行わない．しかし，プラーク蓄積因子は除去する必要がある．	・現在では，内毒素は根面に軽く付着していることが明らかとなったので，軽い側方圧でのストロークおよび超音波スケーラーにより除去が可能である．セメント質組織の保存が目指すところであり，歯周ポケット内の徹底的なプラークコントロールが望ましい．
器具の選択	・過剰な処置を防ぐために探知スキルが必要． ・手用インスツルメンテーションが望ましい．	・歯周ポケット内の状況把握のため，より丁寧な探知スキルが必要． ・手用と超音波によるインスツルメンテーションの共用が望ましい．
化学療法の有無	・処置に焦点があたっているため，特に必要ない．	・症状に応じた全身的・局所的抗菌薬の投与，および歯磨剤や洗口剤の選択を行う．
評価方法	・根面の平滑性を術者の判定に任せる主観的評価	・消炎できているかどうかについての客観的評価
手技の最終点	・徹底的な歯石除去と歯肉縁下プラークが停滞しない滑沢な根面の形成．	・プラーク・細菌産生物・プラーク蓄積因子の除去・臨床的探知可能な歯石の除去．

3）歯周基本治療およびそれに続くメインテナンスと SPT（Supportive Periodontal Therapy）[19]

歯周病の治療過程は，歯周基本治療およびメインテナンスと SPT がある．

(1) 歯周基本治療

歯周治療の初期の段階の積極的な歯周処置をいう．手用や超音波インスツルメントを使用して行うスケーリングやルートプレーニングなどの非外科的歯周治療をさし，徹底的な歯肉縁下のプラークコントロールを行う（図 5-13）．また，セルフケアの評価や禁煙指導などの生活習癖の改善指導を行う．さらに，全身的・局所的化学療法の選択的適応やセルフケアが困難になる可能性がある叢生などの歯列不正をもつ患者に対して歯列矯正治療の必要性の説明なども含まれる．

歯周基本治療終了後に歯周組織の再評価を行い，その結果に応じて，歯周外科治療や局所プラーク保持因子となっている不適合修復物の改善などを行う．

(2) メインテナンスと SPT（図 5-14）

日本歯周病学会は，歯周基本治療後に治癒し，健康状態に戻ったと判断された歯周組織を長期間維持するための処置をメインテナンスとし，歯周炎の病状が安定した状態を維持するために行う処置を SPT としている[10]．具体的には，デブライドメントが，個々の歯周組織の状態に応じて行われる．

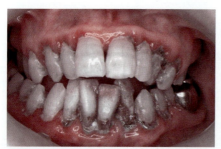
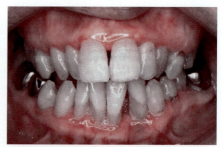

図5-13　歯周基本治療中の患者の口腔内写真
右側が1週間前にSRPを行った部位．炎症所見が治るまでデブライドメントやセルフケアの指導を繰り返し行う．

図5-14　歯周基本治療終了後，5年経過し，SPT中の患者の口腔内写真
口腔内環境の改善がみられ，歯周組織は安定している．

　メインテナンスやSPTの頻度に関しては，まだ確固たるエビデンスに基づいた結論は出ていないが，これまでの研究から年2～4回の処置が歯周組織を健全に維持するため適切な間隔とされている．
　患者の定期的な来院時において歯科衛生士は，全身状態，セルフケア，歯周組織の炎症の有無，インプラント，エックス線画像，喫煙などの日常生活のリスクなどの評価を行う必要があり，その結果によって個々の患者の適切な処置およびリコール間隔が決定される．
　また，歯周病をコントロールしようとする患者自身の努力が必須であり，さらに患者に長期的にデブライドメントを受けることが歯周組織の健康維持のための大切な要素であることを理解させることも重要であるため，歯科衛生士には，患者への説明能力および通院に関するモチベーション維持のためのコミュニケーション能力が求められる．

COLUMN　PMTC（Professional Mechanical Tooth Cleaning）

　スウェーデンの歯科医師P. Axelssonが提唱した予防歯科医療の施術方法の1つです．回転式ラバーカップや往復運動式エバチップハンドピースおよび研磨剤を用いた歯冠部および歯肉縁下1～3mm以内の歯面清掃の処置をいいます．
　1988年，この施術が日本に紹介され，爆発的に支持を受け急速に広まりましたが，『歯冠部研磨』を行う歯科医療従事者が増加したため，2004年に来日したAxelssonは講演会においてPMTCの基本を再確認しました．
　「PMTCとは，"キー・リスクとなる歯"の"キー・リスクとなる歯面"を集中的に清掃することである」（Tuft club vol. 19（㈱オーラルケア発行，2004年3月）から引用）

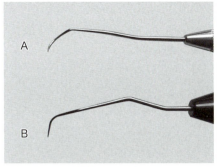
図5-15 非外科的歯周治療に最適な11/12エキスプローラー
A：スタンダードデザイン，B：深い歯周ポケット用（第1シャンクがスタンダードデザインより3mm長い）

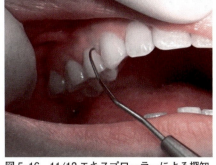
図5-16 11/12エキスプローラーによる探知

3─デブライドメントのスキル〜エキスプローラーを用いた触診[15]

　スケーリング・ルートプレーニング（SRP）やデブライドメントの開始前とその終了時は必ずエキスプローラーを用いて触診を行う．根面組織の侵襲を最低限に留めるために処置開始前に，どの根面が粗糙なのか，どこにプラークが停滞する可能性がある歯石が存在するのかを触診により判断する．また，終了時にはその箇所が滑沢になったかどうかを見極めるため再触診を行う．

　現在さまざまな形態のエキスプローラーが市販されているが，臨床現場では非外科的歯周治療において，11/12エキスプローラーを推奨されることが多い（図5-15）．グレーシーキュレットの11/12と同じようにシャンクが2カ所彎曲しており，歯周ポケットに適合しやすい．触診には先端は使わず，先端の側面を軽いグリップで歯面に当てて探知する（図5-16）．このエキスプローラーは繊細な器具なので微妙な根面の形態を確実に感じることができる．

4 歯周病を予防する薬剤

1─歯磨剤

　プラークコントロールは，歯ブラシによるプラークの機械的除去が基本であるが，歯磨剤や洗口剤中に殺菌，抗炎症，血行促進，刺激伝達抑制，象牙細管封鎖，口臭予防効果を有する成分を含有した製品が多数販売されていることから，期待する効果に応じて使用する．

1）殺菌消毒

　イソプロピルメチルフェノール（IPMP），ラウロイルサルコシンNa，塩化セチルピリジニウム（CPC），ポビドンヨード，塩化ベンゼトニウム，グルコン酸クロルヘキシジン，チモール，シネオール

2）抗炎症

トラネキサム酸，グリチルレチン酸，グリチルリチン酸二カリウム，イプシロン-アミノカプロン酸，サリチル酸メチル

3）血行促進

酢酸トコフェノール（ビタミンE）

4）刺激伝達抑制

硝酸カリウム

5）象牙細管封鎖

乳酸アルミニウム

6）再石灰化

フッ化物

7）口臭予防

メントール

2―抗菌薬

1）全身投与

　プラークコントロールは，歯ブラシによる機械的除去が基本であるため，抗菌薬の全身投与は，膿瘍形成や歯周炎の急性発作時に行われることが多い．しかし，歯周基本治療での反応が非常に悪い侵襲性歯周炎ならびに重度慢性歯周炎患者で糖尿病などの全身疾患を有する場合には付加的な効果が期待できる．マクロライド系のアジスロマイシン（ジスロマック®）は，組織停留性とバイオフィルムの破壊効果が報告されている．

2）局所投与〔局所薬物配送療法（Local drug delivery system；LDDS）〕

　歯周ポケット内の細菌は，バイオフィルムを形成して抗菌薬に対する抵抗性を示すため，機械的なバイオフィルム破壊後に薬物療法を行うことが基本となる．歯周ポケット内に薬物を長時間滞留させるために，徐放性非水系軟膏を基材として使用し，塩酸ミノサイクリンを歯周ポケット内に投与できるように，シリンジに充塡された製品を使用する．歯周基本治療後の歯周病検査の結果，歯周ポケットが4mm以上の部位に，計画的に1カ月間（1週間に1回，4回）使用する．歯周ポケットを

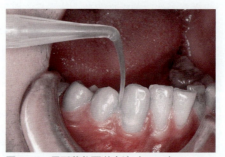

図5-17　局所薬物配送療法（LDDS）

洗浄後，ポケット内にシリンジ先端を挿入し，少し溢れ出るくらいまで注入する（図5-17）．1カ月後の歯周病検査の結果，臨床症状の改善はあるが，歯周ポケットが4mm以下に改善されない場合は，さらに1カ月間だけ継続して計画的に使用する．急性症状が生じた際に使用する場合もある．

5 喫煙の影響と禁煙支援

1 ― 喫煙と歯周病との関連性

喫煙と歯周病との関連についての疫学研究は数多くあり，これらの研究をまとめた国内外の報告書は一貫して，能動喫煙（本人の喫煙）と歯周病には因果関係があると結論づけている．関連の大きさを示すオッズ比は日本人で1.4～3.3を示し，海外の調査研究によると歯周病有病者の約半数に喫煙が関係していた．また，受動喫煙（他人の喫煙）が歯周病の危険性を高めることも報告されている．

2 ― 喫煙が歯周組織に与える影響

タバコ煙にはニコチン，一酸化炭素，タールなどの生体に影響を与える有害物質が多く含まれている．喫煙による末梢血管の収縮や歯肉血流の減少は，歯周組織への酸素と栄養の供給を妨げる．また，喫煙は宿主の免疫・炎症応答の不調和を引き起こして歯周組織の破壊を進行させ，さらに線維芽細胞を傷害して歯周組織の修復や創傷治癒を遅延させる．喫煙者では病原性の高い歯周病原性細菌の検出比率が高いことも報告されている．

3 ― 喫煙が関連する歯周病の臨床所見

喫煙者では歯肉に線維性の肥厚やメラニン色素沈着がみられる．プロービングデプス，アタッチメントレベル，歯槽骨吸収が大きく，特に前歯および口蓋側で顕著である．プラークや歯石の沈着量と病態は一致しない．歯周組織の破壊の程度に比べて歯肉の発赤や腫脹が軽度であり，歯肉出血も減少することから歯周病の進行に気づきにくくなる．また，歯周治療に対する反応や歯周外科手術の経過も不良になりやすい．

4 ― 歯周病に対する禁煙の効果

歯肉血流量は禁煙後1週間程度で回復する．禁煙すると歯周病のリスクも徐々に低下して，10年を超えると非喫煙者とほぼ同レベルになる．歯周治療中に禁煙した場合は，歯周ポケットの深さの減少が大きくなる，病原性の高い歯周病原性細菌の検出比率が減少するなどの治療効果の改善がみられる．

5 ― 日常臨床での禁煙支援

歯周治療の一環として禁煙支援を行うことは，歯周病の重症化の防止のみならず，喫煙が関連する全身疾患の予防につながる．歯科外来では，禁煙準備ができている

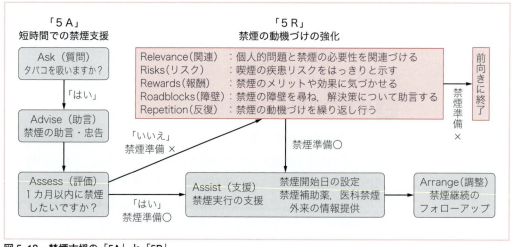

図 5-18 禁煙支援の「5A」と「5R」

喫煙者は 10％に満たないことから，**禁煙の動機づけ支援**が中心となるが，動機が高まった患者の禁煙実行や禁煙を開始した患者の長期維持までを一貫して支援することも可能である．禁煙支援は「5A」を基本として，すべての喫煙者に対して受診ごとに 3〜5 分で行うことが推奨される．禁煙準備ができていない場合の動機づけの強化は「5R」で行う（図 5-18）．

Ⅳ 口腔疾患に関連した全身疾患の予防

1 う蝕，歯周病予防と全身疾患

口腔の疾患のなかでう蝕と歯周病は特に有病率が高い疾患であり，成人期以降に歯を喪失する原因のうち，う蝕と歯周病が占める割合は大きい．

歯は口腔においてさまざまな役割や機能を果たしており，歯を喪失することで咀嚼機能が低下すると，固い食べ物が食べにくくなるなど食生活に影響を及ぼす．その結果，栄養の偏りや低栄養により全身の健康状態の悪化を招く原因となる．よって，う蝕や歯周病を予防することは，歯の喪失の予防のためだけではなく全身の健康維持にとっても重要である．

1-口腔疾患と生活習慣

わが国の平均寿命は年々延びているが，平均寿命と健康寿命との間にはおよそ 10 年の差があり，健康日本 21（第二次）が目指している健康寿命の延伸のためには，日々の生活習慣とのかかわりが深い生活習慣病や NCDs（非感染性疾患，p.2 参照）などの全身疾患の予防が欠かせない．う蝕や歯周病などの口腔疾患の発症や重症化の予防には，プラークコントロールにより口腔内を清潔に保つことが重要であるが，

口腔の疾患もまた，NCDsのリスク因子である喫煙や食生活などの生活習慣の影響を受けている．

口腔疾患はNCDsなどの全身疾患とさまざまなリスク因子を共有していることから，コモンリスクファクターの概念のもと，口腔疾患の予防のために生活習慣の改善を行うことは，口腔疾患の予防だけではなくNCDsの予防にもつながる．健康日本21（第二次）の基本的な方向において，歯・口腔の健康は，栄養・食生活，身体活動・運動，休養，飲酒，喫煙と並んでNCDsを予防するための生活習慣および社会環境の改善目標の1つとして取り上げられている．口腔保健指導を行う際に，口腔衛生指導に加えて広く生活習慣改善のための指導を行うことは，口腔保健の向上だけではなく全身の健康維持にも貢献できる．

2─口腔疾患と全身疾患

近年の研究報告により，口腔の健康は全身の健康と密接にかかわっていることが明らかになっている．口腔と全身の健康の関連については，関連の強さや方向性がそれぞれの疾患ごとに異なっているが，口腔疾患を予防して口腔保健を向上させることは，全身の疾患・異常を予防して健康寿命を延伸させるための重要な要素の1つであるといえる．

それぞれの全身疾患と口腔疾患との関連および歯科治療による効果について表5-9に示す．

2 口腔健康管理と全身疾患

わが国では，65歳以上の高齢者人口の増加に伴い，認知症や日常生活動作（ADL）の低下のために介護を必要とする高齢者が増加している．また，日本人の死因の第1位であるがんをはじめとする全身疾患のために，入院手術を必要とする患者の数にも増加がみられる．要介護高齢者や長期入院患者，周術期患者は，自分自身による口腔のセルフケアが困難になることで口腔環境が悪化する．そこで，要介護高齢者や周術期患者などの肺炎や口腔粘膜疾患を予防するための口腔健康管理の重要性が高まっている．

1─要介護高齢者の口腔健康管理

肺炎はわが国の死因の第3位であり，特に高齢者において不顕性の誤嚥による**誤嚥性肺炎（嚥下性肺炎）**が問題となっている．高齢者施設入所者に対して行われた介入研究により，頻回の口腔ケアを受けた者は受けなかった者に比べて肺炎発症や肺炎による死亡が有意に少なく，高齢者に対する口腔ケアが肺炎予防に効果的であることが示されている．また，デイサービスを利用する在宅介護高齢者に対して歯科衛生士が定期的な口腔ケアを実施することにより，インフルエンザの発症が著しく抑えられた報告もみられる．在宅や施設の要介護高齢者に対して器質的な口腔ケアを行うことは，発熱や肺炎発症予防に効果的であるといえる．

表 5-9 全身疾患と口腔疾患との関連および歯科治療による効果

	口腔疾患との関連	歯科治療による効果
糖尿病	・主な合併症：糖尿病性網膜症，糖尿病性腎症，糖尿病性神経障害など． ・糖尿病による免疫力の低下から易感染性となり，歯周組織に炎症が生じて歯周病を悪化させる． ・歯周病は糖尿病の合併症である．	・プラークコントロールやスケーリング・ルートプレーニングを中心とした歯周治療を行うと，HbA1cに改善がみられる． ・ブラッシング指導や歯科治療は，歯周状態を良好に保つと同時に血糖コントロールの改善にも寄与する．
腎疾患	・慢性腎臓病（CKD）は慢性に経過するすべての腎臓病をさす． ・腎臓の機能低下が進み腎不全になると，体内の老廃物を排出できなくなり透析や移植が必要となる． ・透析患者は易感染性になることや骨への影響により歯周病のリスクが高まる． ・CKDや透析患者で歯周病を併せもつ人では，総死亡率や心疾患による死亡率が高い．	・CKD患者に歯周治療を行うことで，腎機能を表す糸球体濾過量の値に改善がみられる． ・透析患者に対する歯周治療により，全身の炎症マーカーの改善や感染性疾患による入院，肺炎リスクの減少がみられる．
心疾患・循環器疾患	・動脈硬化は，心疾患を中心とした循環器疾患の原因となる． ・動脈硬化の病変部位からは歯周病原性細菌が検出されている． ・歯周病患者は，心疾患のリスク因子であるCRPやIL-6などの血清中炎症マーカーの値が高い．	・歯周治療により血清中炎症マーカーに低下がみられる． ・重度歯周炎患者に対する歯周治療によって血管内皮細胞の機能改善効果が示されている．
呼吸器疾患	・健康日本21（第二次）にNCDsとして取り上げられている慢性閉塞性肺疾患（COPD）は，歯周病の重要なリスク因子でもある喫煙の影響を強く受ける．	・歯周治療を行うことで，COPD悪化の抑制や肺機能の改善が認められている． ・喫煙習慣のある歯科受診患者に歯周治療とともに禁煙指導を行うことで歯周病と同時にCOPD予防も期待できる．
骨粗鬆症	・骨粗鬆症患者の多くは女性である． ・閉経後の女性骨粗鬆症患者は，顎骨の密度が低く残存歯数が少ないことが示されている． ・歯の喪失による食物の消化吸収機能の低下から，カルシウムやビタミンDが不足すると骨粗鬆症のリスクとなる．	・歯の喪失を予防することは，骨粗鬆症のリスク減少に貢献できる可能性がある． ・歯科で撮影するパノラマエックス線画像の所見から，下顎骨の皮質骨の厚みや形態を観察することにより，骨粗鬆症のスクリーニングが可能である．
関節リウマチ	・関節リウマチが重症化して関節機能が障害されると，手指関節の障害から口腔清掃が困難になり歯周病の進行がみられる． ・関節リウマチの悪化に対する歯周病原性細菌の感染の関与が指摘されている．	・歯科治療により，リウマチ活動度が低下することが確認されている．
がん	・歯の喪失が頭頸部がんや食道がん，胃がん，肺がんと関連していることが示されている． ・歯の喪失による食物の選択や栄養摂取ががんの発症に影響していると考えられる．	・う蝕の予防や歯周病の管理によって歯の喪失を予防することは，がんのリスク減少にも貢献できる可能性がある．
早産・低体重児出産	・低出生体重児は早産で生まれることが多い． ・早産は死産のリスクとなるほかにさまざまな疾病や障害のリスクを高める． ・歯周病のある妊婦は早産や低体重児出産のリスクが高い．	・歯科治療を行うことにより，早産や低体重児出産のリスクが減少する． ・母子健康手帳に歯周病と早産との関連についての説明が記載されている．

　要介護高齢者の口腔ケアを行う際には，全身の健康状態を確認し，口腔粘膜に異常がないかどうかを慎重に確認する必要がある．アフタや褥瘡性潰瘍があると，疼痛により口腔ケアの実施が困難になるため，病変部を避けながら注意深く口腔清掃を行う．また，白板症や紅板症などの前がん病変は，口腔粘膜の汚れや口腔カンジ

ダ症，口腔内炎との鑑別が必要となるため，疑いがあれば専門医への受診を促し，口腔ケアにより病変部に強い刺激を与えないように注意が必要である．

今後，高齢化がさらに進むことで要介護高齢者の増加が見込まれており，高齢者を取り巻く医療，介護の現場において，施設や在宅の要介護高齢者に対する口腔ケアのニーズはさらに高まることから，地域包括ケアシステムのなかで，主治医，介護支援専門員，訪問看護師などと多職種間の連携を行い，効果的な口腔ケアを提供できるような体制の整備が求められている．

2 ─ 長期入院患者の口腔健康管理

長期入院患者のうち特に高齢者では，う蝕や歯周病などの口腔疾患や義歯の未使用により摂食嚥下機能が低下すると低栄養に陥りやすくなる．また，摂食嚥下機能の低下から経口摂取が困難になることで胃瘻などの経管栄養になると，唾液の分泌が減少し，口腔の自浄作用の低下や口腔細菌数の増加により口腔環境が悪化することで誤嚥性肺炎のリスクが高まる．経管栄養の患者にも，経口摂取者と同様に口腔ケアによる口腔衛生状態の改善をはかり，嚥下機能訓練を行うことで，できるだけ経口摂取ができるようにすることを心がける必要がある．

3 ─ 周術期口腔機能管理

がん患者などの全身麻酔による手術では，気管チューブの挿管により口腔内の細菌を気管に押し込めてしまうことで肺炎や気管支炎のリスクが高まる．また，動揺歯があると，挿管の際に歯が脱落して気管内に入る可能性がある．手術後に肺炎や感染症が起こると治療入院期間が延長するが，手術前後にブラッシング指導や歯石除去，機械的歯面清掃などの器質的口腔ケアを行い，加えて必要な歯科治療を行う**周術期口腔機能管理**により，肺炎などの術後合併症の発症頻度が減少し入院日数の短縮がみられている．2012年の診療報酬改定で，がんなどの手術・治療を行う患者に対して口腔ケアに加えて必要な歯科治療を行う「周術期における口腔機能の管理」に関する項目が新設された．がん治療などにおいて医科と歯科が連携をとりあい，口腔機能・衛生管理を伴う質の高い周術期管理が行われることにより，術後合併症の予防や早期回復につながることが期待できる．

がん患者の外科手術後に行われる化学療法や放射線治療は，副作用として口内炎などの口腔粘膜炎を起こしやすい．口腔粘膜炎の症状が重篤化すると，経口摂取が困難になり，また口腔粘膜炎自体が感染源となることから，感染源を除去するためにも術前の口腔ケアが重要となる．また，化学療法や放射線治療は，唾液腺への障害により唾液分泌の減少や口腔乾燥を起こすため，う蝕リスクを高める．そのため，がん患者の治療では，歯科医師・歯科衛生士，口腔外科医，腫瘍内科医や放射線腫瘍医が相互に連携をとりあい，専門的な口腔清掃や歯科治療，口腔乾燥に対する処置を行うことで術後の合併症をできるだけ減らすことが重要である．

周術期患者の口腔機能管理を行うことは，術後合併症の予防や在院日数を減らせ

るだけではなく，医療費の削減や患者の QOL の向上にもつながる．

■ 参考文献

1) Sheiham A, Watt RG：The common risk factor approach：a rational basis for promoting oral health. Community Dent Oral Epidemiol, 28：399-406, 2000.
2) Abe S et al.：Professional oral care reduces influenza infection in elderly. Arch Gerontol Geriatr, 43：157-164, 2006.
3) 厚生労働省：中央社会保険医療協議会総会（第259回）歯科医療（その2）について　専門委員提出資料．(http://www.mhlw.go.jp/stf/shingi/0000030116.html)
4) www.icdas.org
5) Pitts NB, Ekstrand KR：ICDAS Foundation. International Caries Detection and Assessment System (ICDAS) and its International Caries Classification and Management System (ICCMS)—methods for staging of the caries process and enabling dentists to manage caries. Community Dent Oral Epidemiol, 41(1)：e41-52. Doi：10, 1111/cdoe, 12025. Review. PubMed PMID：24916677, 2013.
6) Caries diagnosis and risk assessment. A review of preventive strategies and management. JADA126：1S-24S, 1995.)
7) U.S. Department of Health and Human Services. Chapter 6. Dental diseases, In：The health consequences of smoking：a report of the Surgeon General, Washington DC, U.S. Department of Health and Human Services, 732-766, 2004.
8) 厚生労働省編：「喫煙と健康　喫煙の健康影響に関する検討会報告書」，2016.
9) Fiore FC et al.：Treating Tobacco Use and Dependence：2008 Update. Clinical Practice Guideline. Rockville, MD：U.S. Department of Health and Human Services Public Health Service, 2008.
10) World Health Organization：Toolkit for oral health professionals to deliver brief tobacco interventions. World Health Organization, Geneva, 2017.
11) Youngblood, J.J., et al.：Effectiveness of a new home plaque-removal instrument in removing subgingival and interproximal plaque：a preliminary *in vivo* report. Compendium of Continuing Education, Dent. Suppl. 6：s128-141. 1985.
12) Rapley, J.W., et al.：Subgingival and interproximal plaque removal using a counter-rotational electric toothbrush and a manual toothbrush. Quintessence Int. 25：39-42, 1994.
13) American Dental Hygienists' Association. Position paper on the oral prophylaxis. Chicago, IL, ADHA, 1998.
14) Darby, M. L., Walsh, M. M.：Dental Hygiene Theory and Practice. 4th ed. Elsevier Saunders, St Louis, 2015.
15) Wilkins, E.：Clinical Practice of the Dental Hygienist. 12th ed. Wolters Kluwer, Baltimore, 2016.
16) Canadian Task Force on Preventive Health Care. Canadian Task Force methodology, levels of evidence-research design rating. Ottawa, Health Canada, 1997.
17) Azarpazhooh, A., Main, P.A.：Efficacy of dental prophylaxis (rubber cup) for the prevention of caries and gingivitis：a systematic review of literature. British Dental Journal 207, E14, 2009.
18) American Dental Hygienists' Association. Position paper on polishing procedures. Chicago, IL, ADHA, 1997.
19) Nield-Gehrig, J.S., Willmann, D.E.：Foundations of Periodontics for the Dental Hygienist. 4th ed. Wolters Kluwer, Baltimore, 2015.
20) 尾﨑哲則，埴岡　隆編：歯科衛生士のための禁煙支援ガイドブック．医歯薬出版，東京，2013.

6章 ─ 口腔ケアの実践

　口腔ケアとは口腔の健康の維持増進を目的とした行動・方法をさす[1]．口腔ケアには，歯，舌，口腔粘膜などの口腔内の清掃や義歯の管理などの器質的ケアと，咬合や摂食嚥下などの口腔機能の回復・維持・向上を目的にした機能的ケアがある．
　本章では①歯および歯肉のケア，②修復物および補綴装置のケア，③インプラントのケア，④舌のケア（舌苔の除去），⑤歯肉，舌以外の口腔粘膜のケア，⑥唾液分泌，⑦咬合の各項目について，歯科診療所で実践されている口腔ケアについて解説する．なお，①～⑤は器質的ケア，⑥，⑦は機能的ケアとする．

I 歯および歯肉のケア

1 口腔ケアを始める前に

　口腔ケアのうち特に器質的ケアは，自分自身で毎日行うセルフケアと歯科医師や歯科衛生士などの専門家により定期的に行われるプロフェッショナルケアに分けられる．
　セルフケアには主に手用歯ブラシや電動歯ブラシ（図6-1）などを用いるブラッシング，デンタルフロスや歯間ブラシなどの補助的清掃用具（図6-2）を用いる歯

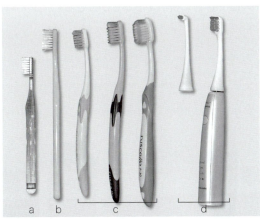

図6-1　手用歯ブラシと電動歯ブラシの一例
a：小児用歯ブラシ，b：平切り歯ブラシ，c：段差植毛歯ブラシ，d：電動歯ブラシ

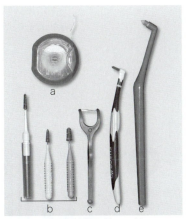

図6-2　補助的清掃用具の一例
a：ワックス付きデンタルフロス，b：歯間ブラシ，c：ハンドル付きデンタルフロス，d：ペリオブラシ，e：タフトブラシ

間部清掃などがある．これらの方法はプラーク除去が目的である．

なお，ブラッシング時にほとんどの人が歯磨剤を使用している．その多くはフッ化物配合歯磨剤であり，う蝕予防効果が認められている[2]．

プロフェッショナルケアは歯面に付着した歯石，個々の歯列や歯の形態などの条件によりセルフケアでは除去できない付着物について，歯科医師・歯科衛生士などの専門家が専用の器材や薬剤（フッ化物含有研磨剤など）を使用して行う清掃法で，セルフケアを補うために行われる．歯石除去，PTC（Professional Tooth Cleaning）やPMTC（Professional Mechanical Tooth Cleaning）などが含まれる[3]．PTCは歯科医師，歯科衛生士が主にメインテナンスで行うプラーク除去，スケーリング・ルートプレーニング，歯面研磨である．PMTCは熟練した術者が機械的器具とフッ化物配合研磨ペーストを用いて，歯肉縁上と歯肉縁下1～3mmにあるプラークを徹底的にすべての歯面から取り除くことをいう[2]．PMTCはスケーリングやルートプレーニングを原則として含まない[4]．プロフェッショナルケアはう蝕リスクの高い患者へのアプローチや，歯周病の予防およびメインテナンスに効果を発揮する[3]．PTCやPMTCに使用する器材の一例を図6-3に示す．

専門家がプロフェッショナルケアの一環としてセルフケア器具を用いて口腔清掃を行うことを術者磨きという[3]．

う蝕や歯周病の主因はプラークである．そのプラークを除去することの意義やその方法を患者に説明し，指導を行うことが口腔衛生指導である[1]．具体的には，プラークコントロールレコードなどを利用して，患者のモチベーションの向上をはかるとともに，個々の患者に適したブラッシングやフロッシングなどの口腔清掃法の指導を行うことである．

口腔衛生指導時，プラークの染め出しを行う．プラークは歯と同じような白色または黄白色を呈するため，実際に付着している量や部位が把握しづらい．プラークの主成分は微生物およびその産生物などからなる有機物であることから，色素で染色すると付着物を肉眼で容易に検出することができる[3]．図6-4に歯垢染色剤の一例を示す．

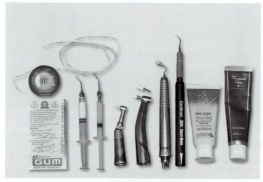

図6-3　PTC，PMTCに使用する器材の一例

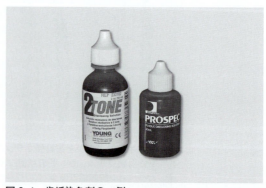

図6-4　歯垢染色剤の一例

2 ブラッシング

ブラッシングの目的は，歯面からのプラークの除去と，辺縁歯肉のマッサージであるといわれている．ブラッシングは機械的プラークコントロールの基本であり，患者自身のブラッシングすなわちセルフケアにより，口腔衛生状態が大きく左右される．したがって，口腔衛生指導はとても重要である．さらに，ブラッシングはプラークの除去効果が高いこと，操作性がよいこと，歯肉や歯面を傷つけないことが大切である．このような要点を満たす手用歯ブラシによるブラッシング法としては，スクラッビング法やフォーンズ法などがあげられる．

ブラッシング法には，主に歯ブラシの毛先を使う方法と，歯ブラシの脇腹を使う方法に分けられる．一般的に歯ブラシの毛先を使う方法はプラークの除去効果が高く，歯ブラシの脇腹を使う方法は歯肉に対するマッサージ効果があるといわれている．主なブラッシング法と特徴を表6-1にまとめた[5,6]．

手用ブラシによる為害作用として，不適切な使用により，軟組織では**歯肉退縮**や**擦過傷**，クレフト（辺縁歯肉に生じたV字型の裂け目[4]），フェストゥーン（辺縁歯肉がロール状に肥厚した状態[4]）を起こし，硬組織では歯頸部や歯根部の摩耗として，欠損が楔状や皿状に生じることがある[3]（図6-5）．したがって，不適切なブラッシングを行っていないかどうか注意しなければならない．

また，電動歯ブラシは手指機能障害者や高齢者，介護者向けに実用化されたが，近年では一般の健常者にも多く使用されている[3]．

電動歯ブラシによる為害作用は手用歯ブラシと同様で不適切な使用で引き起こされる．さらに，手用歯ブラシよりも損傷は短時間で生じ，大きくなりやすい[3]．

3 ブラッシング方法の具体例[6]

縁上のプラークをしっかり除去するため，歯ブラシの毛先を歯面に垂直に当てる．歯の形態が歯頸部では細くなることと，歯肉に毛先がはみ出して擦過傷をつくらないようにしたいので，毛先の方向は常に歯冠方向に向ける．そのため，毛先を歯肉と反対方向に向けるように意識してもらう（図6-6）．

患者の好みや，歯ブラシの当て方，そのときの使用感などから，段差植毛歯ブラシを使用するか，平切り歯ブラシを使用するか判断する．

段差植毛歯ブラシでは毛先が歯間部に入る程度の力で押し当てる（図6-7）．平切り歯ブラシでは，近遠心中央と3方向に分けて当てるようにする（図6-8）．そのうえで，歯頸部に沿わせ細かいストロークで近遠心方向に動かす．

4 フロッシング

歯間部の清掃に用いる補助的清掃用具の1つであるデンタルフロス（図6-2参照）を用いて，歯ブラシで除去しにくい隣接面や歯肉溝付近の歯面に付着しているプラークを除去する方法である[1]．加工したナイロン糸が使用されており，ワックス付

表 6-1 主なブラッシング法の特徴
ここでは毛先が軟らかい歯ブラシを使用している．灰色の柄は平切り歯ブラシ，ピンク色の柄は段差植毛歯ブラシで，毛先が細く，歯肉溝に入りやすい．

種類		方法	
		利点	欠点
歯ブラシの毛先を用いる方法	横磨き	歯ブラシの毛先を歯面に垂直に当て，近遠心方向に大きく動かす．	
		ブラッシング方法が易しく，咬合面の清掃性が高い．	隣接面のプラーク除去効果が低く，歯肉に傷をつけやすい．
	縦磨き	歯ブラシの毛先を歯面に垂直に当て，上下に動かす．	
		比較的隣接面の清掃はよい．	歯肉退縮や歯肉に擦過傷を起こしやすい．
	バス法	歯頸部，特に歯肉縁下のプラーク除去を目的とする．比較的細い直径 0.007 インチの軟毛歯ブラシを使用し，毛先を歯軸に対して 45°にして，歯肉溝の中に入れ近遠心方向に振動させる．このとき，歯ブラシの内側の毛先は歯冠部歯面に，外側の毛先は歯肉縁下歯面に当たる．	
		歯肉縁下プラークを積極的に除去できる．	技術的にやや難しい．
	フォーンズ法	描円法ともよばれ，唇頬側歯面を上下顎同時に清掃する方法で，歯ブラシの毛先を歯面に垂直に当て，切端咬合の状態で最後方歯から大きく円を描くように前歯部まで移動させ刷掃する．舌口蓋側は横磨きを行う．	
		プラークの除去効果が高い．	歯肉退縮や歯肉に擦過傷を生じやすい．
	スクラッビング法	歯ブラシの毛先を唇頬側面では歯軸に垂直に，舌口蓋側はバス法のように 45°に当て，近遠心的に数 mm 振動させる．いずれの場合も歯肉溝内には毛先を入れず，歯肉辺縁に沿って歯ブラシを動かし，歯面を刷掃する．	
		技術的に難しくなく，プラークの除去効果は高い．	大きく振動させると横磨きになる．

種類		方法	
		利点	欠点
歯ブラシの脇腹を用いる方法	チャーターズ法	歯ブラシの毛先を歯冠側に向け，歯軸に45°傾斜させ歯面に当てる．歯面を圧迫しながら根尖方向にずらし，歯肉辺縁を加圧振動する．	
		歯肉へのマッサージ効果がある．	技術的に難しく，歯肉に擦過傷を起こしやすい．プラーク除去効果が低い．
	ローリング法	歯ブラシの毛先を歯根側に向け，歯軸と平行になるようにして，辺縁歯肉と歯面に当てる．この位置で歯肉がわずかに白くなるくらい加圧し，その後，歯ブラシを歯冠方向に回転させ歯面を磨く．	
		比較的行いやすい．	歯頸部歯面のプラーク除去効果が低い．
	スティルマン法	歯ブラシをローリング法と同じように当て，歯ブラシの毛先が歯肉片に触れた位置で加圧振動を加える．	
		歯肉へのマッサージ効果が高い．	プラーク除去効果は低い．
	スティルマン改良法	スティルマン法にローリング法を加えた方法で，歯肉を加圧振動させた後，ローリング法で歯面を刷掃する．	
		歯肉へのマッサージ効果とプラーク除去効果が同時に得られる．	時間がかかる．歯頸部歯面のプラーク除去効果が低い．

（景山正登ほか：セルフケアの定着を目指して　景山歯科医院のブラッシング指導—33症例から導き出す臨床のポイント．ヒョーロン・パブリッシャーズ，2014.）（吉江弘正ほか：臨床歯周病学．医歯薬出版，2017.）

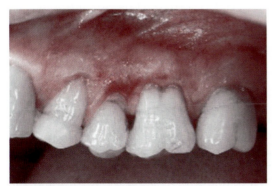

図6-5　歯ブラシによる為害作用
⑤⑥歯肉辺縁に擦過傷がみられる．

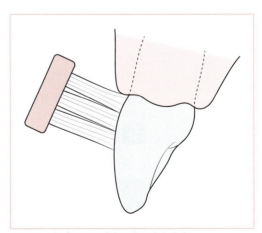

図6-6　歯ブラシの毛先の当て方と方向
毛先の当て方：歯面に直角，毛先の方向：歯冠方向

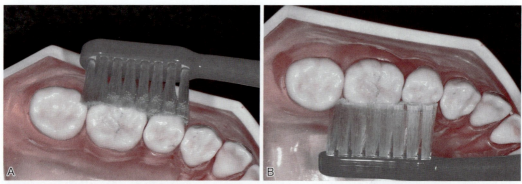

図6-7 ブラッシング方法：段差植毛歯ブラシを使用する場合
A：【唇頰側の当て方】歯ブラシの毛先を歯面に当て，毛先の方向は常に歯冠方向に向ける．
B：【舌口蓋側の当て方】唇頰側と同じように，毛先は歯冠方向に向けるように意識してもらう．
ABともに，毛先が歯間部に入るように押し当てる．それから歯頸部に沿わせ，細かいストロークで近遠心方向に動かす．

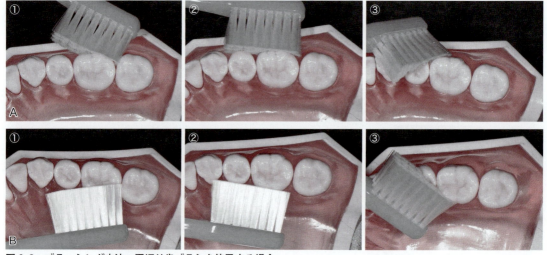

図6-8 ブラッシング方法：平切り歯ブラシを使用する場合
A：【唇頰側の当て方】近遠心中央と3方向に分けて当てる．歯ブラシの毛先を歯面に垂直に当て，毛先の方向は歯冠方向に向ける．
B：【舌口蓋側の当て方】唇頰側と同じように，毛先は歯冠方向に向けるように意識してもらう．そのうえで，歯頸部に沿わせ細かいストロークで近遠心方向に動かす．

きのものとワックスなしのものがある．歯間部に挿入する際，挿入の仕方を誤ると歯間乳頭を損傷するので，指導時に注意する必要がある．

5 歯間ブラシ

　歯間部の清掃に用いる補助的清掃用具の1つ（図6-2参照）で，接触点下の歯間部隣接面の清掃に使用する．中心のワイヤーから放射状に配列されている．さまざまなサイズがあり，歯間空隙の大きさに適したものを選択する．頰舌方向に数回往復させて使用する．隣接面歯頸部の凹面の清掃にはデンタルフロスよりも歯間ブラシのほうが適しており，効果も高い[3]．歯間ブラシのサイズが大きすぎる場合，過

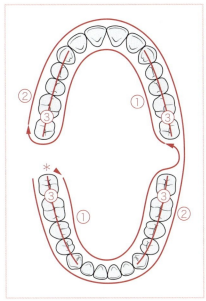

図6-9 系統的ブラッシング
下顎右側臼歯部（＊）から開始し，①上下顎舌口蓋側面と，各歯列弓の最後方歯の遠心面，②上下顎唇頬側面，③上下顎咬合面，④歯間部に補助器具を使用する．

度に刺激が加わり歯肉退縮や知覚過敏を起こすことがあるので，歯間空隙の大きさに合わせてサイズを選択することが大切である．

6 ブラッシングの順序

磨き残しの部位をなくすため，歯ブラシを当てる順序を決めておくとよい．一例として，系統的ブラッシング（図6-9）を図説する．

系統的ブラッシングは下顎右側臼歯部（＊）から開始し，①上下顎舌口蓋側面と，各歯列弓の最後方歯の遠心面，②上下顎唇頬側面，③上下顎咬合面，④歯間部に補助器具を使用する，の順番で行う．

7 化学的清掃法

化学的清掃法は薬剤を用いて，プラークの形成抑制や病原性の減弱，歯石沈着の抑制などの効果を得ようとする方法である．しかし，歯面に形成されたプラークを化学的清掃法のみで除去することは現在のところ不可能であり，機械的清掃法の補助的な役割を担うものである．化学的清掃法には薬剤を添加した歯磨剤や洗口剤が用いられる[3]．

8 実際の歯や歯肉のケア

天然歯の口腔ケアを図6-10に示す．歯周組織検査後，プラークの付着状態を確認するため染め出しを行う．本症例では下顎臼歯部舌側および隣接面にプラークが付着していた．患者に歯ブラシの当て方やブラッシング圧を確認しながら，その部位のブラッシングを練習する．次に隣接面のプラークを除去するため歯間部の清掃

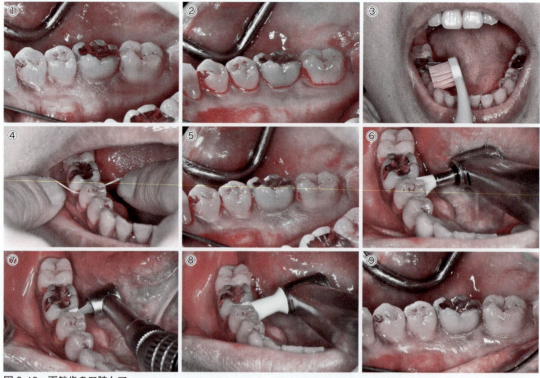

図 6-10 天然歯の口腔ケア
①メインテナンス来院時（47歳，女性）．下顎右側臼歯部舌側歯頸部と隣接面にプラークが付着している．②プラークを染め出し，患者と一緒に付着状態を確認する．③ブラッシングの練習．④フロッシングの練習．⑤セルフケア後の状態を染め出して再確認．隅角部と歯間部にプラークが残存している．⑥PMTCを行う．まず，ポリッシングブラシソフトで隅角部の清掃．⑦次にエバチップで歯間部の清掃．⑧ラバーカップで仕上げ研磨．⑨PMTC後の状態．プラークは除去されている．

を行う．本症例ではデンタルフロスを選択している．接触点下の歯間部に空隙がある場合は歯間ブラシを使用する．清掃後の状態を確認するため再度染め出しをする．プラークが残存している部位に，セルフケアを補うためにPMTCを行う．使用する器材はポリッシングブラシソフト，エバチップそしてラバーカップなどである（図6-3参照）．プラークが除去されていることを確認し終了する．次回来院時，今回のプラーク付着部位のセルフケアが適切に行われているかどうか確認する．

II 修復物および補綴装置のケア

歯周病が進行していると，歯周治療後に歯根が露出し，プラークコントロールが難しくなる．補綴装置が必要な場合，支台歯の形態は複雑で歯間の距離は広くなり，清掃はさらに困難になることが多い（図6-11）．清掃性を向上させるため，プラーク付着状態を確認し補綴装置を形態修正することもある．そして，補綴装置が装着されると正常な歯周組織でも口腔衛生指導を注意深く行わなければならないが，歯周治療後では歯周組織や補綴形態に適する清掃用具を選択することがきわめて重要

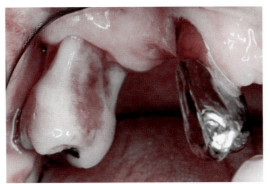

図6-11 歯周治療後の7⎿5⎿
5⎿は補綴されている．根面が露出しており，プラークコントロールが難しい形態になっている．

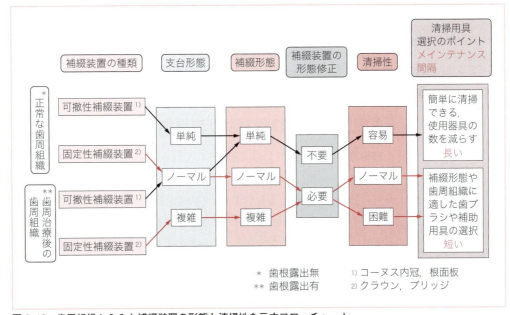

図6-12 歯周組織からみた補綴装置の形態と清掃性を示すフローチャート

になる．そのうえで，歯ブラシや補助的清掃用具の使用方法の指導とともに患者自身による練習およびメインテナンスが不可欠である．補綴装置が装着された歯周組織とセルフケアの関係を図6-12に示す．このフローチャートは清掃用具選択のポイントを確認できるとともに，メインテナンス間隔を決めるうえで参考になる．

補綴装置は固定性補綴装置と可撤性補綴装置に大別できる．固定性補綴装置はクラウンやブリッジなど，任意に外せない補綴装置であり，可撤性補綴装置は補綴装置のうち，全部床義歯，部分床義歯，可撤性ブリッジなど，患者あるいは術者による着脱が可能な装置である[8]．

固定性と可撤性に分け，補綴装置のケアについて症例を提示し説明する．なお，充填物や修復物なども固定性に含める．

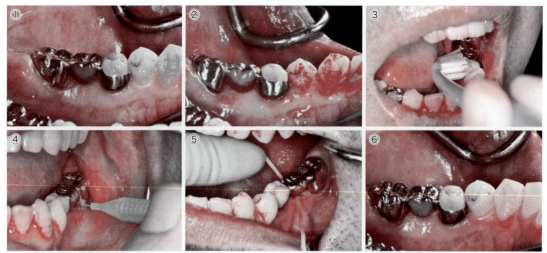

図6-13 ブリッジの口腔ケア
①メインテナンス来院時（57歳，男性）．⑤⑥⑦ブリッジにプラークが付着している．②プラークを染め出し，患者と一緒に付着状態を確認する．③ブラッシングの練習．④歯間ブラシ使用の確認．⑤セルフケア後の状態を染め出して再確認．PMTCを行う．手順は天然歯と同じだが，プラークが残存するポンティック基底部にスーパーフロスを使用している．⑥PMTC後の状態．プラークは除去されている．次回来院の目的は，この部位のプラーク付着状態の確認．

1 固定性補綴装置および充塡物・修復物のケア

　修復物や補綴装置が1歯に装着されているインレーやクラウンなどの場合は天然歯のケアと同じである．しかし，不適切なブラッシングやPMTCなどで装置に傷が付くとプラークが付着しやすくなるので，器具の不用意な使用に注意する必要がある．そのため，染め出しを行いプラーク付着部位の清掃を心がけるべきである．

　ブリッジなどのような連結されている装置の場合，接触点を通過させることができないので隣接面の清掃に制約を受ける．主に歯間ブラシが使用される．デンタルフロスを使用する場合はフロススレッダーを利用するか，またはスーパーフロスを用いるとポンティック下の清掃も可能になる（図6-13）．

2 可撤性補綴装置のケア

　可撤性ブリッジには，術者可撤式と，患者可撤式がある．術者可撤式補綴装置の場合は固定性補綴装置に準じてセルフケアを行う．プロフェッショナルケアに関しては，上部構造を装着したままケアする場合と，上部構造を外して外冠内面および内冠やポンティック下部の状態を確認し清掃する場合がある．患者可撤式の場合は，上部構造も内冠も患者自身で清掃する．内冠の形態は単純なものが多いので，補助的清掃用具を使用せず歯ブラシのみでケアできる場合も多い（図6-14）．

　全部床義歯は粘膜面の清掃とともに義歯の清掃も不可欠である（図6-15）．義歯に付着したプラークは口腔粘膜の炎症の原因となる．部分床義歯はそれに加え残存歯の清掃が必要である（図6-16）．さらに，クラスプに付着したプラークは鉤歯のう蝕の原因となるのでクラスプの清掃は欠かせない（図6-17）．清掃には，歯ブラシ，

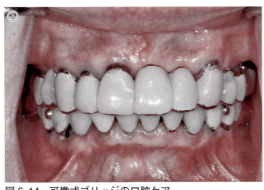
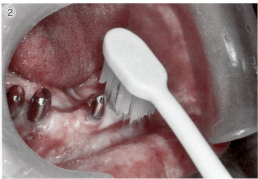

図6-14 可撤式ブリッジの口腔ケア
①可撤式ブリッジが装着されている（74歳，女性）．②外冠を外し，内冠を歯ブラシで清掃しているところ．

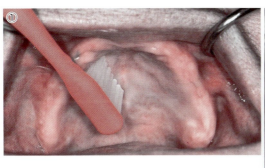
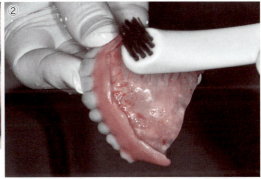

図6-15 全部床義歯の口腔ケア
①無歯顎の上顎粘膜を軟毛歯ブラシで術者磨き（85歳，女性），②義歯内面を義歯用歯ブラシで術者が清掃しているところ．

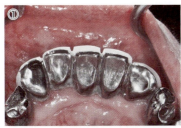
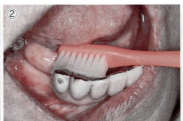
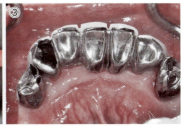

図6-16 部分床義歯の口腔ケア
①部分無歯顎の下顎残存歯舌側歯頸部にプラークが付着している．顎堤粘膜とともに残存歯の清掃が重要である（85歳，女性）．②下顎残存歯舌側歯頸部のプラークを歯ブラシで除去しているところ．③下顎残存歯舌側歯頸部のプラークはほぼ除去された．

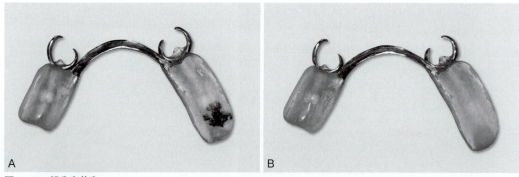

図6-17 部分床義歯
A：部分床義歯内面に食物残渣とプラークが，クラスプ内面にプラークが付着している．B：清掃後

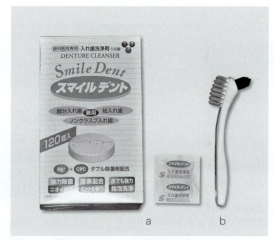

図6-18 義歯洗浄剤（a）と義歯用歯ブラシ（b）

義歯用ブラシ，クラスプ用ブラシなどを使用する．義歯清掃剤を用いた化学的清掃法と併用すると効果がある[2]（図6-18）．就寝時は，清掃した義歯を洗浄剤につけておく．夜間義歯を装着する場合は日中数時間，洗浄剤を使用する．

3 インプラントのケア

　インプラント治療終了後にインプラントを含めた口腔内を長期にわたり安定させるための検査や治療法をインプラントのメインテナンスという[9]．インプラントのケアはこの中で行われる．

　しかし，インプラント周囲組織（歯根膜組織はなく，骨組織，歯肉上皮組織，歯肉結合組織からなる）に，感染により炎症が生じる場合がある．インプラント周囲組織の炎症状態が初期段階で周囲軟組織の可逆性の炎症のみで骨吸収を伴わない状態をインプラント周囲粘膜炎という．炎症性病変のうち，周囲支持骨の吸収が生じ歯冠側よりオッセオインテグレーション（骨性結合）が徐々に失われ進行した状態がインプラント周囲炎である[9]．したがって，インプラント周囲組織に炎症があるかどうか確認が必要である．もし炎症があったとしても可逆的な状態であるイン

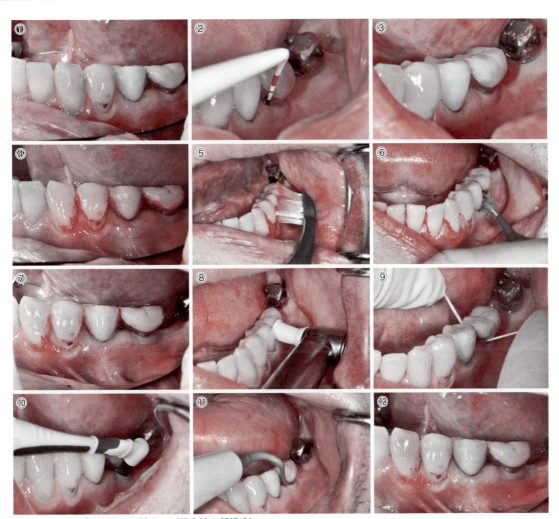

図 6-19 インプラントの口腔ケア（固定性上部構造）
SPT 来院時（54 歳，男性）．インプラント埋入から 4 年半，上部構造仮着から 4 年．①6̄ インプラント．術前．術前．②6̄ をプロービング（プラスチックプローブ）．プロービング値は 3 mm 以下で，頬側近心は 2 mm．③プロービング後 BOP（－）で，インプラント周囲組織は健康である．④歯垢染色したところ．頬側歯頸部と隣接面にプラーク付着が確認できる．⑤セルフケアの定着を目指してブラッシング練習．毛先は歯面に直角に当て，毛先の方向は歯冠方向に向ける．⑥隣接面に歯間ブラシを使用．⑦口腔衛生指導後，再度，染め出しをしたところ．隅角部と隣接面にプラークが少し残存しているので，プロフェッショナルケアを行う．⑧隅角部にラバーカップを低速回転で使用．⑨隣接面をデンタルフロスで清掃．⑩インプラント周囲溝内清掃にペリオブラシを使用する場合もある．⑪インプラント周囲溝内にプラークがある場合，超音波スケーラーにプラスチックチップを付け，洗浄を行う．⑫プロフェッショナルケア後，プラークは除去されている．

プラント周囲粘膜炎でケアし，インプラント周囲炎に進行させず，健康な状態に回復させることが望ましい．そのため，プローブを用いたプロービング深さやプロービング時の出血（BOP，bleeding on probing）などの診査は欠かすことができない．診査後，インプラント周囲組織が安定しているときには維持療法（maintenance therapy）を行い，インプラント周囲粘膜炎やインプラント周囲炎が存在する場合は支持療法（supportive therapy）を行う[9]．

インプラントを支台にした補綴装置をインプラント上部構造といい，固定性と可

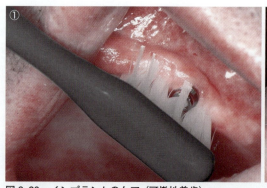
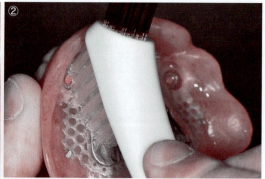

図6-20 インプラントのケア（可撤性義歯）
80歳, 男性. ①インプラント周囲組織と粘膜の歯ブラシによるセルフケアを確認. この後, 必要に応じてプロフェッショナルケアを行う. ②義歯内面とインプラントアバットメント対応部の義歯用歯ブラシによる清掃も確認.

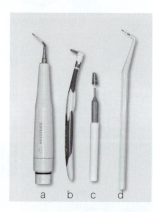

図6-21 インプラント用器材の一例
a：プラスチックチップを装着した超音波スケーラー, b：ペリオブラシ, c：中心のワイヤー部がナイロンコートされた歯間ブラシ, d：プラスチックプローブ

撤性のものがある．固定性上部構造の場合は固定性補綴装置と同様のケアを行い，できるだけインプラント体や補綴装置に損傷を与えないように注意しなければならない（図6-19）．可撤性義歯の場合はインプラント周囲組織とともに粘膜と義歯の清掃を行う（図6-20）．プラスチックプローブとインプラントケア用器材の一例を図6-21に示す．

III 舌のケア（舌苔の除去）

　舌苔とは舌背から舌根にかけて付着する黄白色の堆積物をいい，その付着量や色調は個人差が大きく，さらに口腔や全身の健康状態によっても変化する．舌苔は細菌，剝落角化上皮，唾液成分から構成される．細菌は唾液中に多い通性嫌気性グラム陽性球菌が多いが，偏性嫌気性の細菌も多く，この細菌が角化上皮に多い硫黄を含むタンパク質を分解することによって口臭の原因になることが知られている．自覚症状はないが，舌苔の厚みが増すと口臭や味覚障害，不快感につながる．そのため，口腔ケアで舌苔を除去することは口腔内細菌数のコントロールにつながり，口臭や誤嚥性肺炎の予防となる．したがって，舌苔についてもプラークの除去と同様

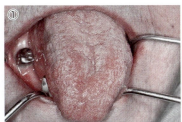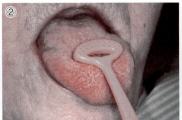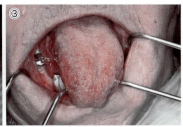

図6-22 舌苔の除去
①舌背面に舌苔が付着している，②舌ブラシで除去している，③清掃後，舌苔は除去されている．

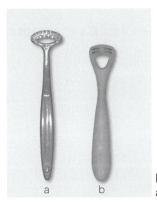

図6-23 舌苔の除去用器具の一例
a：舌ブラシ，b：舌ヘラ

に機械的清掃が必要になる[3]（図6-22）．

　清掃方法には，歯ブラシを用いる方法と，専用の舌ブラシや舌ヘラを用いる方法がある（図6-23）．舌表面を傷つけないように圧力や清掃回数に注意して行う[3]．

IV 歯肉，舌以外の口腔粘膜のケア

　口腔粘膜は，機能に基づいて**咀嚼粘膜**（歯肉，硬口蓋），**被覆粘膜**（口唇，頰粘膜，歯槽粘膜，口腔底，舌下面，軟口蓋），**特殊粘膜**（舌背面の味蕾と舌乳頭）の3つに分けられる[10]．

　これらの粘膜は直視またはデンタルミラーで見ることができるので，擦過傷や頰粘膜などの咬傷により形態的な変化がみられないか，あるいは唾液分泌量の減少により粘膜に乾燥がみられる口腔乾燥のような機能的変化がないか観察する．乾燥した粘膜は些細な刺激でも傷付き，疼痛を伴うことが多い[11]．

　口腔粘膜ケアの目的は誤嚥性肺炎の予防，口臭予防，唾液分泌の促進などがある．口腔粘膜にも食物残渣やプラークが付着するが，特に唾液分泌量が低下した場合は付着しやすく，器質的ケアとともに機能的ケアが必要になる．器質的ケア時，口腔粘膜は軟らかく傷つきやすいので清掃は注意して行う．そのとき，軟毛の歯ブラシなどを奥から手前に動かすように使用する（図6-24①）．口腔機能が低下している場合，吸水性と弾力性のあるスポンジブラシを使用する[2]（図6-24②）．口腔粘膜

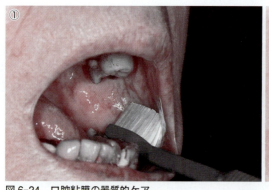 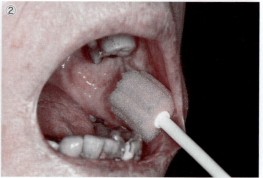

図 6-24　口腔粘膜の器質的ケア
①頬粘膜に軟毛歯ブラシを当てているところ．奥から手前に動かす．②頬粘膜にスポンジブラシを使用しているところ．

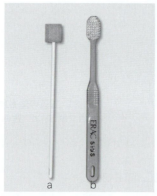

図 6-25　口腔粘膜ケア用具の一例
a：スポンジブラシ，b：口腔粘膜ケア用ブラシ

ケア用具の一例を図 6-25 に示す．

V　唾液分泌

　唾液の主な機能は潤滑作用，抗菌作用，緩衝作用，再石灰化作用，浄化作用，消化作用，味覚作用などがある．これらの機能が正常に働くことで口腔内環境を健全に保つことができる[13]．そのため，唾液分泌の果たす役割はきわめて重要であるといえる．この唾液が何らかの原因で減少すると，う蝕や酸蝕などの歯に対する疾患のリスクを高めるだけではなく，味覚，摂食，嚥下そして会話などに大きな影響を及ぼし，QOL の低下にもつながる．
　唾液減少は**唾液腺機能低下症**（salivary gland hypofunction）とよばれ，これには**口腔乾燥症**（xerostomia）と**唾液分泌低下**（hyposalivation）がある[12]．口腔内乾燥症とは患者が主観的に，口腔内が乾いたと感じることであり，著しい口腔機能の損傷を起こす．唾液分泌低下とは客観的に唾液分泌量を計測したもので，安静時唾液が 0.1 mL/min 以下そして刺激唾液が 0.5〜0.7 mL/min 以下の場合をさす．したがって，唾液分泌低下と口腔内乾燥症が同時に認められる場合もあるが，どちらか

一方のときもある.

　刺激唾液の減少は放射線療法などによる唾液腺の損傷，シェーグレン症候群，糖尿病，C型肝炎などによる大唾液腺の疾病が原因で生じる．そして，**安静時唾液の減少は生活習慣による脱水，投薬，仕事やリクリエーションが原因で起こる**といわれている．つまり，刺激唾液は唾液腺の機能と関連があり，安静時唾液は生活要因に関連する[13]．

1 刺激唾液の検査

　刺激唾液分泌量の測定は，座位で5分間味のないガムやパラフィンなどをかみ，その唾液をカップに採取し計量し，1分間あたりに換算する（図6-26）．

2 安静時唾液の検査[13]

　通常，安静時唾液測定は患者をユニットに座らせカップの中に15分間唾液を受動的に吐き出させて測定する[12]が，時間がかかり患者の肉体的負担が強い．現在では簡便な方法も紹介されている．Walshの方法は，安静時唾液に関して流量，粘性，pHの3項目について評価する[14]．患者を座位でユニットに座らせ検査を開始するが，食後すぐに行わないように注意する．まず，下唇反転試験を行う．下唇内面の粘膜表面に残存する水分をガーゼなどで軽く拭き取った後（図6-27 ①）に，小唾液腺である口唇腺からの分泌を60秒間目視する．60秒以内に分泌されれば正常であり（図6-27 ②），60秒以内に分泌滴の発生が認められない場合は正常値範囲外と判断する．この場合，水分の摂取不足や体液量の減少を促進する紅茶・コーヒーといったカフェインを含む飲み物またアルコールなどの過剰摂取を疑う．

　次に粘性については，口腔底の安静時唾液の状態を観察し，気泡が多く含まれているかどうか確認する．唾液機能が正常な場合は透明で水分量が多いが（図6-27 ③），機能が正常でなくなると，水分量が減りムチンと糖タンパクの濃度が上昇し気泡ができる．気泡がみられる場合，粘性も高くなる．透明で水分量が多い（正常），気泡が多く粘性がある（リスクがある），表面が泡状になり白濁しており非常に粘性

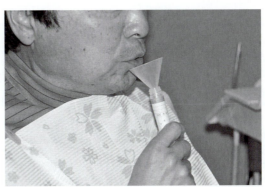

図6-26　刺激唾液分泌量の測定
座位で5分間刺激唾液採取．

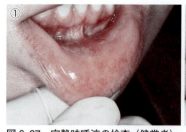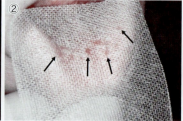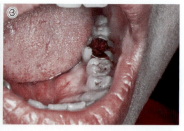

図 6-27　安静時唾液の検査（健常者）
①Walshの下唇判定法．ガーゼで水分を軽く拭き取った検査前の下唇内面粘膜表面．②60秒後，口唇腺からの分泌を確認する．ガーゼの上から分泌液（黒矢印）が認められる．正常．③安静時唾液の粘性．口腔底の安静時唾液を観察すると，透明で水分量が多い．正常．その後，安静時唾液のpH測定．舌下部から採取した安静時唾液のpHは6.8であった．正常．

が高い（リスクが高い）の，3段階で評価する．

　pHは安静時唾液をカップに移し，試験紙の上に滴下しpHを測定する．しかし，唾液が減少している場合，容器に唾液がとれない．そのため，唾液分泌量の極端に少ないときは，マイクロチップアプリケーター用の小さいスポンジまたは大きいサイズのペーパーポイントに唾液を吸収させてpH試験紙上に置いて測定する．評価は，①pH 5.8以下：非常にリスクが高い，②pH 6.0〜6.6：リスクがある，③pH6.8以上：正常の，3段階で行われる．

3　唾液が減少している場合の対処法

　安静時唾液に問題がある場合の対応策として，飲料などの生活要因の改善が第一選択である．カフェインの摂取をできるだけ控え，水分を補給する．大唾液腺に異常がないと考えられる場合，刺激唾液量を促進するためガム咀嚼を勧める．また，長期にわたって唾液分泌量に改善がみられない場合は口腔湿潤ジェルを応用する[13]．

　口腔乾燥症の対応として口腔粘膜の器質的ケア以外に，水分補給，口腔乾燥を起こす薬剤の除去や軽減，唾液分泌を促進する薬剤の使用，生活習慣や体質の改善そして唾液腺のマッサージがある．唾液腺マッサージは唾液分泌促進のために耳下腺，顎下腺，舌下腺部を刺激するようにマッサージを行う[15]（図 6-28）．

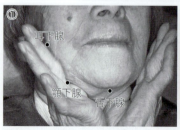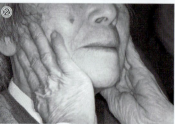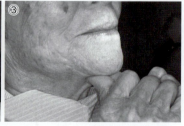

図 6-28　唾液腺マッサージ
唾液分泌を促進するために三大唾液腺のマッサージを2〜3回繰り返す（91歳，女性）．①唾液腺の位置を確認する．顎下腺部のマッサージ．親指で下顎骨内側を耳下から小臼歯部まで5カ所を順番に押す（各5回）．②耳管腺部のマッサージ．人差し指から小指までの4指で上顎臼歯あたりを後方から前方へ回転させる（10回）．③舌下腺部のマッサージ．両手の親指で顎の下から舌を突き上げるようにゆっくりと押す（10回）．

Ⅵ 咬合

　咬合の安定をはかることが口腔機能の維持，向上につながる．そのため，咬合接触や咬合様式が確立されていなければならない．**咬合接触**とは閉口時に生じる対合する歯の接触である．**咬合様式**とは咬頭嵌合位および偏心位における咬合接触の状態をいい，天然歯の咬合様式に犬歯誘導咬合，グループファンクションがあり，全部床義歯の咬合様式にフルバランスドオクルージョンなどがある．**犬歯誘導咬合**（cuspid protected occlusion）とは下顎の側方滑走運動時，作業側犬歯の咬合接触によって下顎を誘導し，臼歯部は離開する咬合様式である（図 6-29）．**グループファンクション**（group function）とは，下顎の前方滑走運動時には前歯が接触して臼歯部を離開させ，側方滑走運動時には作業側の複数の歯が接触し，平衡側では咬合接触のない咬合様式で，有歯顎者に望ましい咬合様式の 1 つとされている（図 6-30）．**フルバランストオクルージョン**（full balanced occlusion）は側方滑走運動時および前方滑走運動時に，作業側の歯だけではなく，前歯も含めた平衡側の歯も円滑に接触滑走している咬合様式で，全部床義歯に望ましい咬合様式の 1 つとされる[16]（図 6-31）．これらの咬合接触や咬合様式が円滑に行われているかどうか観察し，結果を歯科医師に伝達する．

　正常な顎運動を妨げるような咬合接触を**咬合干渉**といい，早期接触や咬頭干渉が含まれる[16]．**早期接触**とは閉口時に，安定した上下顎の咬合接触状態が得られる前に一部の歯だけが咬合接触する状態をさす．**咬頭干渉**とは下顎の基本運動や機能運動に際して，運動経路を妨げる咬頭の接触またはその現象をいう．咬頭干渉の 1 つ

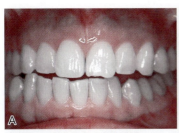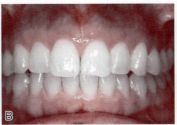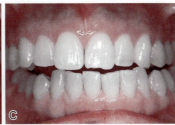

図 6-29　咬合様式：犬歯誘導
29 歳，女性．A：右側方運動．B：咬頭嵌合位．C：左側方運動

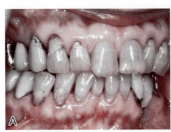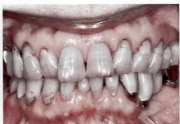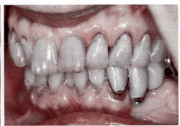

図 6-30　咬合様式：グループファンクション
86 歳，女性．A：右側方運動．B：咬頭嵌合位．C：左側方運動

である**平衡側咬頭接触**は平衡側における対合する歯の接触であり，平衡側臼歯部での咬合接触は歯周組織や顎関節に為害作用を及ぼすといわれている[16]ので，咬合紙を用いて確認し認められるならば歯科医師に報告する．歯科医師は必要に応じて咬合調整などを行う（図6-32）．早期接触も同様である．

　早期接触または咬頭干渉のときにフレミタスがみられることがあるので確認が必要である．フレミタスとは上顎歯列の唇頰側面に指を当てて咬合させたとき，動揺までには至らないが，わずかな振動がみられるものである[1]（図6-33）．歯周炎の進行により支持歯槽骨が減少して咬合負担能力が低下した歯に生じる二次性咬合性外傷の診断に用いられる[1]．

　ブラキシズムとは咀嚼筋群が異常に緊張し，咀嚼・嚥下・発音などの機能的な運動と関係なく，非機能的に上下顎の歯を無意識に擦り合わせたり（グラインディング），食いしばったり（クレンチング），連続的にカチカチとかみ合わせる（タッピング）習癖をいう．ブラキシズムは覚醒中も就寝中も生じ，歯に強い持続圧が加わるため，歯周組織に咬合性外傷を引き起こしやすいといわれている[4]．さらに，顎関節症の原因の1つとされている[16]．そのため，このような異常習癖に対しては問診か聞き取り調査を行う．頰粘膜圧痕や舌圧痕も目視する．頰粘膜圧痕とは臼歯部

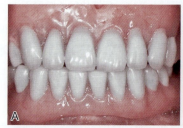
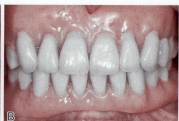
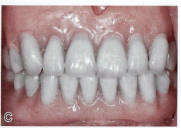

図6-31　咬合様式：フルバランスドオクルージョン
総義歯装着から12年（74歳，女性）．口腔内に義歯装着．A：右側方運動，B：咬頭嵌合位（中心咬合位），C：左側方運動．

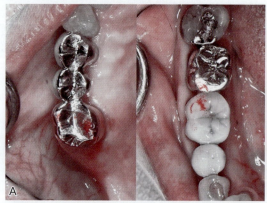
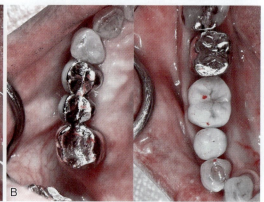

図6-32　平衡側咬頭接触による咬合違和感と咬合調整
86歳，女性．A：左側側方運動時．咬合紙で確認すると，6｜口蓋側近心咬頭内斜面（左）と｜6頰側遠心咬頭内斜面（右）に平衡側咬頭接触が認められる．B：咬合調整により，6｜口蓋側近心咬頭内斜面（左）と｜6頰側遠心咬頭内斜面（右）の平衡側咬頭接触を削除．

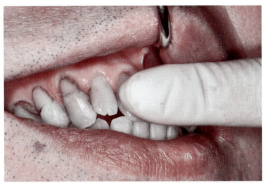

図6-33　上顎前歯唇面に指を当てフレミタスの確認

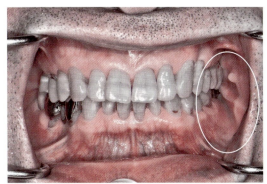

図6-34　頰粘膜圧痕
左側臼歯部咬合平面相当部の頰粘膜にみられる歯列の圧痕（白丸）．

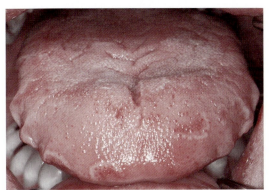

図6-35　舌圧痕
舌の舌尖から舌側縁にみられる歯列の圧痕．

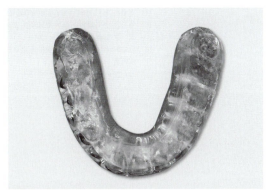

図6-36　ナイトガード
ブラキシズムが認められるため，就寝時，上顎にナイトガードを装着している．

咬合平面相当部の頰粘膜にみられる歯列の圧痕である（図6-34）．不適切な咬合関係やクレンチングなどによって生じるといわれている[16]．舌圧痕とは舌尖から舌側縁にみられる歯列の圧痕をさす（図6-35）．舌習癖やクレンチングによって生じるといわれている[16]．これらの圧痕は非機能時に上下歯列を接触させている癖，すなわちTCH（Tooth Contacting Habit）の場合にもみられることがある[17]．対応として，日中何もしないときは歯を接触させないことを意識させる．

夜間のブラキシズムに関しては，問診のほかに同居人へ確認することもある．そのうえで，機能的ケアとして歯や補綴装置を保護する目的でナイトガード[16]などを装着する場合もある（図6-36）．

■ 参考文献

1) 日本歯周病学会編：歯周病専門用語集．医歯薬出版，東京，2007．
2) 全国歯科衛生士教育協議会監修：最新歯科衛生士教本　歯科予防処置論・歯科保健指導論．医歯薬出版，東京，2017．
3) 全国歯科衛生士教育協議会監修：最新歯科衛生士教本　歯・口腔の健康と予防に関わる人間と社会の仕組み1　保健生態学　第2版．医歯薬出版，東京，2016．
4) 日本歯周病学会編：歯周病専門用語集　第2版．医歯薬出版，東京，2013．
5) 吉江弘正ほか編：臨床歯周病学．医歯薬出版，東京，2007．
6) 景山正登ほか：セルフケアの定着を目指して　景山歯科医院のブラッシング指導—33症例から導き出す臨床のポイント．ヒョーロン・パブリッシャーズ，東京，2014．
7) Rateitschak. K.H. et al.：Color Atlas of Dental Medicine Vol. 1 Periodontology 2nd revised and expanded ed. 153, Thieme, New York, 1989.
8) 日本補綴歯科学会編：歯科補綴学専門用語集　第4版．医歯薬出版，東京，2015．
9) 日本口腔インプラント学会編：口腔インプラント学学術用語集　第3版．医歯薬出版，東京，2014．
10) 高木實：カラーグラフィック　口腔の構造と機能．医歯薬出版，東京，2004．
11) 山根源之，草間幹夫編著：最新目で見る口腔粘膜疾患　チェアサイドで活用する口腔粘膜疾患の診かた．日本歯科評論／増刊，8-18, 2007.
12) Nauntofte B., Tenovuo j.o. and Lagerlöf F.：Secretion and composition of saliva. Dental Caries The Disease and its Clinical Management Edited by Ole Fejerskov and Edwina Kidd, Blackwell Munksgaard, 7-27, 2003.
13) 景山正登：安静時唾液に着目したカリエスリスク判定とその対応．歯界展望，110：41-49, 2007.
14) Walsh, L.J.：Preventive dentistry for the general dental practitioner, Aust. Dent. J., 45：76-82, 2000.
15) 角　保徳：歯科医師・歯科衛生士のための専門的な口腔ケア　超高齢社会で求められる全身と口腔への視点・知識．医歯薬出版，東京，2016．
16) 日本補綴歯科学会編：歯科補綴学専門用語集　第4版．医歯薬出版，東京，2015．
17) 木野孔司：TCHのコントロールで治す顎関節症　第2版　Chapter1 TCHを知る・見つける・コントロールする．医歯薬出版，東京，2015．

7章 ― 食と健康

I 咀嚼機能と食物摂取

1 咀嚼の意義

　咀嚼とは，口腔内に摂取した食物を咬断，粉砕，臼磨し，唾液と混ぜ食塊にして嚥下に引き継ぐまでの過程をいう．咀嚼は食物摂取にとって重要な過程であり，人の健康をつかさどる栄養摂取にとっても大きな役割を担う．

　咀嚼には，食物の粉砕と唾液分泌により食塊を形成し嚥下しやすくする機能がある．また，食物と唾液を混和して消化吸収を促進し，胃液などの消化液の分泌を促進する作用もある．

　さらに，唾液分泌が促進されることで，口腔内の自浄作用が高まったり，繊維性食品を咀嚼することで，機械的に清掃される．また，咀嚼時に異物を感知して異物を排除する．顎の発育促進にも大きく影響を与える．咀嚼により脳内のセロトニンを発生させストレスを軽減させ，情緒を安定させる役割もある．

　近年，肥満に起因ないし関連する生活習慣病の増加がわが国の医療費高騰に影響しているが，よくかんで咀嚼することは満腹中枢を刺激し，肥満予防にもつながる．

　わが国の死因の第1位は悪性新生物である．咀嚼することにより，唾液中のペルオキシダーゼが関与し，食品の発がん物質の変異原性が消去されることも報告されている[1]．

2 食事摂取と健康寿命

　食事は人間にとって，大変重きをなしている楽しみの1つであり，三大欲求の1つでもある．口腔は食物を摂取して，咀嚼し唾液により消化され食道に輸送する最初の消化器官である．加えて，食事は生命維持だけではなく味覚，視覚，嗅覚などの五感にも刺激を与える行為であり，おいしく食べたという満足感，幸福感につながる．

　たとえば，咀嚼機能と日常生活動作（ADL）との関連を認めた研究報告では，食べることが単なる栄養摂取の手段だけでなく，行動意欲を起こさせる心理的効果があり，それによって身体機能の維持につながることが示されている[2]．

　また，咀嚼機能が高いほど長寿であること[3]や，臼歯部咬合を有する者は有意に長生きであること[4]が示されている．咀嚼能力がある（咀嚼能力5とはさきいか・

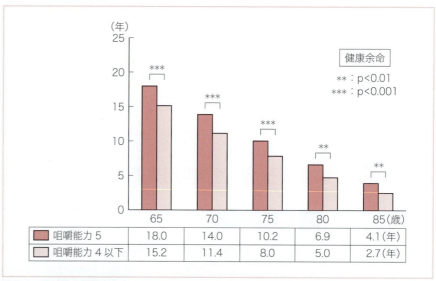

図7-1 咀嚼能力別健康寿命
(那須郁夫,斉藤安彦:全国高齢者における健康状態別余命の推計 とくに咀嚼能力との関係について.日本公衆衛生雑誌,53. 2006.)

たくあんが咀嚼できるものとし,以下順に咀嚼能力4, 3, 2, 1)ことにより健康寿命の延伸につながることも報告されており,図7-1に示すように65歳以上のどの年齢においても,明らかに健康余命が長いことが示されている[5].健康日本21(第二次)運動がスタートしたが,その大きな目標として健康寿命の延伸がある.咀嚼機能を維持することこそが健康寿命延伸の鍵であり,食事を楽しむための咀嚼機能の維持・増進の重要性を示している.

3 咀嚼機能と栄養状態

咀嚼機能が良好であることにより,健康寿命が延伸する大きな理由の1つに栄養状態への影響が考えられる.高齢者においてかめる人とかめない人とで,食品群と栄養素の摂取状態を比較した報告がある[6](図7-2).かめない人はほとんどの食品群,栄養素でかめる人と比較して劣っており,一方,砂糖・菓子類のみはかめない人のほうが多く,栄養状態のアンバランスが伺える.

ほかにも咀嚼機能が低下することによって総エネルギー摂取量に影響を及ぼす[7]ことが報告されており,また,その他各種栄養素や摂取量にも影響を与えていることが示されている.たとえば,口腔が健康であり咀嚼能力が高い群が,そうでない群と比較して,血清中ビタミンCやβ-カロチン量が多いこと[8]や,血漿中ビタミンC,レチノール,α-トコフェノール濃度が高いこと[9],総摂取エネルギー量,緑黄色野菜,野菜・果物類の摂取が有意に多いこと[10]が報告されている.歯の数が20本以上の者と20本未満の者との比較も報告されており,前者では野菜類や魚介類の摂取が多いこと,さらにはビタミンD,ビタミンB_1,ナイアシン,ビタミンB_6,

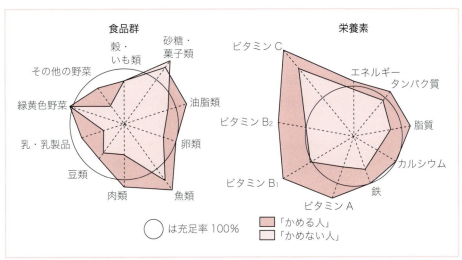

図 7-2 高齢者の咀嚼機能と栄養状態
(湯川晴美:「かむ」ことと栄養の関連.老研長期プロジェクト情報,東京都老人総合研究所,1996.)

パントテン酸を多く摂取していることが示されている[11].

　反対に,口腔の健康が悪化し,咀嚼能力が低下した場合,咀嚼しにくい食品摂取を避け,特に野菜や繊維性食品の摂取量が少なくなること[12]が報告されている.野菜や果物にはビタミンC,E,カロチン類が含まれ,抗酸化作用があり,これらの摂取は高齢者における心血管疾患や消化器系疾患などの生活習慣病の予防に重要であることが明らかである.また,咀嚼能力が低い群は,食品の選択の幅が少なくなることによりQOLの大きな要素である食事の楽しみを減少させるという報告[13]もあり,楽しく栄養摂取するためには口腔の健康が必要不可欠であることがわかる.

　咀嚼は,歯,歯周組織,舌,口唇,口蓋,顎関節や咀嚼筋など多くの器官や組織の協調によって発揮される.したがって,歯と歯周組織だけではなく,あらゆる器官や組織に対する予防処置が重要である.また,高齢化の進展に伴いサルコペニア*の増加も社会問題の1つにあげられており,高齢者の低栄養対策の一助としても口腔保健の充実は欠かせないものと考えられる.

★サルコペニア:筋肉量や筋力が減少し,身体機能や生活の質が低下すること.

II 健康と栄養

1 栄養と食事摂取基準

　急速な少子高齢化が進む現在,わが国が健康寿命を延伸するためには,子どもの頃から健全な食習慣を獲得するとともに,生活習慣病を予防し高齢化に伴う機能低下を遅らせるために良好な栄養状態を維持することが重要である.口腔は食の入口であり,口腔保健の専門家である歯科衛生士が健康における栄養の役割を理解することは重要である.

食事摂取基準（厚生労働省2015年版）では，栄養を「エネルギー」と「栄養素」に大別している．エネルギーについては，エネルギーの摂取量および消費量のバランス（エネルギー収支バランス）の維持を目的とし，その指標として「体格（BMI [body mass index] ＝体重（kg）÷身長（m）^{2}）」を採用している．年齢によって異なるが18〜29歳の目標とするBMIは18.5〜24.9である．平均的体格（身長158 cm，体重50 kg）の18〜29歳の女性で身体活動度が「ふつう」の場合，エネルギー必要量は1,950 kcal/日である．

栄養素は，タンパク質，脂質，炭水化物，ビタミン，ミネラルからなり（表7-1），これらをまとめて五大栄養素といい，前三者を三大栄養素という．炭水化物は糖質ともよばれる．個々の栄養素については，摂取不足の回避のための「推定平均必要量」と「推奨量」，過剰摂取による健康障害の回避のための「耐用上限量」，生活習慣病の予防を目的とした「目標量」が定められている．これらの値は厚生労働省のホームページに掲載されている．

食事摂取基準を，実際の食生活の方針として表したものが「食生活指針」（文部科学省，厚生労働省，農林水産省）であり，食生活指針をさらに具体化し，1日に何をどれだけ食べたらいいのかをコマの形のイラストで表したものが「食事バランスガイド」である（農林水産省）．これらの指針・ガイドの詳細は各省庁のホームページに掲載されている．

2 食物の消化と栄養素の代謝

口腔から摂取された食物は消化液に含まれる消化酵素で分解される．これを消化という．さらに，小腸から吸収された後，個々の細胞でエネルギーの産生や物質の合成に利用される．細胞内でエネルギー産生や物質合成を行う反応は酵素によって触媒される一連の化学反応であり，代謝とよばれる．

エネルギーは主に炭水化物と脂質が代謝分解される過程でつくられる．グルコース（ブドウ糖）が多数結合したデンプン（高分子の炭水化物）は，唾液や膵液に含まれる消化酵素アミラーゼによって，グルコースやグルコース2分子が結合したマルトース（小分子の炭水化物）まで分解されて脂肪酸となり，吸収される．さらに，細胞内で解糖，クエン酸回路，電子伝達系といった一連の代謝で分解される．一方，脂質は，膵液に含まれる消化酵素リパーゼと胆汁によって分解され，細胞内でβ-酸化，クエン酸回路，電子伝達系を経て代謝分解される．これらの代謝分解の過程ではエネルギーが得られ，得られたエネルギーはアデノシン三リン酸（ATP）として蓄えられる．

タンパク質は，胃液の消化酵素ペプシンや膵液の消化酵素トリプシンなどによってアミノ酸にまで分解され，小腸から吸収される．アミノ酸は私たちが必要とするタンパク質を合成する際の材料になるとともに，アドレナリン，ヒスタミン，セロトニン，ドーパミン，γ-アミノ酪酸（GABA）といった神経伝達物質の材料になる．

ビタミンには，A，B群（B_1，B_2，ナイアシン，B_6，B_{12}，葉酸，パントテン酸，ビ

表 7-1 栄養素一覧

栄養素						
タンパク質						
脂 質	炭水化物	ビタミン		ミネラル		
		脂溶性	水溶性	多 量	微 量	
脂質 飽和脂肪酸 n-6系脂肪酸 n-3系脂肪酸	炭水化物 食物繊維	ビタミンA ビタミンD ビタミンE ビタミンK	ビタミンB_1 ビタミンB_2 ナイアシン ビタミンB_6 ビタミンB_{12} 葉酸 パントテン酸 ビオチン ビタミンC	ナトリウム カリウム カルシウム マグネシウム リン	鉄 亜鉛 銅 マンガン ヨウ素 セレン クロム モリブデン	

(厚生労働省：日本人の食事摂取基準2015年版より)

オチン），C，D，E，Kがある（表7-1）．B群の多くは酵素の働きを助ける補酵素の材料となる．ビタミンB群の不足は代謝反応を滞らせることになり，さまざまな健康障害を引き起こす．ビタミンAは視覚細胞などに，ビタミンCはコラーゲンタンパク質の合成などに，ビタミンKはカルシウム結合タンパク質の合成などに不可欠である．ビタミンDは骨の代謝に重要であり，ビタミンEは老化防止作用が報告されている．ビタミンB群とCは水溶性であるが，その他は脂溶性であるため体内に蓄積しやすく，過剰摂取による体内蓄積がもたらす健康障害に注意が必要である．ミネラルは酵素の働きを助け，さまざまな細胞機能調節作用をもつ．特にカルシウムとリンは，骨や歯といった硬組織の無機成分であるヒドロキシアパタイトを形づくる．

3 栄養の現状と課題

エネルギーやタンパク質とともに，魚介類，豆類，乳類，野菜類，果実類といった食品群の摂取量は，60歳代に比べ若年世代では少ない．運動習慣も高齢世代の人が多い．食事摂取基準（2015年版）において，生活習慣病の予防を目的として設定されている目標量と差があるのは，食物繊維，ナトリウムおよびカリウムである．現在，エネルギーを産生する栄養素の摂取量およびバランスを維持しつつ，食物繊維とカリウムの摂取量を増やし，ナトリウムの摂取量を減らすことが課題である．

栄養の課題は，単に栄養学的知識やそれに基づく行動だけでは解決できない．グローバル化に伴う食行動や食文化の変化，さらには食糧自給率の低下など，わが国の抱える食に関するさまざまな問題の解決が重要である．また，わが国の食生活が飽食ともいわれるほど豊かである一方，世界では約8億人が栄養不足の状態にあるとされ，食べ残しや食品の廃棄による食料資源の浪費や環境への負荷といった問題に対する取組みも重要となる．

III 歯科補綴治療と栄養・保健指導の実践

1 咀嚼機能低下と NCDs の関係

　口腔の健康と NCDs の発症予防には，歯周炎の制御から血管・代謝の健康を維持すること，咀嚼機能回復から栄養・体組成の改善をはかることが関与しており，治療と同時に栄養に関する食育・保健指導が必要である．

　近年，歯科補綴の目的が，欠損歯列の補綴から機能回復をはかり，代謝・体組成を改善することへ変容しつつある．ここでは最も一般的な，大臼歯喪失による咀嚼機能低下に焦点をあて，NCDs 発症とどのように関係しているか，また，その予防から健康寿命の延伸までを見据えた今後の歯科補綴治療と栄養摂取のあり方について解説する．

1―咀嚼機能低下と糖質偏重食

　大臼歯などの喪失により咀嚼機能が低下することは容易に理解できる．今後の歯科補綴治療には，咀嚼機能を数値化して基準値と比較しながらの客観的な評価が必要となる．

　咀嚼機能が低下した場合，かみにくい食品が増加して軟性食材である糖質偏重の食傾向をまねく．糖質の評価基準の1つとして，**GI 値**（Glycemic Index；血糖指数）値があり，糖質摂取後にブドウ糖に分解され血糖値を上昇させるまでの早さを示す．GI 値は 0〜100 の値で示され，数値が高いほど血糖値の上がり方も高くなる．

　糖質の種類が異なっても同一質量であれば，カロリーはほぼ同じだが，GI 値が異なる．白米（80）は高 GI 食品であり，グルコーススパイク★により糖化ストレスを生じさせるのに対し，雑穀米，全粒粉パン（55）などは血糖上昇が緩やかなため，2型糖尿病や心臓血管疾患予防に推奨される．しかし，咀嚼機能が 100 以下だと摂食が困難である．

　咀嚼機能が低下すると，軟性食材である炭水化物（糖質）偏重食傾向となる．なかでも高 GI 糖質（白米，うどんなど）は咀嚼力が不要で丸呑みしやすいため，食速度増加を伴い，過食傾向や食後高血糖を招く食習慣を形成する．

　近年，摂取した糖質の質と量の両方を同時に表す「グリセミック負荷（Glycemic Load：GL）」が注目されている．GL は炭水化物の質量と GI の積で示される．低 GI の食品であっても摂取量が多ければ食事の GL は高くなる．咀嚼機能が低いと食速度が上がること，また，高 GI 糖質摂取が増加することから，GL も高くなると考えられる．歯科補綴によりこれらを治療・改善することができる．

★グルコーススパイク：食後血糖値が急激に上昇し，空腹時血糖値との差が大きくなること．激しく血糖値が変動することで血管内皮が傷害されて動脈硬化になりやすく，脳梗塞，心筋梗塞のリスクが高まる．

> **COLUMN** **咀嚼機能を測定・評価するシステム―グルコセンサー―**
>
> 近年,咀嚼機能を簡便に測定・評価するシステム（グルコセンサー）が開発されています．これは，咀嚼に伴う試験グミ中のブドウ糖溶出濃度を測定する器械[14]で，保険収載されています[15]．
>
> 正常値はおおむね 200～250 mg/dL，大臼歯喪失例では 100 mg/dL を下回り，有床義歯などで補綴した場合，おおむね 150 mg/dL 前後まで機能回復します（図）．
>
> 咀嚼機能の基準値が血圧などと同様に国民に広く知られ，数値による予防的受診が可能となるように，啓発していくことが必要です．
>
>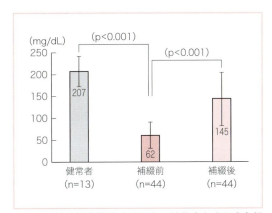
>
> 図　咀嚼機能測定機器を用いた，健常者と大臼歯欠損者における補綴前後における咀嚼機能値の変化
> 健常者は 200～250 mg/dL 前後，大臼歯喪失者は 100 mg/dL 以下になる．歯科補綴治療で咀嚼機能値は約2倍に回復した[16]．

2―咀嚼機能低下とタンパク質・ビタミン・ミネラル低栄養

厚生労働省の提唱する健康日本 21 の努力目標には，1 日 350 g の野菜（うち 120 g の緑黄色野菜）の摂取[17]とある．しかし咀嚼機能が低下すると，かみごたえのある食品群，なかでもタンパク質の供給源である肉類，各種ビタミン，ミネラル，食物繊維の供給源である野菜類の摂食が困難になる．かめない状態が続くことで，カロリーは充足してもタンパク質・ビタミン・ミネラルが不足する低栄養状態となるため，糖質・脂質代謝が悪化し，糖尿病発症リスクが上昇する．このような食習慣により，慢性的な低アルブミン血症（3.4 mg/dL 以下）が持続し，長期的に骨格筋量・骨量が減少する．骨格筋量低下に伴い基礎代謝が低下するため，内臓脂肪蓄積が進行する[18,19]．

高齢者においては，タンパク質低栄養から骨格筋量が減少するサルコペニアや骨量低下が生じ[19]，これらが身体活動低下に直結しており，いわゆるフレイル*状態を招く．

★フレイル：虚弱

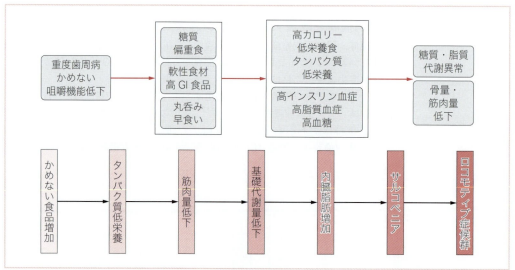

図 7-3 口腔機能低下（オーラルフレイル）から加齢性筋肉減弱症（サルコペニア）や運動器症候群（ロコモティブシンドローム）に至る過程

2 歯科補綴における保健指導の重要性

　補綴をすることによって咀嚼機能が回復すると，機能的にはそれまで敬遠していたかみごたえのある栄養豊富な食品も摂取可能になるが，従来の不適切な食習慣・生活習慣はなかなか変えることが難しい．むしろ，自由にかめるようになったために糖質の過剰摂取が助長され，糖質・脂質代謝の悪化，内臓脂肪蓄積や血管の損傷，骨量や筋肉量低下など，体組成のさらなる悪化を招いてしまう[20, 21]（図 7-3）．

　歯科補綴治療と保健指導を組み合わせて，正しい食習慣・生活習慣の知識を提供していく体制が必要である．補綴治療の第一評価目標を咀嚼機能の向上，第二評価目標を代謝・体組成改善による健康増進とすることで，歯科補綴は NCDs を予防し，患者の QOL を上げる重要な意義をもつ[22]．

3 オーラルフレイルと NCDs の予防で健康寿命の延伸へ

　数十年前から徐々に始まっている咀嚼機能の低下が，高齢期の寝たきりに至る初期要因の1つとなっている．オーラルフレイル*を放置した場合と補綴治療と保健指導との併用で咀嚼機能を回復させた場合，それぞれにおける予後を図 7-4 に示す．

　患者が診療所に独歩通院していても，プレフレイル*のステージで何らかの介入を行うべきである．口腔のみを診る歯科医療から健康寿命を延伸できる体制に変わることで，地域包括ケアなどの有機的な連携の基礎が形成されるだろう．

★オーラルフレイル：体の衰えにつながっていく口腔の筋肉や活力の衰え，口腔機能の虚弱を意味する．

★プレフレイル：身体機能低下が顕著になる前の段階．

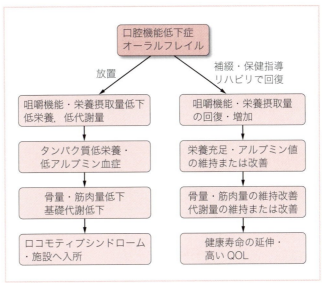

図7-4 口腔機能虚弱を放置した場合，回復させた場合のその後の全身状態との関係

■ 参考文献

1) Nishioka H, Nishi K, Kyokane K：Human saliva inactivates mutagenicity of carcinogens. Mutation Res, 85：323-333, 1981.
2) 寺岡加代ほか：高齢者における摂食機能の身体活動への影響．口腔衛生会誌, 42：2-6, 1992.
3) Nakanishi N et al.：Relationship between self-assessed masticatory diability and 9-year mortality in a cohort of community-residing elderly people. J.AM. Geriatr. Soc, 53：54-58, 2005.
4) Yoshida M et al.：Eight-year mortality associated with dental occlusion and denture use in community-dwelling elderly persons：Gerodontology. 22：234-237, 2005.
5) 那須郁夫, 斎藤安彦：全国高齢者における健康状態別余命の推計　特に咀嚼能力との関係について．日本公衆衛生雑誌, 53：411-423, 2006.
6) 湯川晴美ほか：「かむ」ことと栄養の関連．老研長期プロジェクト情報, 東京都老人総合研究所, 1996. 4.
7) 神森秀樹ほか：健常高齢者における咀嚼能力が栄養摂取に及ぼす影響．口腔衛生会誌 53：13-22, 2003.
8) Nowjack-raymer RE., Sheiham A.：Association of edentulism and diet and nutrition in US adults. J Dent Res, 82：123-126, 2003.
9) Angus WG et al.：Oral health and nutrition in older people. J Public Health Dent, 60：304-307, 2000.
10) Risch HA et al.：Dietary factors and the incidence of cancer of the stomach, AM J Epidemiol, 122：947-959, 1985.
11) Yoshihara A et al.：The relationship between dietary intake and number of teeth in elderly Japanese subjects. Gerodontology, 22：211-218, 2005.
12) Risch HA et al.：Dietary factors and the incidence of cancer of the stomach, AM J Epidemiol, 122：947-959, 1985.
13) Grath CM, Bedi R, Gilthorpe MS：Oral health related quality of life ― views of the public in the United Kingdom. Community Dent Health, 17：3-7, 2000.
14) 志賀博, 小林義典：先進医療に導入されたチェアサイドで簡便に行える咀嚼機能検査．東京都歯科医師会雑誌, 59：479-488, 2011.
15) Shiga H, Kobayashi Y, Arakawa I, Yokoyama M, Unno M：Validation of a portable blood glucose testing device in measuring musticatory performance. Prosthodont Res Pract 5：15-20, 2006.
16) 武内博明ほか：歯科発アクティブライフプロモーション 21 ―健康増進からフレイル予防まで― デンタルダイヤモンド社, 東京, 64-95, 2017.
17) 厚生労働省・健康日本 21 企画検討会・健康日本 21 策定検討会：21 世紀における国民健康づくり運動（健康日本 21）について　報告書, 2000.
18) Wakai K et al：Tooth loss and intakes of nutrients and foods：a nationwide survey of Japanese dentists. Community Dent Oral Epidemiol. 38(1)：43-9, 2010.
19) Yoshihara A, Watanabe R, Nishimuta M, Hanada N, Miyazaki H：The relationship between dietary intake and the number of teeth in elderly Japanese subjects. Gerodontology, (4)：211-8, 2005.
20) 武内博明：健康づくり・保健指導用　食育・生活習慣改善小冊子．株式会社 Medical プランニング, 10-11, 2015.
21) 武内博明ほか：咀嚼機能回復が体組成・代謝の改善に及ぼす影響．ヘルスサイエンス・ヘルスケア, 12(2)：97-103, 2012.
22) 升谷滋行ほか編：歯科医療ナビゲーション　今さら聞け！ないこんな事．口腔保健協会, 166-175, 2013.

8章 ― 院内感染対策・医療安全

I 感染症

1 ウイルス感染

1―ウイルスとは

ウイルスは，近年，世界的に感染症の広がりがみられたエボラ出血熱，MERS（中東呼吸器症候群），デング熱や国内で毎年のように感染者が出るインフルエンザなどの病原体のことである．このウイルス感染症に対する対策は，歯科医療を行ううえでも，重要な位置づけとなっている．血液や唾液が飛散しやすい歯科医療では，ウイルスを鼻や口で吸い込む，または手や顔にウイルスが付着することは大いにある．このような状況を踏まえて，医療を提供していかなければならない．

2―歯科医療で気をつけるウイルス

唾液や血液には，ウイルスが含まれていると考えてよい．よって，歯科医療の際には，常にウイルス感染が起こることに気をつけなければならない．歯科医療において最も気をつけなければならないウイルス感染症は，B型肝炎ウイルス（HBV），C型肝炎ウイルス（HCV）感染症といわれている（表8-1）．

1）B型肝炎ウイルス

感染力はHBVのほうがHCVよりも高い．針刺し事故後にHBVに感染する確率は，HCVの11倍以上，ヒト免疫不全ウイルス（HIV）の66倍以上である（表8-2）．HBVはDNAウイルスで，血液や精液，尿，唾液，涙，汗などの体液に含まれている．唾液や血液が飛散しやすい歯科医療では，特に気をつけなければならない．集団予防接種などにおける注射針や注射筒の使い回しによって，HBV感染

表8-1 ウイルス性肝炎

ウイルス	感染経路	肝がんとの関係	ワクチン
A型肝炎ウイルス	経口感染[1]	無	有
B型肝炎ウイルス	血液感染[2]	有	有
C型肝炎ウイルス	血液感染	有	無
D型肝炎ウイルス	血液感染	無	有
E型肝炎ウイルス	経口感染	無	無

1) 病原体が口を通って消化管から侵入するような感染
2) 血液や体液を介して感染

表8-2 針刺し事故後感染成立率

HBV（HBe抗原陽性）	33%
HCV	3%以下
HIV	0.5%以下

（平成24年度国立病院機構長崎病院　肝炎免疫研究センター肝炎情報センター資料）

の蔓延が起こったとされている．その後，注射器の使いまわしは禁止されたため，予防接種で感染することはほとんどなくなった．しかし，感染者による母子感染が起こった．現在では，母子感染による感染者も急激に減少し，性行為による感染者が増加している．感染すると，激しい炎症を伴う劇症肝炎を起こすこともあるが，劇症化にならない場合には回復し，ウイルス抗原である HBs 抗原，HBe 抗原が減少，HBc 抗体，HBs 抗体，HBe 抗体が順次出現する．その後，80〜90％は肝機能が安定したまま経過するが，残りの 10〜20％の人は慢性肝炎へと移行，肝硬変，肝がんに伸展する人も出てくる．

2) C 型肝炎ウイルス

C 型肝炎の原因ウイルスである HCV は，RNA ウイルスである．成人が HCV に初めて感染すると，約 70％の人が C 型肝炎ウイルス持続感染者（HCV キャリア）となり，放置すると本人が気づかないうちに，慢性肝炎，肝硬変，肝がんへと進展する．肝がんの原因の 65％は HCV 由来であるといわれている．HCV は，HBV と同じように血液や体液に含まれている．輸血などの医療行為で感染が広がったとされている．

3) ヒト免疫不全ウイルス

感染力は HBV や HCV ほどではないが，感染者が増えているウイルスである．HIV 感染の最も多い感染経路が性行為である．主に男性間性接触が異性間性接触よりも感染者が多い．2015 年末現在，HIV の感染者数は世界では約 3,670 万人で，約 210 万人の新規感染者と約 120 万人の死者が出ている．そのうちの 1,700 万人が Anti-Retroviral Therapy（ART）を受けている．ART は，3〜4 種類の抗ウイルス薬を同時に服用する方法で，この ART が使用されるようになってから，AIDS 発症は減り，死亡する人も減ってきた．しかし，長期生存するようになって，肝機能障害，腎機能障害，心血管疾患，精神神経系症状，糖尿病，脂質異常症，骨壊死や骨粗鬆症などの骨異常といった合併症が新たな問題点として出てきた．また，HIV 非感染者と同じように，生活習慣病も問題となっている．HIV 感染者への差別や偏見の問題から，歯科診療所での来院回数の多い治療や予防処置を受けにくいという新たな問題も出てきている．HIV 感染者は差別や偏見の問題によりう蝕や歯周病の放置，予防処置を受けにくい状況となっている．よって，う蝕，歯周病患者は多い．HIV 感染症の正しい知識と院内感染対策ができていれば，歯科治療をおそれることはない（p.217 参照）．

2 多剤耐性菌

細菌感染症は，抗菌薬の投与により感染症の拡大は抑えられる．しかし抗菌薬の多種多用によって，複数の抗菌薬が効かなくなった細菌が広がりをみせるようになった．これは医療の発達と大きく関係していて，感染症に対して新しい抗菌薬が開発されると，投与後その抗菌薬に対して抵抗力がある細菌が生き残り，その結果耐性菌が増殖する．それがさまざまな抗菌薬で繰り返されると，多くの抗菌薬に対

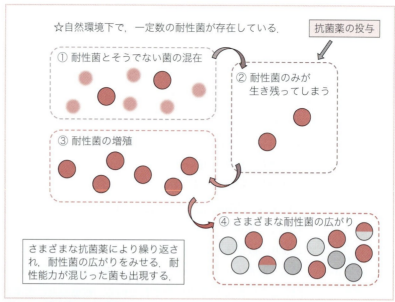

図8-1 耐性菌の出現機構

して抵抗力のある細菌が増えてくる（図8-1）．耐性菌として以下の菌が注目されている．

1―メチシリン耐性黄色ブドウ球菌

　黄色ブドウ球菌（*Staphylococcus aureus*）は，人の皮膚，口腔，鼻腔，消化管などの体表面に常在するグラム陽性球菌である．通常は害を及ぼさないが，全身免疫力が低下すると検出されるようになる日和見菌であり，膿瘍，肺炎，敗血症，髄膜炎などの重症感染症の原因になる．感染症の治療に使用していた抗菌薬（メチシリン）に対して耐性となるメチシリン耐性黄色ブドウ球菌（Methicillin-Resistant *Staphylococcus aureus*：MRSA）は広がり，院内感染菌として問題になっている．

2―バンコマイシン耐性腸球菌

　MRSA感染症の治療にバンコマイシンが使われるようになると，そのバンコマイシンに対する耐性菌が出現するようになった．それは，バンコマイシン耐性腸球菌（Vancomycin Resistant Enterococci：VRE）である．腸球菌は，すべての人が持っている常在菌で，通常の免疫力のある人では病気を起こさない．しかし，がん，胸腹部外科手術後の患者や，白血病，火傷，移植，栄養失調などの重篤な基礎疾患を有する患者にその感染症が起こった場合，敗血症や腹膜炎などを起こす．

3―カルバペネム耐性腸内細菌科細菌

　カルバペネム耐性腸内細菌科細菌（CRE）感染症は，グラム陰性菌による感染症の治療において最も重要な抗菌薬であるカルバペネム系抗菌薬および広域β-ラクタム

剤に対して耐性を示す大腸菌や肺炎桿菌などの腸内細菌科細菌による感染症の総称である．CRE は，主に免疫機能の低下した患者や外科手術後の入院患者，抗菌薬を長期使用している患者などに感染症を引き起こす．健常者に感染症を引き起こすこともある．肺炎などの呼吸器感染症，尿路感染症，手術部位や軟部組織の感染症，医療器具関連血液感染症，敗血症，髄膜炎を引き起こし，院内感染の原因にもなる．

4─多剤耐性アシネトバクター

アシネトバクター属菌は，通常土壌や水中にみられる菌で，2000 年頃から各国で急速に多剤耐性化（ほとんどの抗菌薬に耐性）が進んでいる．医療従事者の皮膚にもみられ，日和見菌として人に感染する．近年，院内感染耐性菌として問題となり，長期入院で免疫力の低下した患者において肺炎，敗血症や尿路感染症を引き起こしたりする．感染症の原因菌としては，*Acinetobacter baumannii* が最も多い．

抗菌薬は歯科医療において欠かせない薬剤である．その抗菌薬が効かない耐性菌が増えていることは，歯科医療従事者にとって重要な問題である．抗菌薬の使用も含め，今後対策を考えていかなければならない感染症である．

3 昆虫

近年の地球温暖化により，以前生息していなかった地域でも，新たな昆虫が発生してきている．実際に身の回りを振り返れば，昆虫やダニの仲間が数多く生息している．歯科診療所においても，ハエや蚊，ゴキブリなどの昆虫やダニが混入してくることがあり，それらが病気を媒介するかもしれない．特に蚊はさまざまな媒介感染症を引き起こすジカウイルス，チクングニアウイルス，デングウイルス，日本脳炎ウイルスなどをもっていたりする．

歯科診療所において昆虫の混入を防ぐためには，院内清掃を入念に行い，特に部屋の隅や棚の隙間などを中心に清掃する必要がある．

II スタンダードプレコーション

歯科診療所内での感染（院内感染）防止のためには，すべての患者の血液・体液・排泄物は感染の可能性があるものとして扱うという標準予防策（スタンダードプレコーション）を行うことが重要である．

1 手洗い

1─手洗いの重要性

手洗いは手に付着している病原性微生物を大量に減少させることができる．そのため，患者や歯科医療従事者への微生物感染リスクを低下させるため最も重要な方法である．適切な方法により手洗いが行われることにより医療行為に関連する感染

症の流行は減少し，改善されることがわかっている．

皮膚の微生物叢は一過性と常在菌の微生物から構成されている．歯科医療従事者は患者の体液や汚染された環境表面を直接手で触れることで，一過性微生物が頻回に手指に付着する．一過性微生物は歯科医療行為に関連した感染（院内感染など）に最も影響してくる．また，一過性微生物は皮膚の浅層に付着しているため，日常の手洗いで容易に取り除くことができる．しかし，常在菌は皮膚深層に付着しているため，簡単には取り除くことができないが，歯科医療行為に関連した感染との関連は少ない．

2－手洗いの分類

手洗いには，外出先から帰宅した場合などにおいて，汚れの除去が目的で一過性微生物の一部を除去することが目的の「日常的手洗い」と，一過性微生物の完全除去を目的とする「衛生的手洗い」，外科手術など最も清浄度が要求される環境において，常在菌を減少させることも目的とした「手術時（外科的）手洗い」がある．歯科診療では通常，衛生的手洗いを行う．観血処置でも普通抜歯程度ならば，通常，衛生的手洗いで十分である．

1）衛生的手洗い

抗菌性石けんと流水で手洗いを行うが，手に目に見えるほどの汚れが付着していなければ，アルコールベースの速乾性擦り込み式手指消毒薬を使用する．

2）手術時手洗い（図8-2）

抗菌性石けんと流水で手洗いを行った後，アルコールベースの速乾性擦り込み式

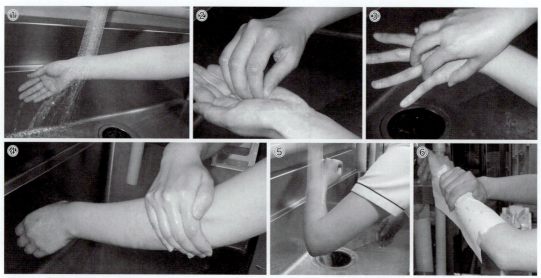

図8-2 手術時手洗いの手順
①手指に汚れの付着や爪が伸びていないか確認し，まず，抗菌性石けんと流水で手洗いを行う．
②③④指先，指の間を丁寧に洗い，肘上までしっかりと洗うようにする．
⑤⑥流水で石けんを洗い流し，非滅菌のペーパータオルなどで水分をしっかりと拭き取る．その後，指先，指の間から肘上までアルコールベース速乾性擦り込み式手指消毒薬を擦り込む．

手指消毒薬で手洗いを行う．

3─手洗い時の注意

多くの手洗いでアルコールベースの速乾性擦り込み式手指消毒薬の使用が推奨されている．その理由は確実な消毒効果が得られる，流水がなくとも手指の消毒ができる，抗菌性石けんを用いた手洗いより，手荒れが少ないことがあげられる．

手洗い後，ぬれたままの手指は微生物感染のリスクが高くなることと，ぬれた状態でグローブをすると手荒れの原因にもなるため，確実に水分を拭くことが重要である．手指を拭く場合には，共用タオルの使用は微生物感染の温床になるので使用せず，必ずディスポーザブルのペーパータオルを使用する．

手荒れは皮膚常在菌の増殖や病原体の侵入経路となり，医療環境汚染にもつながる．手荒れを予防するためには手指を確実に乾燥させ，ローションを使用することが勧められている．しかし，石油系ローションはラテックスグローブを劣化させ，浸透性を亢進させるため，ラテックスアレルギーを生じやすくするので，1日の仕事が終わった後に使用するのが望ましい．

手指に付着している微生物の多くが指の爪下やその周囲から発見されるので，爪は短く保つことが重要である．また，鋭い爪・傷ついた爪や指輪は手袋の損傷を増加させたり，グローブの装着を困難にするので避けるべきである．

2 ディスポーザブル，ラッピング

1─ディスポーザブル製品

ディスポーザブル製品とはディスポともいい，樹脂などでつくられた使い捨ての医療器具のことをさす．1年以上使用可能なものを「医療備品」1年未満のものを「医療消耗品」と区分し，この医療消耗品の中に，ディスポーザブルの医療器具が含まれる．注射器・注射針・グローブが代表的なディスポーザブル製品で，感染防止対策のために多くの医療器具のディスポーザブル化が進められている．ディスポーザブル製品の利用により，一時的にコストが増加することもあるが，長期的な観点からは「業務の効率化」「感染防止の安全面」「コスト削減」といったメリットがある．コストの面では，リネンの費用や，医療器具を消毒するための器具や薬剤の購入費用，これらの維持費用がなくなるので，長期的にはディスポーザブル製品のほうがコストを削減できることも多い．デメリットとしては，ディスポーザブル製品の使用量の増加による大量医療廃棄物が環境問題となっている．しかし，近年，さまざまな耐性菌が出現している．また，医療器具は高度化され，複雑化し，洗浄や消毒が困難になっている．そのため，確実に消毒ができるという感染防止の観点から考えるとディスポーザブル製品を使用するメリットは大きい．そのため，ディスポーザブル製品が使用できる器材，特に観血処置に用いる器具は可能な限りディスポーザブル製品を使用することが推奨されている．歯科診療で用いるディスポーザブル製品には，注射器，注射針，メス，切削用バー類など直接治療に用いるものから，

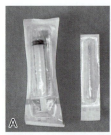 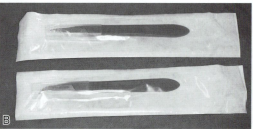 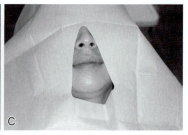

図8-3 ディスポーザブル器具の例
A：ディスポーザブル注射器と注射針，B：ディスポーザブルメス，C：ディスポーザブル滅菌覆布

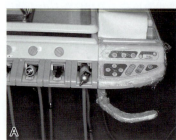 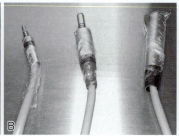 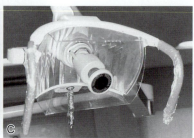

図8-4 歯科用ユニットへのラッピング

　紙コップやエプロン，歯科医療従事者などが使用する滅菌・非滅菌グローブ，マスク，シールド，防護用エプロンまで多種多様である（図8-3）．

2―ラッピング

　臨床的な接触面，特に洗浄が難しい表面（歯科用ユニットのスイッチなど）の細菌汚染を防止するために，ラッピングなどの表面バリアを使用し，患者ごとに交換することが勧められている．また，表面バリアで覆われていない歯科用ユニットの臨床的な接触表面については，患者治療ごとに消毒薬や滅菌薬で清拭することが院内感染防止に有効である．治療で使用する大型器械（レーザーやエックス線装置など）では，本体は消毒薬を用いて清拭する．しかし，使用後に体液の付着する可能性が高い場合は，本体や本体から把持部までのホースやコードのラッピングを行う．歯科用ユニットでは，本来，体液が付着する可能性が高い部位は，取り外して滅菌することが望ましい．しかし，取り外しができず，滅菌処置が困難な場合で，無影灯のアーム，ブラケットテーブル，スイッチ，ヘッドレストなど手で触れる可能性がある部位にはラッピングを行う．また，歯科用ユニットの操作パネル，歯科用タービンヘッドとの接合部，コード類はラッピングを行い，感染防止に努める（図8-4）．

3―マスク，ゴーグル，グローブ

1）個人防護具

　防護具は血液やその他の潜在的感染物質（唾液，痰，排泄物）の曝露から医療従

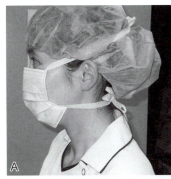
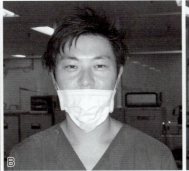
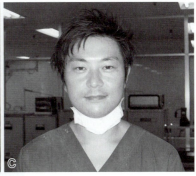

図8-5 マスクの着用
①マスクを取り出し，裏と表を確認する．金具を上にして，蛇腹が下向きになっているほうが表側になる．
③ゴムひもを耳にかけ，金具を自分の鼻の形に合わせて曲げる．
④マスクの蛇腹を下へ引き，鼻や口に十分密着させる．
A：正しいマスクの着用．B，C：よくないマスクの着用．鼻や口が覆われていない．

事者を保護する目的で使用される．歯科診療時には回転器具やスリーウェイシリンジから水，唾液，血液，微生物や切削片などの飛沫が常に噴霧されている．噴霧された物質にはエアロゾル（10μ未満の吸入可能な粒子）も含まれる．歯科診療に使用すべき個人防護具にはグローブ，サージカルマスク，ゴーグル，防護服（ガウンなど）などがある．それらの個人防護具は各患者の診療ごとに変えるべきである．なお，通常の診療着（白衣やユニフォームなど）は感染防止を目的としたものではないので，個人防護具とはみなされない．

2）サージカルマスク

血液や唾液の飛散が生じるような処置や患者治療時には口と鼻を覆うマスク（図8-5）とゴーグルやフェイス・シールドを着用する必要がある．

サージカルマスクは**飛沫感染**，**接触感染**予防の観点から，着用者が産生する微生物から患者を保護すると同時に，血液や唾液などの体液や感染性微生物の暴露から歯科医療従事者を保護する．血液や唾液など飛沫が予想される場合には体液不透過性の高いサージカルマスクを使用する．また，フェイス・シールド付きのサージカルマスクを用いることにより目や顔面の防御も同時に行うことができる．空気感染の可能性がある場合は，N95微粒子フィルター付きマスクを使用する．N95微粒子フィルター付きマスクは，未使用の状態で1μの分子の95％以上を有効に遮蔽することができる．微粒子フィルター付きマスクの感染防御レベルは通過する空気をどの程度有効に濾過できるかということと，顔にどの程度フィットしているかにより決まる．微粒子フィルター付きマスクを使用するにあたっては，マスクにより適切に口と顔面が密閉されていることを確認する訓練とフィットテストがある．マスクが湿ってきた場合や汚れた場合にはその都度交換する．

3）ゴーグル

ゴーグルやフェイス・シールドは歯科治療中に発生する血液や唾液の飛沫や切削片から目を守る．普段眼鏡を使用している場合でも，ゴーグルやフェイス・シール

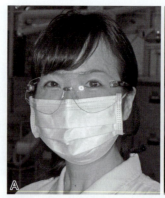 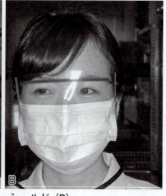

図8-6 ゴーグル（A），フェイス・シールド（B）

ド付きマスクを装着する．特にタービンやマイクロモーターを使用している際には血液や唾液の飛沫以外にも金属片や歯質片などが飛び散り，目に入る可能性があるため，ゴーグルを装着する必要がある．場合により患者にもゴーグルを装着させることが望ましい（図8-6）．

4）グローブ

　歯科医療従事者は血液や唾液などの体液やほかの潜在的感染物質に接する際には，手指が汚染されるのを防ぐ目的でグローブを装着する必要がある．また，歯科医療従事者の手指に付着している微生物などが，患者へ伝播されるのを防ぐためにも使用する必要がある．さらに，観血処置では歯科医療従事者の手指に付着している微生物による創面の汚染を予防するためにもグローブの着用は重要である．さらに，グローブの着用により，針刺し事故が生じた場合に，血液が歯科医療従事者の体内に入る量が減少するとされる．

　医療用グローブは患者1人に使用されたあとは廃棄されることを前提として製造されている．歯科診療では鋭利な器具や，アルコールやレジンなどさまざまな薬剤が使用されるため，グローブの破損や劣化のリスクが高い．そのため，グローブは患者1人ごと，場合により一処置ごとに取り替える必要がある．

　しかし，グローブを着用しているからといって，手洗いの必要性がなくなったわけではない．グローブ着用前には必ず手指の衛生処理を行う必要がある．グローブには目に見えない小さな穴が開いている場合や，使用中に破れる場合がある．そのため，手洗いが不十分な場合には歯科医療従事者の手指に付着した微生物により，術野などが汚染される可能性がある．また，歯科医療従事者が気がつかないうちに，グローブが破損している可能性もあり，グローブを外した際にも手洗いが必要である．さらに，細菌はグローブ下の湿った環境で急速に増殖するために，グローブ着用前には十分な手洗いと徹底した手指の乾燥が重要である．

　医療用グローブの種類には，外科用滅菌グローブと非滅菌患者診察用グローブがあり，処置の内容により使用するグローブを選択する（図8-7）．

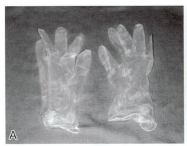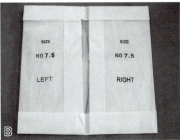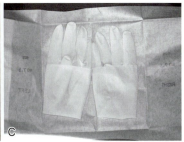

図8-7 各種グローブ
A：非滅菌患者診察用プラスチックグローブ．義歯調整など非観血処置に用いられる．
B，C：外科用滅菌グローブ

5）グローブとラテックスアレルギー

歯科医療従事者が長時間グローブをするようになったことに伴い，天然ゴムのラテックスに感作される機会が増加し，グローブのアレルギー反応が問題となっている．アレルゲンにはラテックスとコーンスターチなどが使用されているパウダーがある．ラテックス製のグローブは適合性に優れているが，以前より接触性皮膚炎などのⅣ型アレルギーの発現の報告や，近年ではアナフィラキシー★による死亡例も報告されている．対策としては，ラテックスフリーのグローブやパウダーフリーのグローブを使用する．また，ラテックスアレルギーを有する患者が存在することにも注意が必要である．アトピー性皮膚炎や食物アレルギー（キウイ，アボカド，パパイヤ，バナナなど）を有する患者ではラテックスにアレルギー反応を示すことが多いとされている．

★アナフィラキシー：急性に全身に生じる重篤なⅠ型アレルギー（即時型アレルギー）のことで，蕁麻疹，血圧低下，浮腫，呼吸困難などの症状を生じる．

4─適切な器具の取り扱い

歯科医療は，印象採得や義歯調整などを除くと，多くの治療が外科的処置である．このことは，診療において針や刃物など鋭利なものを多用することを意味している．局所麻酔時の注射針，縫合針，抜歯や歯肉切開に用いる各種メス類などの外科器具がすぐに思い浮かぶが，一般歯科診療においても多くの鋭利な器具を用い診療をしている．先端が鋭利な探針や手用スケーラー，根管治療用のリーマーやファイル類，形成用の各種バー類が日常的に使用されている．使用済みで血液が付着した針や器具による針刺しや手指の損傷は，患者の血液に直接歯科医療従事者が曝されることを意味しており，最も交差感染のリスクが高く，絶対に避けなければならない．針刺し事故を防止するためには，適切な器具の取り扱いと廃棄方法が重要である．

1）針のリキャップ

使用済み注射針による針刺し事故をなくすために，リキャップは行わないことが原則である．しかし，歯科診療では，1回の診療中に局所麻酔を複数回施行することもあるので，術者や介助者の針刺し事故を防ぐためリキャップせざるを得ない．その場合には，両手でリキャップをしないことが重要である．安全な針のリキャップ法として片手すくい法，器具に針のキャップを保持させる方法，指で直接針の

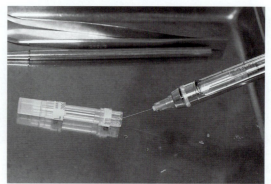

図8-8 リキャップ（片手すくい法）
針刺し事故をなくすためには両手でリキャップをしないことが重要である．

キャップを持つのではなく，ピンセットなどで針のキャップを持ちリキャップする方法などが考案されている（図8-8）．

2）器具の受け渡し

　術者と介助者間での器具の受け渡し時にも手指の損傷が生じやすい．多いのは術者から介助者への針付きの注射器や持針器，メス，ほかの鋭利な器具を手渡しする際に生じる．これらの鋭利な器具を受け渡し（術者から介助者）する際には，術者が一度，トレー上に血液や体液が付着した器具を置き，それを介助者が回収するようにする必要がある．介助者から術者へ鋭利器具を受け渡しする際にも，術者の手指が損傷されないように注意する必要がある．しかし，介助者から術者への器具の受け渡しでは体液の付着していない清潔な器具が受け渡されることもあり，この場合の感染リスクは少ない．

3）処置中・後の器具整理

　縫合針の付いた持針器やスケーラーは，1回の処置で複数回術者の手から離れ，再度処置のために持ち直すことになる．縫合時に重要なことは可能な限り，針を直接手指で触れないことである．縫合時にはピンセットを用い，針の廃棄時にも同様の注意が必要である．また，術者は処置時や処置終了時に器具を整理整頓しておくことが，器具を片付ける介助者の手指損傷を防ぐために大切重要である．特に針や刃の付いた器具は向きをそろえておくことが必要である（図8-9）．

4）その他

　使用中や使用後の根管治療用のリーマー類は，専用のスタンド（スポンジなど）に立てておくことが重要である．それにより再使用や使用後洗浄時における手指の損傷を防ぐことができる．形成用の各種バー類も使用後は速やかに外しておく．ダイヤモンドバーやフィッシャーバーなども先端が鋭利なものでは刃物と同様に手指や腕を損傷させる危険性がある．バーが装着されたままのタービンヘッドはバーの先端を下に向けるように注意をする（図8-10）．針刺し事故時には慌てずに曝露部位を流水でよく洗い流す．そして，すぐに患者とともに医療機関を受診する．患者

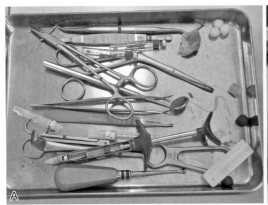
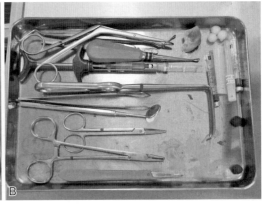

図 8-9 器具の整理
観血処置中や処置後には器具の整理をしておくことも重要である.
A：注射針はリキャップされておらず，器具の方向もまちまちになっている．この状態では術者が器具を再使用する際に手指を損傷する可能性がある．また，器具を片づける者も針刺しのリスクが高まる．
B：整理された抜歯用のトレー．この状態であれば，再使用する際にも器具が見つけやすく，また手指を損傷することを防ぐことができる．

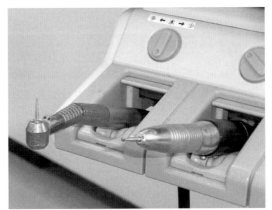

図 8-10 バーの先端が上を向いて置かれたタービンヘッド
先端の尖っているバー類は刃物と同様に手指や腕を損傷させる可能性があるので，必ず先端を下に向けるようにする．また，使用後には速やかにバー類を外すことも必要である．

の HBe 抗原，HCV 抗体，HIV 抗体検査をする必要がある．

5）医療事故

医療事故とは医療行為により患者に何らかの傷害が生じた事例をいう．医療事故には偶発的に生じたものと，さまざまなエラーにより生じたものがある．医療事故は医療行為に過失があったもののみではなく，過失がない事故や患者の傷害と医療行為との間の因果関係がはっきりしていても医療行為に過失があったか否かがはっきりしないものも含まれる．一方，医療行為が適切に行われなかったために生じた傷害を**医療過誤**とよぶ．医療過誤の要件は過失と発生した傷害との間の因果関係が存在する必要がある．

6）ヒヤリ・ハット

　ヒヤリ・ハットは医療行為または医療にかかわり，患者に傷害を及ぼす可能性があった事例をいう．患者に対してエラーを施行する前に気がつき，医療行為などを中止した場合で，「ヒヤッ」，「ハッ」としたが患者には誤った診療行為が行われなかった事例をいう．このヒヤリ・ハット事例を収集・分析することにより，職場などにおいて発生したエラーについて誘因や原因を特定し，改善策を考えることにより，大きな医療事故を防止することが可能となる．

III 滅菌，消毒，洗浄

　診療で使用する器械・器具の滅菌，消毒，洗浄は院内感染対策において最も基本となるものである．
　滅菌：すべての微生物を殺滅または除去すること
　消毒：生存微生物数を病原性のない水準まで減少させること
　洗浄：汚染を除去すること

1 滅菌

　滅菌は無菌性保証水準（sterility assurance level：SAL）が国際標準化機構（ISO）で10^{-6}と定められている．これは滅菌後の器械・器具に1個の微生物が存在する確率が100万分の1という意味である．
　主な滅菌法として高圧蒸気滅菌，低温プラズマ滅菌，エチレンオキサイドガス（EOG）滅菌がある．一般には高圧蒸気滅菌が使用されている．

1─高圧蒸気滅菌

　滅菌条件121～134℃で10～50分の飽和水蒸気の熱エネルギーで微生物を殺滅する方法である．耐熱性のない器械・器具には使用できない．重力置換式滅菌器と真空脱気式滅菌器があり，医療機関では真空脱気式滅菌器が推奨されている．

2─低温プラズマ滅菌

　過酸化水素に高周波エネルギーを与えて発生するフリーラジカルで微生物を殺滅する方法である．滅菌温度45℃なので耐熱性のない器械・器具にも使用できる．紙，綿布，ガーゼ，液体，粉末などは滅菌できない．

3─エチレンオキサイドガス滅菌

　エチレンオキサイドガス（EOG）で微生物を殺滅する方法である．滅菌温度を40～60℃の範囲で設定できるので耐熱性のない器械・器具にも使用できる．しかしながらエチレンオキサイドガスの毒性が高いため厳しく規制されている．滅菌後のエアレーション（残留副産物処理）に50℃で12時間，60℃で8時間，室温では7日

間必要である．

2 消毒

消毒は器材の消毒と手指や口腔内の消毒に区別される．器材の消毒法には薬液消毒，熱水消毒，紫外線殺菌消毒（波長254 nm），ホルマリンガス消毒などがある．

1—薬液消毒

消毒薬には適切な濃度，時間，温度があるので取扱説明書に従って使用する．消毒作用の強いものほど毒性も強くなるため，副作用や禁忌事項にも注意が必要である．消毒薬は抗菌スペクトル（微生物に対する有効性）により高水準消毒，中水準消毒，低水準消毒に分類されている（表8-3）．器械・器具の消毒はスポルディング分類*が基本とされている．

★スポルディング分類：器械・器具の感染リスクと消毒水準の分類．

1）スポルディング分類

器械・器具を感染リスクにより3つのカテゴリーに分類して必要な消毒水準が決められている．

①クリティカル（無菌の組織や血管に挿入するもの．ハンドピース，外科用器具，根管治療用器具など）→滅菌

②セミクリティカル（粘膜または，健常でない皮膚に接触するもの．バキュームチップ，ミラー，印象用トレー，など）→高水準消毒，中水準消毒

③ノンクリティカル（健常な皮膚と接触するもの．歯科用ユニット，エックス線写真装置など）→低水準消毒

2）熱水消毒

毒性がなく安全かつ効果的な消毒法である．ウォッシャーディスインフェクターが利用される．80℃，10分で，一般細菌や熱に弱いウイルスは不活化できる．芽胞

表8-3 抗菌スペクトル

	消毒薬	一般細菌	真菌の糸状菌	結核菌	ウイルス（エンベロープ有）	ウイルス（エンベロープ無）	芽胞菌
高水準	グルタラール	○	○	○	○	○	○
	フタラール	○	○	○	○	○	○
	過酢酸	○	○	○	○	○	○
中水準	次亜塩素酸	○	○	○	○	○	○
	エタノール	○	○	○	○	×	×
	イソプロパノール	○	○	○	○	×	×
低水準	ベンザルコニウム塩化物	○	○	×	×	×	×
	クロルヘキシジングルコン酸塩	○	×	×	×	×	×
	ベンゼトニウム塩化物	○	○	×	×	×	×
	アルキルジアミノエチルグリシン	○	○	○	×	×	×

以外のB型肝炎ウイルスなどの耐熱性病原体には90～93℃，5～10分が広く使用されている．

3）紫外線殺菌消毒

波長254 nmの紫外線殺菌灯は照射部位においてきわめて強力な殺菌作用がある．しかし，その効果は照射部位に限定される．また，防護眼鏡を装着せずに見ると失明の危険がある．

4）ホルマリンガス消毒

ホルマリンガス（ホルムアルデヒドガス）で殺菌消毒する．約25～30℃の常温・常圧で殺菌を行うものや50℃で減圧と常圧を繰り返して殺菌を行うものがある．すべての微生物を殺滅するがホルマリンは滅菌用材料とされていないため消毒レベルとなる．

3 洗浄

使用後の器材はまず洗浄する．確実な滅菌・消毒のためには十分な洗浄，すすぎ，乾燥が必要である．滅菌・消毒前の器材に存在する生育可能な微生物の数と種類をバイオバーデン（bioburden）という．洗浄の目的はバイオバーデンを低く抑えることといえる．洗浄は用手洗浄と機械洗浄に大別され，機械洗浄には超音波洗浄器，ウオッシャーディスインフェクターが使われる．

1─洗浄剤

消毒薬と同様に適切な濃度，時間，温度があるので取扱説明書に従って使用する．医療用洗浄剤は血液，体液を対象にするためアルカリ性洗浄剤と中性～弱アルカリ性の酵素系洗浄剤が使われる．酵素系洗浄剤は40℃の温度管理のもとプロテアーゼ（タンパク質分解酵素）の作用で血液，体液に効果を発揮する．

2─用手洗浄

使用直後の器材は最も汚染した状態のためスタッフが感染する危険性が高く注意が必要である．鋭利な器具が多いので用手洗浄は慎重に行わなければならない．安全確保のために機械洗浄が優先されている．

3─超音波洗浄器

一般に広く普及している洗浄器である．用手洗浄では困難な細部まで洗浄できる．使用後の器材をただちに超音波洗浄器で洗浄するシステムはスタッフの安全確保に有効な方法である．

4─ウオッシャーディスインフェクター

洗浄→熱水消毒→乾燥の工程を全自動で行う機械である．洗浄と同時に熱水消毒まで行われるのでさらに作業の安全性が向上する．

Ⅳ 診療室における洗浄，滅菌，消毒の流れ

1 器械・器具の滅菌の流れ

> 洗浄→すすぎ→ 　乾燥→滅菌→保管
> 　　　　　　　　消毒→すすぎ→乾燥→保管

　使用後の器材はまず洗浄する．分解の必要な器械・器具の分解とバーやリーマーなどの小器具の分別以外に血液や唾液の付着した器材にはなるべく手を触れず，洗浄剤を入れた容器にそのまま速やかに漬け込む（浸漬洗浄）．超音波洗浄器を使用すれば，さらに効果的である．浸漬洗浄，超音波洗浄で病原性を低減させることにより作業の安全性が確保される．洗浄後は洗浄剤が残留しないように十分にすすぐ．洗浄，すすぎ後は十分に乾燥して滅菌する．ウォッシャーディスインフェクターの場合は器材を専用のラック，バスケット，スタンドに分別セットしてスタートすれば洗浄，熱水消毒，乾燥まで全自動で完了する．
　滅菌には一般に高圧蒸気滅菌器（以下オートクレーブとする）が使用されている．診療で使用する器械・器具の多くのものがオートクレーブ対応になっている．基本的にオートクレーブ対応のものはすべて滅菌するのがよい．耐熱性がなくオートクレーブを使用できないものはディスポーザブルにするか高水準消毒薬で消毒する．

1─洗浄における注意点
①ブラシやスポンジを用いた擦り洗い（用手洗浄）はなるべく避ける．
②洗浄に先行して使用後の器械・器具を消毒（一次消毒）することはタンパク質の変性，固着につながるため行わない．
③洗浄が十分でなければ確実な滅菌，消毒はできない．
④水分の残留は滅菌に影響するため十分に乾燥して滅菌パックする．

2─滅菌・消毒における注意点
①高水準消毒薬はヒトへの毒性も強いため皮膚，眼，気道などへの健康障害に注意する．また残留消毒薬による粘膜障害やアナフィラキシーショックの報告があり，十分なすすぎが重要である．
②滅菌できないものはなるべくディスポーザブルにする．
③「洗浄→すすぎ→消毒→すすぎ→乾燥→滅菌」の流れは確実性が向上するように感じるが，メリットはない．

2 エアタービン，マイクロモーターハンドピースの滅菌の流れ

> 外装清拭→専用オイル洗浄・注油→オートクレーブ滅菌

　すべてのエアタービン，マイクロモーターハンドピースがオートクレーブ対応になっている．取扱説明書に従って洗浄，滅菌する．オートクレーブは乾燥工程で温度上昇するため乾燥工程は省略する．真空脱気式オートクレーブは蒸気の浸透性向上と乾燥工程での温度上昇がない機能的利点があり，乾燥工程の省略なくほかの器械・器具と同様に行うことができる．

V ワクチン

　病原体が感染すると，それを感知した免疫系細胞（マクロファージ，T細胞，B細胞など）がその抗原を感作，記憶し，次に同じ病原体が感染しようとしたときに，それらの免疫細胞が感染させないように抗体を誘導し病原体を排除する機構がある．この機構を利用して，病原性を弱めた病原体や殺菌された病原体などを免疫源とし，前もって免疫をしておくことで，病原体の感染を防ぐ方法がある．これが，ワクチンである．

1 B型肝炎ワクチン

　B型肝炎ワクチンの接種はHBV感染予防に効果的であり，病院管理者はすべての医療従事者に対して検査を行い，抗体陰性者に対してワクチンを接種させるべきである．特に唾液や血液に暴露される可能性のある処置を行う歯科医療従事者はなおさらワクチンが必要である．

2 インフルエンザワクチン

　インフルエンザ予防接種の有効性は世界的にも認められている．わが国においても高齢者の発病防止や特に重症化防止に有効であることが確認されている．流行が始まる10～11月に予防接種を受けるとより効果的である．インフルエンザは，インフルエンザウイルスに感染することによって起こる感染症である．主にインフルエンザに感染した人が咳やくしゃみなどをすることにより，ウイルスが空気中に広がり，それを吸い込むことによって感染する．65歳以上の高齢者，2歳未満の乳幼児や慢性疾患をもっている人において季節性インフルエンザの重症化や死亡の割合は高い．予防接種を受けてからインフルエンザに対する抵抗力がつくまでに2週間程度かかり，その効果が十分に持続する期間は約5カ月間とされている．副反応としては，アレルギー反応とギラン-バレー症候群がある．命に関わるようなアレルギー反応はまれだが，ワクチンの構成成分のいずれかにアレルギーがあれば起こりうる．

ワクチンで使われるインフルエンザウイルスがニワトリの卵で培養されているため，卵アレルギーの場合に比較的多くみられる．

VI 医療廃棄物の処理

医療関係機関から医療行為に伴って発生した廃棄物を医療廃棄物というが，この医療廃棄物はさらに，感染性廃棄物と非感染性廃棄物とに区分される．

1 感染性廃棄物と非感染性廃棄物

感染性廃棄物とは，人が感染するおそれのある病原体が含まれている，もしくは含まれている可能性がある廃棄物のことをいう．感染性廃棄物の判断の仕方は図8-11に示すとおりである．血液や体液，病原微生物が付着している可能性があるもの，血液などが付着している鋭利なもの，手術室や感染症病床から排出されたもの，指定感染症や新感染症の治療や検査に使用されたものなどが感染性廃棄物と判断される．医療廃棄物のうち，感染性廃棄物に該当しないと判断されたものが非感染性廃棄物である．

2 一般廃棄物と産業廃棄物

感染性廃棄物は，「感染性一般廃棄物」と「感染性産業廃棄物」に分けられる．廃棄物処理法による廃棄物の分類は，20種類の産業廃棄物と一般廃棄物に大別される．産業廃棄物とは，事業活動に伴って排出される廃棄物のうち，燃え殻，汚泥，廃油，廃酸，廃アルカリ，廃プラスチック，ゴムくず，金属くず，ガラスくず，コンクリートくずおよび陶磁器くず，ばい塵などのことをいう．医療機関などから出されるものとして例をあげると，凝固した血液（汚泥），アルコール類（廃油），エックス線写真定着液（廃酸），エックス線写真現像廃液（廃アルカリ），ホルマリン（廃酸），エックス線写真フィルム（廃プラスチック），ディスポーザブルの手袋（ゴムくず），注射針（金属くず），アンプル（ガラスくず）などであり，これらは「感染性産業廃棄物」に分類される．「一般廃棄物」とは廃棄物処理法に定義された「産業廃棄物」に該当しないものすべてである．医療機関から出されるものとして，包帯，ガーゼ，脱脂綿などが例としてあげられ，血液・体液などが付着していれば，「感染性一般廃棄物」に分類される．

3 感染性廃棄物の管理

医療従事者には，感染性廃棄物を適切に判断し処理することが，廃棄物処理法において義務づけられている．

1―分別・梱包

感染性廃棄物は，発生時点において，ほかの廃棄物と分別して排出する．「鋭利

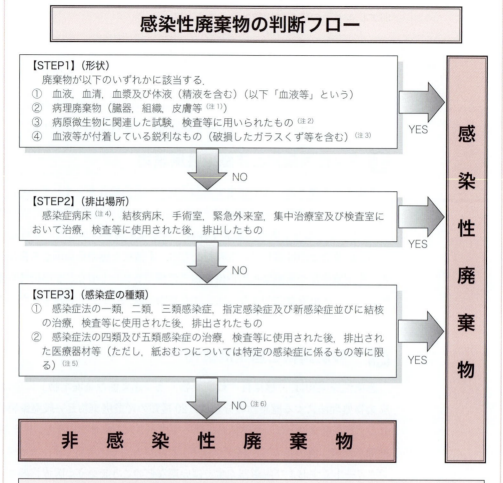

図 8-11　感染性廃棄物の判断フロー
（環境省大臣官房　廃棄物・リサイクル対策部：廃棄物処理法に基づく感染性廃棄物処理マニュアル）

なもの」「固形状のもの」「液状または泥状のもの」の3種類に区分して，それぞれに適した容器に入れる．注射針やメスなどの鋭利なものは耐貫通性のある頑丈な容器を使用する．固形状のものは丈夫なプラスチック袋を二重にして使用するか，堅牢な容器を使用する．液状または泥状のものは廃液などが漏洩しない密閉容器を使用する．

2―施設内における保管

感染性廃棄物が運搬されるまでの保管は極力短期間とする．感染性廃棄物の保管場所は，関係者以外入れないように配慮し，感染性廃棄物はほかの廃棄物と区別して保管する．感染性廃棄物の保管場所には，見やすい箇所に感染性廃棄物の存在を表示するとともに，取り扱いの注意事項などを記載しなければならない．

3―表示

感染性廃棄物を収納した容器には，感染性廃棄物である旨および取り扱う際に注意すべき事項を表示する．環境省は感染性廃棄物にはバイオハザードマークをつけることを推奨している（図8-12）．バイオハザードマークは，赤色が血液などの液状または泥状のものを示し，橙色がガーゼなどの固形状のもの，黄色が注射針などの鋭利なもの，もしくは分別が困難なものであることを示し，性状に応じて色を分ける．非感染性廃棄物であっても，外見上感染性廃棄物との区別がつかないこともあるため，医療関係機関などが責任をもって「非感染性廃棄物ラベル」をつけることが推奨されている（図8-13）．

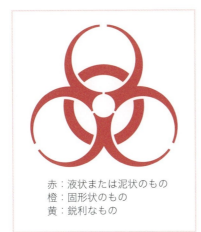

赤：液状または泥状のもの
橙：固形状のもの
黄：鋭利なもの

図8-12　バイオハザードマーク

非感染性廃棄物	
医療機関等名	
特別管理産業廃棄物 管理責任者	
排出年月日	

図8-13　非感染性廃棄物ラベルの例
（環境省大臣官房　廃棄物・リサイクル対策部：廃棄物処理法に基づく感染性廃棄物処理マニュアル）

4―処理

　感染性廃棄物は原則として，医療関係機関などの施設内の焼却設備で焼却，溶融施設での溶融，滅菌装置で滅菌または肝炎ウイルスに有効な薬剤または加熱による方法で消毒する．院内でできない場合は特別管理産業廃棄物処分業者に委託して行う．

4 在宅医療廃棄物

　在宅医療廃棄物は，在宅医療にかかわる医療処置に伴い家庭から排出される廃棄物をいい，一般廃棄物に分類される．在宅医療廃棄物の処理については，廃棄物処理法上，市町村が処理責任を負うこととなるが，環境省が現段階で最も望ましいとしているのは，①注射針などの鋭利なものは医療関係者あるいは患者・家族が医療機関へ持ち込み，感染性廃棄物として処理する，②その他の非鋭利なものは，市町村が一般廃棄物として処理するという方法である．医療機関は，医療の専門家の立場から，患者が安全かつ適正な廃棄物の処理を行えるよう，必要な情報提供，指導を行うことが必要である．

■ 参考文献
1) 日本歯科医学会監修：JADS日本歯科医学会認定　歯科診療ガイドライン1　エビデンスに基づく一般歯科診療における院内感染対策．永末書店，京都，2007．
2) 田口正博ほか訳：歯科医療現場における感染制御のためのCDCガイドライン．メディカ出版，大阪，2004．
3) 海野雅浩ほか編：一から学ぶ歯科医療安全管理．医歯薬出版，東京，2009．
4) 国公立大学附属病院感染対策協議会編：病院感染対策ガイドライン．じほう，東京，2012．
5) 環境省大臣官房 廃棄物・リサイクル対策部：廃棄物処理法に基づく感染性廃棄物処理マニュアル．

9章 ― 特別な支援が必要な人への歯科保健

I 妊婦

1 口腔内の状況

　妊娠すると女性ホルモンであるエストロゲンやプロゲステロンの分泌が亢進し，歯肉溝滲出液にも認められるようになる．女性ホルモンは，好中球の走化性と食作用の低下，抗体反応やT細胞の応答の抑制，マクロファージのプロスタグランジン合成の増進など免疫応答に影響を与え，易感染の状態となる．さらに，微小血管の拡張や透過性が促進され，歯肉に腫脹や易出血性などの炎症症状が起こりやすくなる．重度の歯周病に罹患することにより早産や低体重児出産のリスクを高めるとの報告があり，口腔環境を整えておくことは重要である[1,2]（図9-1）．また，女性ホルモンを発育素メナジオン（ビタミンK_3）の代わりに利用できるグラム陰性桿菌の *Prevotella intermedia* が選択的に増加し，妊娠関連歯肉炎を引き起こしやすい環境

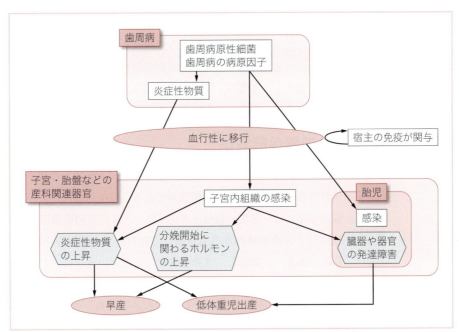

図9-1　歯周病と早産・低体重児出産との関連において想定されるメカニズム
（日本歯周病学会：歯周病と全身の健康　JSP Evidence Report on Periodontal Disease and Systemic Health, 2015.）

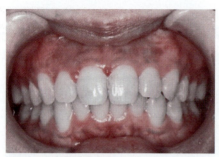

図9-2 妊娠関連歯肉炎
女性ホルモンの影響で歯肉増殖様の変化をきたすことがあり仮性ポケットを形成するが, 通常アタッチメントロスは認められない.

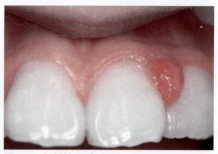

図9-3 妊娠性エプーリス
好発部位は上顎前歯の歯肉. 形状は有茎状(ポリープ様)を呈し, 粘膜の表面は赤みを帯び平滑で易出血性, 硬さは弾性軟の症例が多い.

表9-1 妊産婦の口腔保健管理

保健指導内容	対象者	保健管理の場と場面	関係者との連携	法的根拠
現在歯の管理 歯周組織の管理 乳歯・永久歯の形成	妊産婦	口腔保健センター 妊産婦健康診査 母子保健相談指導事業 (両親学級・育児学級など)	医師 保健師 栄養士	母子保健法
上記と同様の 専門的保健指導	妊産婦	かかりつけ歯科医院 口腔診査・保健指導	歯科医師 歯科衛生士	自由意思

となる[3] (図9-2). そのほか, この時期に特有な妊娠性エプーリスが歯肉に発症することもある (図9-3).

う蝕に関しては, 妊娠初期にみられる特有のつわりにより嗜好が変化し酸味を好むようになったり, 嘔吐により胃酸で口腔内が暴露されるが, 歯ブラシへの不快感により口腔清掃がおろそかになる傾向がある. 妊娠後期には増大した子宮に胃が圧迫され, 少量頻回の食事や間食を摂る回数が増加する. さらに, 妊娠中は唾液の分泌量が減少し, 粘調度が増すため, 緩衝作用が低下する[4]. これらの要因が重なり合い口腔環境は悪化し, う蝕感受性が高まりやすい.

2 口腔保健管理

口腔保健管理を実施する場は, 法律に基づく健診・保健事業と, 自由意思による歯科医院での保健指導・保健管理である. 母子保健法に基づいて実施される健診・保健事業には, 市町村保健センターにおける妊産婦健康診査や乳児健康診査, ならびに母子保健相談指導事業を通じて行われている両親学級や育児学級などの保健指導がある. この場合, 連携を密にして指導内容を検討しなければならない職種は多い. 特に医師, 保健師とは全身状態や家庭環境などの把握のために, 栄養士とは食生活指導の内容の統一性をはかる必要から, 連携することが大切である (表9-1).

表 9-2 歯の形成時期(妊娠期)

時　期	歯の形成
胎生 6〜7 週	乳歯の歯胚形成が開始
胎生 3.5〜4 カ月	乳中切歯の石灰化が開始
	第一大臼歯の歯胚形成開始
胎生 6 カ月	第二乳臼歯の石灰化開始
出生時	第一小臼歯が歯胚形成を開始
	第一大臼歯が石灰化を開始

表 9-3 歯の形成に必要な栄養素と作用[6]

栄養素	作　用
糖質, タンパク質	歯の基質形成
ビタミン A	エナメル質形成
ビタミン C	象牙質形成
ビタミン D	カルシウム, リンの代謝や石灰化
カルシウム, リン	歯の石灰化
フッ化物	歯の耐酸性

3 歯の形成に必要な栄養学的知識

　乳歯や永久歯の形成は出生前から開始し(表 9-2)[5], さまざまな栄養素が必要となる. 基質形成期には歯の基礎となるタンパク質やビタミン A・C が, 石灰化期にはカルシウム, リンおよびビタミン D が必要となる[6](表 9-3). バランスのよい食事を摂るように食生活に関する指導が大切な時期である.

4 妊婦自身の口腔保健管理

　つわりなどで歯ブラシや歯磨剤に不快感を示すときは, ①体調のよい時間, ②ヘッドの小さい歯ブラシ, ③下を向く, ④歯磨剤を使わないなどのブラッシング指導を行う. どうしても歯ブラシの使用が無理なときは食後に強めのブクブク含嗽を指導する.

5 口腔保健管理の受け方に関するアドバイス

1 ─ 歯科治療

　妊娠自体は病気ではないので全週において可能である. しかし, 妊娠前期は胎児の重要な臓器が発育する時期であるので, 治療は応急処置に留めるほうがよい. 妊娠中期(安定期)では胎盤が完成し胎児も安定する時期なので, 問題があれば積極的に治療を行う. 妊娠後期は体調に合わせた治療が必要となる. 歯科を受診の際は妊娠していることを申告し, 産科の主治医にも歯科を受診することを伝えてもらうことが重要である.

2 ─ 放射線検査

　照射野が腹部ではなく, また, 鉛の防護エプロンで覆うことで胎児への影響はほとんどない. なお, 日本で 1 年間生活して浴びる自然放射線量を換算すると, デンタルエックス線検査 150 枚, パノラマエックス線検査 50 枚に相当する.

3 ─ 歯科麻酔

　アドレナリン添加 2％リドカインは 2〜3 本であれば胎児に影響なく使用できる.

フェリプレシン添加3%プロピトカインは子宮収縮作用および分娩促進作用があり，妊娠の後期は使用を避けるべきである．

4 ─ 薬物投与

抗菌薬ではヒトでの危険性の報告はされていない．安全性の高いペニシリン系やセフェム系が第一選択となり，これらにアレルギーがある場合にはマクロライド系が第二選択となる．しかし，治療上の有益性が危険性を上回ると判断される場合に，必要最小限の投与とする[7]．

鎮痛薬の投与については，非ステロイド系消炎鎮痛薬（NSAIDs）はヒトでは催奇形性は報告されていないが，妊娠後期では胎児尿量の減少による羊水の減少や胎児動脈管収縮などの影響が報告されている．鎮痛薬が必要な場合には，解熱鎮痛薬アセトアミノフェノンを選択し，疼痛時のみ最低限の使用とする．

II 造血幹細胞移植患者

1 造血幹細胞移植とは[8]

造血幹細胞移植とは，造血機能が低下した患者に，提供者（ドナー）から正常な造血幹細胞を移植することで，低下した造血機能を回復させる治療である．造血幹細胞とは，主に骨髄に存在する血液の源となる細胞で，分化能（あらゆる血液細胞の元になる）と，自己複製能（細胞分裂によって自己のコピーを増やすことができる）をもつ．造血幹細胞移植は心臓や肝臓，腎臓といった固形臓器の移植と同様に，骨髄（造血幹細胞）という1つの臓器を移植する，臓器移植の1つである．

造血幹細胞移植の適応となるのは再生不良性貧血や骨髄異形成症候群など，造血機能の低下を認める疾患だが，白血病や悪性リンパ腫，多発性骨髄腫といった血液悪性疾患において，大量化学療法や，放射線療法を組み合わせた強力な治療（前処置）によって低下した造血機能を回復させるためにも用いられる．副作用の強い治療法ではあるが，がんの種類によっては造血幹細胞移植治療を行うことによって，根治する可能性を高めることができ，近年わが国では年間約5,300件（自家移植約1,700件，同種移植約3,600件）が施行されている[9]．ここでは，血液がんの根治療法としての造血幹細胞移植と，口腔衛生管理との関連について述べる．

2 造血幹細胞移植と口腔に関連する諸問題[10]

血液がん治療における造血幹細胞移植は，非常に強力な前処置により，がん細胞だけではなく正常な骨髄細胞も破壊するために，移植された幹細胞が生着するまでの期間，患者は高度な易感染状態となる．このような重度の易感染状態の際には，病原性の低い口腔内の常在菌が大きな感染症を引き起こしたり，いままで症状なく経過していたう蝕や歯周病をはじめとする慢性の歯性感染病巣が急性化するリスク

が上がる．また，このような局所の感染症が容易に周囲臓器や全身に波及し，ときに生命予後にも関わるような重篤な全身感染症を引き起こす．移植治療において感染制御は治療の成否に関わる重要な問題であるため，治療開始前から歯性感染症の応急処置や専門的口腔ケアなどを行うことによって，口腔内の感染リスクをできるだけ下げて移植治療に入る，予防的な歯科の介入が重要な支持療法となっている．

　また，この時期には口腔や消化管の粘膜障害も高頻度に起こる．発症の頻度は移植前処置の内容によって異なるが，特に全身放射線治療を含む移植前処置では口腔粘膜炎の発症率は90％にものぼると報告されている．口腔粘膜炎は疼痛により患者を苦しめ，円滑な経口摂取を妨げて低栄養や脱水の一因となる．また，口腔粘膜炎による潰瘍形成は微生物に体内への侵入門戸を提供し，加えて粘膜炎の発症時期は骨髄抑制による易感染状態の時期でもあるため，全身の感染症の大きなリスク因子となる．粘膜炎の重症度は，敗血症などの全身感染症の発症リスクや，感染による死のリスクと有意に相関すると報告されている．造血幹細胞移植の安全な遂行には，口腔ケアによる粘膜炎の疼痛管理・感染管理が重要である．

　無事に移植を乗り越えた後も，口腔の後遺障害に悩まされる患者は多い．移植成績の向上により長期生存者は増加しているが，原疾患の再発と晩期合併症は患者の予後とQOLに影響を与える重大な問題であり，**移植片対宿主病**はその両者に関連する重要な移植後の合併症である．移植片対宿主病とはドナー由来の免疫細胞が宿主を異物とみなし攻撃してしまう，造血幹細胞における拒絶反応といえる病態である．口腔は慢性移植片対宿主病の好発部位であり，粘膜の扁平苔癬様のレース様白斑や水疱様病変，強い角化による敷石状の粘膜変化，発赤やびらん・潰瘍の形成などがみられる．また，慢性唾液腺炎様の症状を呈し，唾液分泌が抑制され口腔乾燥が強く出現する．口腔粘膜の慢性移植片対宿主病の局所対策として口腔内の清潔保持，保湿，外用のステロイドや免疫抑制剤の使用などがあげられている．寛解を得た後も長期間にわたり定期的な歯科介入を継続し，口腔の感染制御を支援し，患者のQOLの維持に努めなけれならない．

3 造血幹細胞移植の治療ステージに合わせた口腔衛生管理（図9-4）

1―治療前

　移植治療の安全の担保のために，治療の開始前から予防的に歯科が介入し，口腔内の感染リスクの軽減に努める．口腔内感染巣の精査（および歯性感染巣への可及的な応急処置），感染リスク軽減のための専門的口腔ケアやセルフケア指導といった口腔管理を施行する．患者はがん細胞の根絶のために，移植が行われる7～10日前から，移植前処置といわれる強力な抗がん剤や，全身放射線治療を受ける．移植の方針が決まったら，なるべく早期（できれば治療開始2週間前まで）に歯科での口腔内の精査，口腔ケアが実施できることが望ましいとされている．

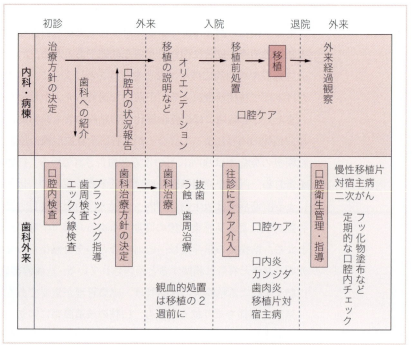

図9-4 造血幹細胞移植の治療ステージに合わせた口腔衛生管理

2―移植治療中

　移植された造血幹細胞が患者の骨髄で血液細胞をつくり始める（**生着**という）まで，患者の白血球は移植前処置の影響でほぼゼロの状態が続き，細菌などへの抵抗力が非常に低下した状態となる．生着を得るまでの期間は，移植の種類によっても違いがあるが，おおむね10～25日程度である．その間は患者自身によるブラッシングや含嗽など，セルフケアが口腔管理の中心となる．歯科チームによる，定期的な口腔内のチェック，セルフケアのサポートを中心とした感染リスク管理・口腔粘膜炎対策を継続する．

　がん治療中は唾液分泌が障害され口腔内は乾燥し自浄作用が低下する．また，嘔気や倦怠感で適切な口腔管理が困難な状態が重なり，口腔内の衛生状態を良好に維持することが難しい状態となる．粘膜炎の潰瘍部に二次感染を生じてしまうと，疼痛の増悪，治癒の遷延，全身感染症への波及など，重症度が上がることが予想される．口腔内の状況に合わせ適切な口腔衛生指導を行い，口腔内を清潔で保湿された状態に維持するよう努めることで，口腔粘膜炎の症状緩和や重症化の抑制，病悩期間の短縮などが期待できる．

3―移植治療後

　通常，抗がん剤の副作用はほとんどが治療中に生じるものであり，治療が終了するとその影響はいずれ消失する．しかし移植の場合，治療が終わった後も口腔内の症状やリスクが遷延することがある．これらは患者のQOLに影響し，ときには晩

期死亡の原因ともなりうる.「造血細胞移植後の長期フォローアップガイドライン」では,治療後は必ず定期的に歯科を受診して,口腔内のスクリーニング,予防的対応を行うよう推奨している.

口腔は慢性移植片対宿主病の症状がよく現れる部位であり,さまざまな口腔内環境変化により,患者の生活の質を下げてしまう.歯科的なアプローチで口腔内の症状緩和に努めなければならない.

また,移植後には,ほぼあらゆる種類のがんが二次性に発生するリスクが上がることが報告されており,定期的,かつ注意深い口腔内の経過観察と,必要に応じ生検による精査が重要となる.

造血幹細胞移植では,治療中はもとより治療終了後もさまざまな口腔のトラブルが生じ,患者のQOLに影響を与え,ときに生命予後にも関連する.歯科衛生士も移植治療のチームの一員として,移植治療の流れを理解し,適切な口腔衛生管理を支援しなければならない.

III AIDS患者

治療の進歩により,AIDS患者は歯科保健,歯科医療の提供において,特別な支援が必要なことは実はそれほど多くない.しかし,今でも疾患に対する偏見が残っているため,正しい知識をもつことが必要である.

1 疾患の知識

1―AIDSとは

AIDSとはacquired immunodeficiency syndrome(後天性免疫不全症候群)の頭文字をとったものである.ヒト免疫不全ウイルス(HIV:human immunodeficiency virus)に感染し,やがて極度に免疫力が低下し,さまざまな日和見感染症が発現した状態をAIDSという.なお,今でも疾患を総称してエイズという言葉が用いられることがあるが,ここでは医学的に正確な理解をするために区別する.

2―HIV感染症の状態を示す臨床検査値

HIV感染症の病勢を判断するために,次の2つの臨床検査値が重要な尺度となる.

1) HIV RNA量(血中ウイルス量)

血液中のウイルス量を示す値である.感染直後や未治療のAIDS期には何万コピー/mLと高値を示す.

2) CD4陽性Tリンパ球数

CD4陽性Tリンパ球(正常域700〜1,500/μL)は免疫の司令塔的役割を担う.HIV感染者におけるCD4陽性Tリンパ球数の減少は免疫力の低下を意味する.単にCD4数ともいう.

3 ― HIV感染症の自然経過

　HIVに感染すると一過性に発熱，頭痛，関節痛，リンパ節腫大などの症状を呈することがあるが，ほとんどが数日から数週で消退する．この期間を急性感染期といい，血液中のHIVの数（ウイルス量）は高値となっている．まだ，体内で抗体が産生されていないため，スクリーニング検査では陰性であり感染は判明しない期間である（ウインドウ期という）．

　急性感染期を過ぎると，特に症状のない無症候期となる．スクリーニング検査をすれば，感染が判明するが，無症候期は数年から十数年ほど続く．そして，やがてCD4陽性Tリンパ球は減少し免疫能は低下していく．CD4陽性Tリンパ球がおよそ$200/\mu L$を切る頃になるとAIDS指標疾患（多くは日和見感染）が発症しAIDSと診断される．自然経過でのAIDS患者の生命予後は2年程度である．

4 ― HIV感染者数の動向

　現在でもHIV感染者は増加しており，日本における2016年までの累積感染者数は約25,000人（非加熱血液製剤による感染者を除く）で，今でも年間約1,000～1,500人の新規感染者が報告されている．特に感染が判明したときすでにAIDS状態の感染者は「いきなりエイズ」ともよばれるが，新規感染者の約3割を占めており，社会的にも問題視されている．

5 ― HIVの感染様式

　HIVは表面にCD4レセプターが存在する細胞，すなわちリンパ球の一種であるCD4陽性Tリンパ球やマクロファージなど特定の細胞にのみ感染する．言い換えればCD4レセプターがない細胞には感染しないため，健常な皮膚から感染することはない．

　HIVの感染媒体は血液，体液であるが，体液の中でも感染性を有するのは精液，膣分泌液，母乳と考えられている．もちろん唾液では感染しない．それゆえ，HIVは性的接触を除き，日常生活では感染することはない（もちろん，歯科診療においても）．実際，現在の感染経路はほとんどが性的接触であり，その多くが男性同性間である．

6 ― HIV感染症の治療

　現在では抗ウイルス療法により，HIVの増殖を完全に抑制することができ，血中ウイルス量は測定限界未満（<20コピー/mL）となる．CD4陽性Tリンパ球数も回復（つまり免疫力の回復）する．実際，抗ウイルス療法によってHIV感染症は単なる慢性疾患にすぎないといわれている（通院も3カ月に1回程度である）．すなわち，AIDS患者でも悪性リンパ腫などの予後不良の疾患が合併していなければ，抗ウイルス療法により健康を回復し，健常人と変わりなく社会生活を営むことができ，AIDSで死に至ることはない．

2 HIV 感染者・AIDS 患者の歯科医療における配慮

1―歯科診療における感染対策

　HIV は HBV や HCV と同様の血液媒介により感染するウイルスである．しかし，血液曝露などの疫学的評価から，HIV の感染力は HBV の 1/100，HCV の 1/10 である．それゆえ，HIV に対する特別な感染対策の必要は全くない．歯科診療においてはスタンダードプレコーションを実践するのみであり，特別な感染対策は差別以外の何物でもない．なお，抗ウイルス療法を受けている HIV 感染者や AIDS 患者では血中ウイルスがきわめて少ないゆえに，感染のリスクはほとんどない．

2―HIV 感染者の歯科診療

　治療を受けている HIV 感染者に対しては普通に歯科治療が行える．抜歯も問題ないが，抗ウイルス薬との相互作用によりミダゾラムを用いた静脈内鎮静法は禁忌である．当然ながら，個人情報保護は遵守されるべきであり，HIV 感染については診療中もしくは診療外でも漏洩しないように特に注意すべきである．

3―HIV 関連口腔症状の対応

　無症候期でも免疫力の低下により，さまざまな HIV 関連口腔症状（表 9-4）が発現する．さらに「いきなりエイズ」では HIV 関連口腔症状を併発していることが多い．実際，口腔症状が HIV 感染発見の契機となった事例が報告されており，歯科医療従事者は口腔症状から HIV 感染を疑うような知識を備えておくことが必要である．

　口腔症状の多くは日和見感染症であり，悪性リンパ腫などを除き，抗ウイルス療

表 9-4　HIV 感染症と関連する口腔症状

強く関連しているもの	カンジダ症 毛様白板症 カポジ肉腫 非ホジキンリンパ腫 歯周疾患（帯状歯肉紅斑，壊死性潰瘍性歯肉炎，壊死性潰瘍性歯周炎）
ときに関連してみられるもの	細菌感染症（結核，非定型抗酸菌症） メラニン色素過剰沈着 壊死性潰瘍性口内炎 唾液腺疾患（口腔乾燥症，大唾液腺の腫脹） 血小板減少性紫斑病 潰瘍形成（ほかに分類されないもの） ウイルス感染 （ヘルペスウイルス，ヒトパピローマウイルス，尖圭コンジローム，帯状疱疹，水痘）
みられる場合のある病変	細菌感染症（顎放線菌症，大腸菌，肺炎桿菌） 猫引っかき病 カンジダ症以外の真菌感染 神経障害 ウイルス感染症（サイトメガロウイルス）

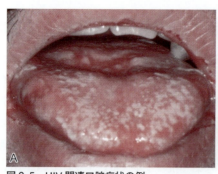 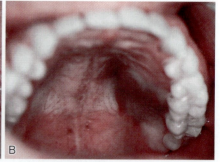

図9-5 HIV関連口腔症状の例
A：口腔カンジダ症．舌に白苔が付着し，口角炎も併発している．B：口蓋に発生したカポジ肉腫．左側が暗紫色を呈し，隆起している．

法による免疫の回復に伴い症状は緩和する．しかしながら，口腔症状の軽減のために，口腔内の保清は必要である．代表的疾患について説明する．

1) 口腔カンジダ症（図9-5A，図4-26参照）
　最も頻度が高い口腔症状である．カンジダ菌の増殖により生じるが，舌の灼熱感や味覚異常を訴えることもある．抗真菌薬の含嗽薬や口腔内用の塗布薬を用いるが，AIDS症例では抗真菌薬の内服薬も用いられる．口角炎を併発していることが多いが，口内炎用のステロイド軟膏の使用は不適切である．

2) 毛様白板症
　HIV関連口腔症状として知られ，舌縁部にみられる毛羽立ったような白斑である．EB（エプスタイン・バー）ウイルスの影響により発生するが，日本人には少なく，自覚症状もほとんどない．

3) HIV関連歯周疾患
　進行性かつ重度の急性歯周疾患が発症することがある．可及的に清潔に保つように努めるが，疼痛があるため局所麻酔薬を加えた含嗽薬や歯科用軟膏の使用が現実的である（なお，諸外国ではクロルヘキシジンの含嗽が推奨されているが，日本ではアナフィラキシーの恐れから適応外とされている）．

4) カポジ肉腫（図9-5B）
　皮膚に初発症状を呈するが，口腔内に併発することもある．口腔内のカポジ肉腫のみの治療を行うことはほとんどなく，通常の口腔衛生管理を行う．

5) その他
　通常のアフタより大きい原因不明の口腔粘膜潰瘍が生じることがある．サイトメガロウイルスや梅毒感染の影響も想定される．抗ウイルス療法により治癒を期待するが，状況に応じて抗サイトメガロウイルス薬や駆梅療法として抗菌薬の投与が行われる．局所的には軟膏塗布による疼痛緩和や含嗽にて清潔に保つなどの対症療法となる．

IV 障害のある人の歯科保健

歯科口腔保健において特別な配慮が必要な（スペシャルニーズがある）のは，身体的，知的あるいは精神的になんらかの障害がある人たちである（図9-6）[13]．その原因は先天的あるいは後天的な障害，一時的あるいは永続的な障害，病気や老化に伴う障害などに分類できる．

障害児・者を対象とする口腔衛生では，ICFの図式[14]にあるような個人因子や環境因子で生じる障壁を最小化できるよう個々人のスペシャルニーズに合わせた制度運用や指導，支援が必要になる．

1 身体障害と口腔衛生

身体障害と精神障害は後天性あるいは老化に伴う障害を含むので人数が多い[15]．身体障害には感覚（視覚，聴覚，嗅覚，味覚，触覚，平衡感覚）障害，肢体不自由（上肢，下肢，体幹運動機能の障害）と内臓や免疫機能の障害（内部障害）がある（身体障害者障害程度等級表）．

このような身体障害があると，口腔にも機能不全を伴うことがあり，摂食，咀嚼，嚥下から発声・言語コミュニケーション，呼吸，審美性まで幅広い障害に対して，特別な指導と支援が必要になる．今日のような超高齢社会においては，脳血管障害の後遺症をはじめフレイルやサルコペニアによる身体機能の低下から認知症まで含めて，高齢者の口腔衛生は社会的に大きな問題である．一方，乳幼児から成長発達期の歯科保健では，少子化のなかでも増加の顕著な"発達障害児★"と医療の発展に伴って増加している"医療的ケア児"（p.225）も，大きな問題になっている．

★発達障害児：「発達障害」は発達障害者支援法で「自閉症，アスペルガー症候群その他の広汎性発達障害，学習障害，注意欠陥多動性障害その他これに類する脳機能の障害であって，その症状が通常，低年齢において発現するものとして政令で定めるものをいう」と定義されています．

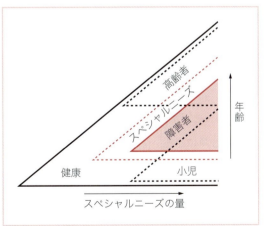

図9-6 ライフステージと健康，障害，スペシャルニーズとの関係

1―身体障害と口腔衛生の問題

身体障害児・者では，歯の構造的な問題，セルフケアの困難さ，唾液分泌の減少，感染抵抗性の低下などにより口腔衛生が不良になりやすく，歯科疾患が生じやすい．また，薬物副作用の歯肉増殖症なども，障害児・者に多い口腔衛生上の問題である．

身体障害の種別で歯と口腔に大きな器質的な違いはみられないが，口腔と上肢機能の障害はセルフケアを困難にする最大の原因となる．それには脳性麻痺や筋ジストロフィーから脳血管障害後遺症，脊髄損傷やALS（筋萎縮性側索硬化症）まで幅広い障害がある．

てんかんは，精神疾患ではなく神経系疾患として分類されるようになったが，けいれん発作に伴う転倒，口腔・顎・顔面と歯の外傷は，歯科保健上の大きな問題である．てんかんは小児や若年者に多い疾患であったが，今日の長寿社会では高齢者にも増加しており，てんかんに伴う歯と口腔の外傷をはじめ，誤嚥や窒息の予防と対応も口腔衛生の面で重要な課題になっている[16]．

2―口腔ケア

肢体不自由や感覚，認知や意欲の障害があると十分な口腔のセルフケアが行えず，口腔衛生が不良になって歯科疾患を誘発させやすくなる．そのため介助ケアとプロフェッショナルケアでその不足分を補い，歯科疾患を予防し口腔機能を維持管理することが大切になる．

先天性の障害では歯列や咬合にも異常を伴うことがある．舌突出による上顎前突や開咬をはじめ，下顎前歯の舌側傾斜などによって，摂食嚥下や呼吸，コミュニケーションなどの口腔機能の障害，歯と口腔軟組織に傷害をもたらすことがある．

障害児・者の口腔衛生と指導・管理については，対象者の生活の場とライフステージの面から考え，支援しなければならない（図9-7）．

セルフケアと介助ケア，プロフェッショナルケアの比率は，生活の場によって大きく異なる．これは障害児・者の個別の属性だけではなく，在宅者か施設入所者か，また，保護者や家族が若く元気か，老年期かのライフステージによる違いによっても口腔衛生の環境が違ってくる．

3―摂食嚥下障害

（3章に記述，p.74 参照）

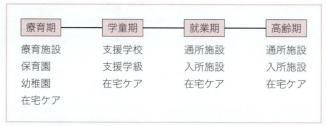

図9-7　障害児・者のライフステージと口腔ケア支援の場

4―障害児・者の歯科医療と口腔衛生

　都道府県（市町村）地方行政と地域歯科医師会が連携・協働で運営している口腔保健センター（口腔衛生センター，障害者歯科センター，歯科サービスセンターなど名称はさまざま）は，歯科医院（一次医療機関）と歯科大学病院・総合病院歯科口腔外科（三次医療機関）の間にあって，二次医療機関として治療の困難な地域の障害児・者を対象に，歯科保健指導と治療を行っている．

　地域歯科医師会の会員が輪番制や担当制で診療にあたっており，それに歯科大学病院や病院歯科から派遣や援助を受けて運営しているところもある．この二次機関でも対応が困難な場合は，チームで行う集中治療，全身麻酔治療や入院対応もできる障害者歯科部門のある三次医療機関に患者を紹介し，治療が行われる．

　三次医療機関では歯科医師や歯科衛生士の教育，実習も行われており，障害児・者の歯科保健，医療を担う人材の育成も行っている．

　障害者歯科治療を行っている口腔保健センターの規模は，歯科医師会会員が輪番制で週に数時間の治療を行っているところから，常勤歯科医師と歯科衛生士が全身麻酔での治療を毎日行っているところまで幅が広い．これらのセンターは地域の障害児・者にとって，歯科治療が受けられる中核的存在になっている．また，障害児・者歯科治療に関して，地域の歯科医師と歯科衛生士の研修の場にもなっており，全国に138カ所開設されている[17]．

　障害児・者を対象にした大規模施設では，入所者や通所者の健康管理，応急治療のために施設内診療所を設置しているが，そこに歯科治療部門を開設しているところもある．

2 知的能力障害と口腔衛生

　知的能力障害児・者では，口腔衛生を保つ意義と方法を理解する能力が問題になる．知的能力障害児・者は，障害児・者人口の9.4％にすぎないが，身体障害児・者や精神障害児・者に比べると，口腔衛生や歯科保健についての理解と自立の困難な割合が大きい．すなわち知的能力障害児・者では，さまざまな適応行動の障害を伴っていることが多く，日常の歯磨きや歯科治療も困難なため歯科疾患を生じやすく，重症化しやすい特徴がある．

　口腔衛生の意義が理解できれば指導を行い，生活習慣としてセルフケアを定着させることも可能であるが，理解が不十分なときは口腔衛生の自立は困難であり，保護者や介助者による介助磨きが必要になる．知的能力障害児・者の生活習慣としての口腔衛生は，IQだけで判断せず，生活年齢と社会適応力を加味した教育と指導を行うことで，口腔衛生の維持・向上が期待できる．

　一方，知的能力障害児・者と歯科疾患に関しては，図9-8 に示すように，口腔衛生習慣では自立とみなされている群のう蝕発生率が最も高かったことから，自立度と口腔衛生管理との関係は単純ではない．また，知的能力障害児・者では，概して心身の老化現象が早く現れやすいことから，歯の早期喪失，歯と口腔の外傷をはじ

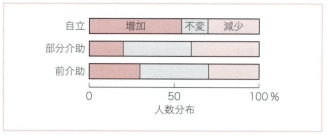

図 9-8　知的能力障害者の歯磨き自立度と未処置う蝕増減との関係
通所障害者施設で 4 年間の観察（大阪大学障害者歯科治療部調査，1995）．

め，誤嚥や窒息の予防と治療の重要性が増すと考えられる．

3 精神障害

　精神障害で特に口腔衛生，歯科保健と関連が深いのは，統合失調症スペクトラム障害，食行動障害および摂食障害群である．これらの障害では，知的能力障害を伴うことが少ないこと，適切な診断と治療，支援で社会生活に適応している人が多い．

1─統合失調症

　統合失調症で陽性症状（幻覚，妄想）があったり，症状が不安定なときは口腔衛生が不足し，歯と口腔にも症状を発現しやすい．それは抗精神病薬の副作用（唾液分泌減少，手の振戦），陰性症状（感情鈍麻，無為，無関心）や認知障害などによりもたらされる．
　陽性症状が強く，入院している人では適切な口腔保健，歯科衛生習慣を全うすることができず多数歯，多歯面に重症のう蝕を発生させたり，急性歯肉炎を発症していることがある．陽性症状が長期に及ぶと，歯には不可逆的な病変のう蝕や酸蝕症，歯周炎によって，多数歯の欠損を呈していることがある．統合失調症の症状が安定し，社会生活に適応できるようになると，口腔衛生の自己管理も可能になって家庭や職場で日常のセルフケアと歯科治療・管理も行えるようになる．

2─摂食障害

　摂食障害は食行動の異常であり，拒食，過食や反芻などがある．中核的な摂食障害は，ボディ・イメージの障害による極端な痩せ願望から節食，拒食になったり，その反動で過食になったり，過食嘔吐を繰り返したりするものである．
　口腔症状としては，胃酸の逆流による歯の酸蝕症，重症のう蝕と口腔粘膜疾患を発症しやすい（表 9-5）．歯科的対応としては，摂食障害者に対するメンタルヘルスサポートと口腔衛生の指導・管理と歯科疾患の予防である（表 9-6）[18]．

表9-5 神経性食欲不振症（拒食症）の口腔症状

皮膚	乾燥，産毛の密生，頭髪の減少
口唇	亀裂，口角炎
唾液腺	腫脹，分泌量減少
舌	乳頭萎縮，味覚鈍麻，舌痛
粘膜	びらん，潰瘍（粘膜炎）
歯	う蝕，酸蝕症，多数歯欠損 プラークコントロール不良
情緒	不安定，自己中心的

表9-6 歯科における摂食障害者への対応

1. 患者には，全面的，受容的な姿勢で対応する．
2. 歯・口腔以外の症状には，積極的な介入をしない．
3. 身体，精神的な負担を少なくし，歯科的管理を継続する．
4. 口腔症状・処置だけでなく，患者の訴え・行動も記録に残す．
5. ほかの障害との併存の可能性も考え，家族・保護者とも話し合う．

4 医療的ケア児に対する歯科・口腔衛生サービス

近年，重度の障害があって生活のすべてについて介助を要し，さらに常に医学的管理の必要な医療的ケア児が急速に増加して大きな問題になっている．その特徴は排泄，入浴，体位変換に加えて，経管栄養，呼吸管理と服薬介助など常時の医療的ケアが必要な障害児である．

医療技術と医療機器の進歩によって生命維持が可能になった重症者では，口腔衛生の問題も顕著に現れ，「使われない口腔内は最も汚い」ともいわれる．非経口栄養者では咀嚼することが少なく，唾液分泌が減少するため，プラークが石灰化して歯石になり，口腔細菌が増殖しやすく歯肉炎，歯周炎や口臭とともに誤嚥性肺炎を起こす原因にもなるので，口腔の衛生を保持することはきわめて重要である．

V 終末期医療

1 終末期医療とは

終末期，終末期医療という言葉には，いまだ明確な定義がない．一般的にいわれる終末期の共通認識には「治療によって回復の見込みがないこと」「死がみえてきていること」があり，いわばこれらが広い意味での終末期の定義の1つとなっている．

人は必ず死を迎える．1人の人間の人生の集大成として終末期をどのように過ごすのかは，その人（患者本人や家族）の価値観，大切にしたいことによって人それぞれであり，医療従事者が「こうあるべき」と決めつけるものではなく，本人の思いを中心に据えた，その人らしい，尊厳ある時間でなければならない．そのための環境は，関わる医療従事者が最後まで患者，家族に寄り添う姿勢をもち，患者と家族となるべく早い段階から「これからの生活で何を大事にしたいか」を言葉を尽くして話しあったうえで，つくり上げていかねばならない[21]．

終末期の患者支援にかかわる医療従事者は，各慢性疾患の終末期の疾患動態（表9-7）を理解したうえで，患者が予後も含めて今後どのような経過をたどり，どの

表 9-7　各慢性疾患の終末期の疾患動態

慢性疾患	経過
がん	ぎりぎりまで身体の恒常性を保ち，その破綻直後に急速に死に向かう．
慢性心不全，肝硬変	急性増悪を繰り返しながら虚弱が進行する．
老衰・認知症	数カ月～数年かけてゆっくりと悪くなる．肺炎や尿路感染症を起こす高度虚弱期まで入院加療との関わりは通常少ない．

(Murray BMJ　2005)

表 9-8　終末期の口腔トラブル

在宅療養中のがん患者によくみられる口腔のトラブル	
口腔乾燥	口腔粘膜炎
味覚障害	口臭
歯科的なトラブル（義歯不適合，歯の動揺など）	口腔の感染症（歯肉炎，カンジダ，ヘルペス）
舌苔	口腔内出血
顎骨の壊死	

ような問題が生じうるのかを予測し，療養場所の環境も考慮した適切な介入を行うことが求められる．

2 終末期医療としての口腔衛生管理（口腔ケア）[22]

　終末期の患者には，全身状態の悪化や病状の変化に加え，口腔のセルフケアが困難な状況が加わること，歯科受診の機会が得にくく，口腔のトラブルの対応が後手に回りやすい状況であることなどから，さまざまな口腔トラブルが生じやすく，また重症化しやすい（表 9-8）．終末期の口腔のトラブルは，患者の生活の質を下げる大きな一因となっている．歯科医療従事者の適切な介入により，口腔の不快症状を取り除き，口腔の重要な機能である「口からおいしく食べる」，そして「会話で良好なコミュニケーションをとる」のを支えることで，患者の療養生活の質をできるだけ高く維持し，最後までその人らしい人生を送るための支援をすることが重要視されている．

　口腔ケアは，終末期においても患者の生活を快適にするために必要不可欠なケアである．しかし終末期の患者は，体の痛み，呼吸困難，悪心・嘔吐，倦怠感など多くの身体的な苦痛症状を抱えていることが多く，口腔ケアにかけられる時間や体位に制限がある．口腔ケアを中心とした歯科の介入そのものによって，身体症状を悪化させることも避けなければならない．全身状態と口腔内をアセスメントしながら，最小限の苦痛で有効なケアができることを目標に，現実的な対応を考慮し患者や家族へ関わっていくことが大切となる．患者の限られた時間のなか，終末期の口腔ケアは，口腔内を完璧な状態にすることが目的ではない．患者や家族の訴えを傾聴し，

「何を求めておられるか」をしっかり把握したうえで，できることとできないことを理解し，そのなかで最善を尽くすケアを考える必要がある．

3 終末期の患者に好発する口腔のトラブル[23,24]

1―口腔乾燥

終末期の患者の多くは口腔乾燥を自覚し，それを苦痛に感じている．終末期の口腔乾燥は，さまざまな乾燥の原因が複合的に関連しているため非常に強くなる．また，口腔乾燥はさまざまな口腔トラブルの悪影響因子であり，「口が痛い」「食べられない」といった問題のほとんどには，なんらかの形で口腔乾燥が関与していることが多い．予後が1～2カ月程度と予測されるような終末期の患者の口渇（口腔乾燥）は，輸液治療によって緩和される見込みは少なく，対症療法（口腔内のケア，保湿）が主体となる．

2―口腔感染症

全身状態の低下や口腔内の清掃状態の悪化，唾液分泌の低下による口腔乾燥などが関連し，終末期患者の口腔内の感染リスクは増加する．歯周炎の急性発作，智歯周囲炎，粘膜創傷への二次感染など，いずれも口腔内の衛生状態不良に起因する感染が多くを占める．積極的，抜本的な歯科治療が現実的でないことが多く，保存的な消炎処置が中心となる．

また，カンジダやヘルペスウイルスといった特異的な感染症も発症しやすくなる．カンジダ感染は日和見感染症であり，終末期において全身状態の悪化とともに口腔内に症状が現れることを臨床でよく経験する．口腔カンジダ感染の治療には一般的に抗真菌薬が奏功するが，口腔内の誘発因子を改善しないと何度も再発するため，口腔ケアによる口腔内の清掃，保湿と義歯の管理などが重要になる．

3―歯科的な問題

★るいそう：栄養状態が低下し，病的にやせた状態．

終末期はるいそう★により歯肉が痩せたり，唾液分泌が減少することにより，義歯の不具合が生じたり，放置されていた歯の慢性感染病巣が，全身状態の悪化や口腔環境の悪化により急性化するなど，歯科的な問題も多発する．

全身状態を鑑みながら，口腔の処置によってなるべく患者の苦痛や負担が増えてしまうことのないよう心がける．ときには抜本的な歯科治療ではなく，対症療法的な処置が望まれることもある．また，できればこのような歯科的な問題が起こらないよう，予防的な対応・日頃の口腔衛生管理を心がけてもらうことも重要である．

4―口臭

終末期には生理的な口臭の悪化のみならず，全身状態に起因する病的な口臭も生じる．口臭は，不快感が強く患者自身の精神的なストレスとなり，会話が減り良好なコミュニケーションを妨げる．また，ときには家族から「部屋ににおいがこもる．

どうにかならないのか」というような訴えが出ることもある．患者が最期のときまで家族と過ごしやすい環境を保つためにも，適切な口腔衛生指導，管理をもって口臭の軽減に努める必要がある．

■ 参考文献

1) Offenbacher S. et al.：Periodontal Infection as a Possible Risk Factor for Preterm Low Birth Weight. J Periodontol, 67(10)：1103-1113, 1996.
2) 日本歯周病学会編：歯周病と全身の健康 JSP Evidence Report on Periodontal Disease and Systemic Health, 2015. 医歯薬出版，東京，2016.
3) Figuero E. et al.：Effect of pregnancy on gingival inflammation in systemically healthy women：a systematic review. J Clin Periodontol, 40(5)：456-73, 2013.
4) Laine M. et al.：Salivary buffer effect in relation to late pregnancy and postpartum. Acta Odontol Scand, 58(1)：8-10, 2000.
5) 髙木裕三ほか編：小児歯科学．医歯薬出版，東京，2015.
6) 小児歯科学会ホームページ（http://www.jspd.or.jp/）
7) 藤井彰ほか：新妊婦・授乳婦の歯科治療と薬物療法．砂書房，東京，2009.
8) 国立がん研究センターがん情報サービス：造血幹細胞移植（http://ganjoho.jp）
9) 一般社団法人日本造血幹細胞移植データセンター：日本における造血幹細胞移植の実績　2016年度．
10) 国立がん研究センターがん対策情報センター編：全国共通がん医科歯科連携講習会テキスト．平成24年度厚生労働省・国立がん研究センター委託事業，2013.
11) HIV感染症の医療体制の整備に関する研究・歯科の医療体制整備に関する研究班：HIV感染者の歯科治療ガイドブック．平成27年度厚生労働科学研究費補助金エイズ対策研究事業，2016（API Netエイズ予防情報ネットのホームページから入手可能）．
12) 今村顕史：知りたいことがここにある HIV感染症診療マネージメント．医薬ジャーナル社，大阪，2013.
13) 内閣府：障害者歯科基本法．障害者白書　平成27年度版．2016. 188-193.
14) 日本障害者歯科学会編：スペシャルニーズデンティストリー障害者歯科　第2版．医歯薬出版，東京，2017.
15) 障害者福祉研究会編：世界保健機関（WHO）　生活機能と障害のモデル．ICF国際障害機能分類　改訂版．中央法規出版，東京，2002. 16-18.
16) Banerjee P. et al：Incidence and prevalence. Epilepsy：a comprehensive textbook. Chap. 5. Engel J. Jr. et al Ed. Lippincott Williams&Wilkins, Philadelphia, 2007. 45-56.
17) 日本歯科医師会編：口腔（歯科）保健センター等業務内容調査報告書．2012.
18) 森崎市治郎：なかなか改善しないう蝕・酸蝕症…その患者さん，摂食障害かも？　歯科衛生士，40(11)：76-88. 2016.
19) 大島一良：重症心身障害の基本的問題．公衆衛生，35(11)：648-655. 1971.
20) 文部科学省特別支援学校医療的ケア児実施体制状況調査結果（http://iryou-care.jp/）
21) 厚生労働省：終末期医療の決定プロセスに関するガイドライン平成19年5月．
22) 武田文和翻訳：トワイクロス先生のがん患者の症状マネジメント．医学書院，東京，2013.
23) 国立がん研究センターがん対策情報センター編：全国共通がん医科歯科連携講習会テキスト．平成24年度厚生労働省・国立がん研究センター委託事業，2013.
24) 杉原一正，岩渕博史監修：口腔の緩和医療・緩和ケア―がん患者・非がん疾患患者と向き合う診断・治療・ケアの実際．永末書店，京都，2013.

10章 ― 地域歯科保健活動

I 地域歯科保健

1 地域保健とヘルスプロモーションの概念

　保健と福祉は強い絆で結ばれているが，一方で医療と衛生も同様に切っても切れない関係にある（図10-1）．もちろんこれらは社会保障や社会防衛という大きな枠組の中にあるが，これらがうまくかみ合ってはじめて，社会は疾病や災害という負の事象から逃れることができる．疾病構造の変化に伴い，多くの急性感染症が予防できるようになり（図10-2），さらに慢性疾患を予防し健康増進，すなわちヘルスプロモーションへつなぐことができるようになってきた．つまり単に疾病を予防するだけではなく，積極的な健康づくりへと，その目指すところが社会の進歩とともに上昇していったのである．ヘルスプロモーションとは，WHO（世界保健機関）が1986年のオタワ憲章において提唱した新しい健康観に基づく21世紀の健康戦略で，「人々がみずからの健康とその決定要因をコントロールし，改善することができるようにするプロセス」と定義されている．すべての人々があらゆる生活の舞台で健康を享受することのできる公正な社会の創造を，健康づくり戦略の目標としている．

　ヘルスプロモーションの目的は「健康になる」ことではなく，生活の質（QOL）の維持・向上であり（図10-3），健康はその人の潜在能力を最大限に生かし，個人の幸せを実現するための手段や資源と位置づけられる．また，ヘルスプロモーションでは，これまで重要視されてきた「個人への働きかけ」や「個人技術の開発」だ

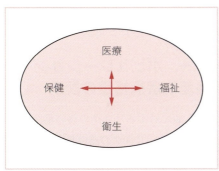

図10-1　保健，医療，福祉，衛生の相互関係

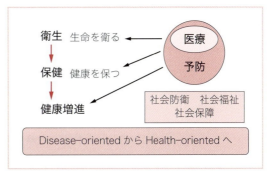

図10-2　治療から予防へ
社会の発展とともに治療から予防へ重点がおかれるようになってきた．

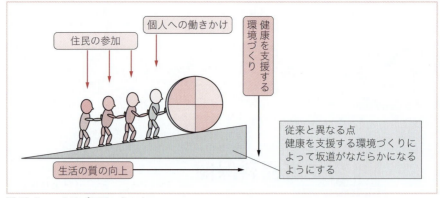

図10-3　ヘルスプロモーション

けではなく,「地域活動の強化」による住民組織や関係団体の協働が健康づくりに効果的であるとされている.さらに,住民が継続して健康づくりを実践するためには,生活環境自体を健康的なものとする,「健康を支援する環境」や「健康的な公共政策」などの重要性が強調されている.健康づくりを実践するのは地域住民自身であることから,その環境づくりには住民が自ら助けあい,主体的に参加する必要がある.専門家と地域住民が協働した健康的な社会づくりが重要視されるようになってきた.

2 ヘルスプロモーションと歯科保健

う蝕や歯周病などの歯科疾患の予防対策には,ヘルスプロモーションの考え方がよくあてはまる.ヘルスプロモーションにおける歯科保健活動のゴールは,これまでのう蝕や歯周病を減少させることから,「おいしく何でも食べられる者の増加」など,QOLの向上へとシフトしてきた.そのプロセスの中で地域住民に対する口腔清掃指導や,フッ化物応用に関する教育などの「個人への働きかけ」に加え,地域組織における歯科保健活動を推進強化することで,より多くの歯科保健実践者を地域の中に育てることが重要となってきた.たとえば,環境づくりとしては,学校などにおける集団でのフッ化物洗口の実施があげられる.フッ化物洗口は個々の家庭でも実施可能だが,継続して実施することが難しいとされている.学校という場で洗口できる環境をつくることで,継続したう蝕の予防が可能となる.

3 ハイリスクストラテジー,ポピュレーションストラテジーと健康格差や疾病格差の解消（図10-4）

ハイリスクストラテジーとはある疾病に対するリスクの高い集団を対象にしたものに特化した健康・戦略（ストラテジー）で,リスクの高い集団を選別してアプローチすることからハイリスクアプローチ（high risk approach）とほぼ同義である.たとえば,喫煙者を対象にした禁煙指導や肥満者を対象にした栄養指導などがある.口腔疾患ではう蝕多発者に対する間食の指導,歯周病を有する人に対するブラッシ

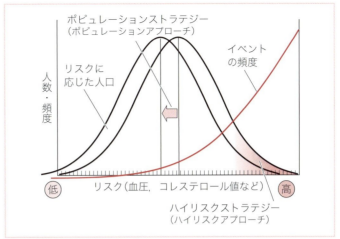

図10-4　ハイリスクストラテジーとポピュレーションストラテジー

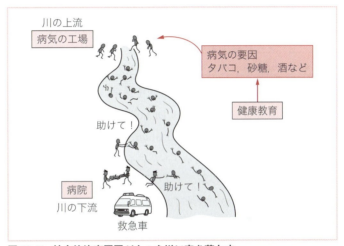

図10-5　社会的決定要因が人々を川に突き落とす
(Mckinley, J. (1979). A case for refocusing upstream：the political economy of health, In Patients, physicians and illness (ed. E. Jaco), pp.96-120. Basingstoke, Macmillan.)

ング指導などが考えられる．これを効率よく機能させるには，リスク判定が必要となってくる．リスク判定には，通常アンケートや問診，スクリーニング検査などが用いられる．まずはそのような場への参加が前提条件となる．これに対してポピュレーションアプローチ（Population approach）では，特に対象者を限定しない啓発活動や，すべての人を対象とした保健指導がこれにあたる．現実には，さまざまな保健指導が行われているが，このように2段階の戦略がとられることが多い．まず，多くの人を対象にした集団保健指導で住民の健康意識の底上げをし，さらにリスクの高い人を選別して重点的な指導を行うという戦略が一般的にとられている．たとえば，スクリーニング検査と，その後の精密検査もこれに該当するだろう．

　これに対して，もっと川の上流から政策的に住民を健康に導くことができれば，住民は疾病や健康を意識することすらなく，自然に疾病を予防し健康になることができる（図10-5）．これが疾病格差や健康格差のない社会の実現であり，そのよう

な社会づくりが近年求められるようになってきた．疾病や健康の格差のない社会の実現には，科学的医学的エビデンスに基づいた政策が必要である．これに成功した例として，英国では多くの人が主食とするパンに含まれる食塩の量を，誰も気がつかないように少しだけ減らすことにより，住民の血圧を低下させるということに成功している．世界各地で行われている水道水フロリデーション（水道水フッ化物濃度調整）も，これに相当する非常に効率的なう蝕の予防法であるといえよう．

4 ノーマライゼーションと生活機能

　ノーマライゼーションとは，障害児・者や高齢者を一定の割合で含む社会を，本来のノーマルな状態に正常化しようとする，今日の社会福祉の基本理念である．障害児・者や高齢者を含むあらゆる人々が，できる限り健常者と同様な生活を営めるような地域社会の実現を考えるときには，保健・医療・福祉が連携し一体となった活動が求められる．つまり，ヘルスプロモーションの考え方とともに，ノーマライゼーションの視点が重要となってくる．高齢者や障害児・者あらゆる人々がともに住み，ともに健康で生活できる幸福な地域社会を実現するには，疾病や障害とともに「生活機能」に着目する必要がある．2001（平成13）年にWHOは，健康状態に関連する生活機能と障害の分類を従来の国際障害分類（ICIDH：International Classification of Impairments, Disabilities and Handicaps）から「国際生活機能分類」（ICF：International Classification of Functioning, Disability and Health）に改めた．それまでは障害というネガティブな側面からとらえられていたのに対し，ICFは生活機能というポジティブな側面からとらえなおし，保健・医療・福祉サービスを提供していくための分類である．

　対象者を「生命（生物）のレベル」「生活（個人）のレベル」「人生（社会）のレベル」の3つの側面から全人間的にとらえて支援することによって，潜在的な生活機能を引き出すことができるとされている（図10-6）．それには，「活動」の向上により生活レベルを変化させ，「参加」を推進することで人生レベルの改善をはかる

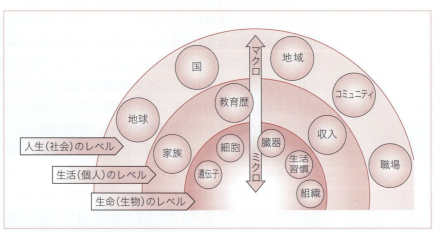

図10-6　健康の決定要因の階層構造

ので，疾病や障害などの個人特性よりも環境や背景といった側面が重視される．

> **COLUMN　ソーシャルキャピタル（social capital）**
>
> 社会・地域における人々の信頼関係や結びつきを表す概念です．抽象的な新たな概念で，定義もさまざまですが，ソーシャルキャピタルが蓄積された社会では，相互の信頼や協力が得られるため，他人への警戒が少なく，治安・経済・教育・健康・幸福感などによい影響があり，社会の効率性が高まるとされています．社会関係資本と訳され，インフラを意味する社会資本とは異なります．

> **COLUMN　健康の社会的決定要因（Social determinants of health）**
>
> 健康システムを含め，人々が生まれ，成長し，暮らし，働き，老いていく社会的環境です．これらの状況は，世界・国家・地方レベルでの資産，権力，資源の配分により形づくられます．健康の社会的決定要因は，健康の不平等―不公平で回避できる健康状態の格差―の最大の原因です（WHO）．

5 地域歯科保健の変遷と8020運動

わが国の歯科保健対策は，1947年の保健所法の改正に伴い歯科業務内容が位置づけられ，翌年に歯科衛生士法が公布されたところからスタートする（表10-1）．1961年には3歳児健康診査に歯科が導入され，1963年には母子歯科保健指導要領が示された．地域歯科保健は母子歯科保健を中心に展開されたが，う蝕の低年齢化が進む中で十分な成果がみられなかった．

1983年には，保健，医療，福祉の一体的な取り組みを目指して老人保健法が成立した．これを契機として，成人歯科保健の重要性に目覚めたが，歯科検診は導入されなかった．1989年，厚生省は「成人歯科保健検討会」を設置し，生涯を通じた歯科保健の目標を保有歯数を目標にした「80歳で20歯を残そうとする運動」として8020（ハチマルニイマル）運動を正式に提唱した．それまでは，母子保健，学校保健，成人保健などの施策の一部として行われていた地域歯科保健事業であったが，これを機に生涯にわたる歯科保健の企画調整役として効果的に実施できる歯科専門職種の配置が各自治体において促される結果となった．1991年には，8020運動が歯の衛生週間（6月4日〜10日）の重点目標となり，翌年から厚生省は8020運動の推進を開始し，これに基づき各都道府県や歯科医師会において関連事業が展開された．

1997年には，「地域保健法」の施行に伴い，国より「都道府県及び市町村における歯科保健業務指針」が通知され，都道府県と市町村における歯科保健業務の役割が示された．

1999年に策定された「健康日本21」では，「歯の健康」も対象領域の1つとしてあげられ，科学的根拠に基づく多くの目標値が設定された．2000年度からは，都道

表10-1 主な地域歯科保健関係施策の推移

年	事項	年	事項
1874（明7）年	医制（歯科医師と医師の区別なし）	1991（平3）	成人歯科保健対策推進事業開始 歯の衛生週間の重点目標が「8020運動の推進」となる
1906（明39）	旧歯科医師法（医師から明確に区別された身分法）		
1942（昭17）	国民医療法（社会情勢緊迫化で同法の体系に吸収）	1992（平4）	8020運動推進事業開始 寝たきり老人等に対する訪問口腔衛生指導開始
1947（昭22）	保健所法改正	1993（平5）	8020運動推進支援事業開始 在宅心身障害（児）者歯科保健推進事業開始
1948（昭23）	現在の歯科医師法制定 欧米先進国における歯科医師の資格，教育水準の著しい向上等を踏まえ，資質向上に関する必要な措置がとられた	1994（平6）	保健所法全面改正（地域保健法制定）
		1995（平7）	老人保健事業における総合健康診査の検査項目に歯周疾患検診が導入
1948（昭23）	歯科衛生士法公布・施行	1996（平8）	臨床研修努力義務化
1961（昭36）	3歳児歯科健康診査開始	1997（平9）	都道府県および市町村における歯科保健業務指針 歯科保健推進事業（メニュー事業）開始
1963（昭38）	母子歯科保健指導要領		
1974（昭49）	歯科保健問題懇談会報告書提出	2000（平12）	8020運動推進特別事業開始 老人保健事業における歯周疾患検診実施
1977（昭52）	1歳6か月児歯科健康診査開始	2002（平14）	フッ化物洗口ガイドライン作成
1983（昭58）	老人歯科保健調査事業開始（1986年まで）	2003（平15）	健康増進事業実施者歯科保健支援モデル事業開始
1987（昭62）	老人保健事業で歯の重点健康教育，歯の重点健康相談の開始	2006（平18）	臨床研修必修化 行政処分を受けた歯科医師に対する再教育研修制度創設
1988（昭63）	在宅寝たきり老人歯科保健推進モデル事業開始		
1989（平元）	歯科衛生士法一部改正（歯科衛生士業務に歯科保健指導を追加） 成人歯科保健対策検討会中間報告書（8020運動の提唱）	2008（平20）	歯周疾患検診は健康増進法に基づく市町村任意事業
		2009（平21）	歯科保健と食育の在り方に関する検討会報告（噛ミング30の提唱）
1990（平2）	保健所における歯科保健業務指針作成	2011（平23）	歯科口腔保健の推進に関する法律公布・施行

府県を実施主体とした「8020運動推進特別事業」が開始され，国庫交付金を財源として，各都道府県独自の歯科保健事業を展開していった．

6 健康日本21と健康増進法

2000年3月31日に「21世紀における国民健康づくり運動（健康日本21）の推進について」が第3次の国民健康づくり対策として定められた．これによって，がん，心臓病，脳卒中，糖尿病などの生活習慣病やその原因となる生活習慣の改善などに関する課題と2010年度までを目処とした具体的な目標が選定された．行政のみならず，広く国民の健康づくりを支援する民間団体などの積極的な参加協力を得ながら，国民が主体的に取り組める健康づくり運動を総合的に推進していくこととなった．健康日本21では基本方針として一次予防の重視，健康づくり支援のための環境整備，目標などの設定と評価，多様な実施主体による連携のとれた効果的な運動の推進が定められ，①栄養・食生活，②身体活動・運動，③休養・こころの健康づくり，④タバコ，⑤アルコール，⑥歯の健康，⑦糖尿病，⑧循環器病，⑨がんについてそれぞれ具体的な目標が設定された．

健康政策をさらに積極的に推進するため，2002（平成14）年に従来の栄養改善法を改正して「健康増進法」を制定し，国民の健康の増進の総合的な推進に関し基本的な事項を定め，国民の栄養の改善その他の国民の健康の増進をはかるための措置を講じ，国民保健の向上をはかるため健康日本 21 をその基本方針に位置づけた．健康増進法ではその目的のほか，国民の責務，国および地方公共団体の責務，健康増進事業実施者の責務，国，都道府県，市町村，健康増進事業実施者，医療機関その他の関係者の協力が求められた．また，基本方針として健康の増進の目標，各自治体の健康増進計画の策定，国民健康・栄養調査，その他の健康の増進に関する調査研究，健康増進事業実施者間における連携および協力，および食生活，運動，休養，飲酒，喫煙，歯の健康の保持，受動喫煙の防止，その他の生活習慣に関する正しい知識の普及に関する事項が定められた．

さらに 2013 年度〜2022 年度までの 10 年間，「健康日本 21（第二次）」（21 世紀における第二次国民健康づくり運動）が推進されている．その中では健康寿命の延伸と健康格差（地域や社会経済状況の違いによる集団間の健康状態の差）の縮小，生活習慣病の発症と重症化の予防，特にがん，循環器疾患，糖尿病および COPD（慢性閉塞性肺疾患）の 4 つの疾患は NCDs（非感染性疾患）として国際的にも予防および管理のための包括的な対策を講じることが重視されている．COPD は，喫煙が最大の発症要因であるため，禁煙により予防可能であるとともに，早期発見が重要であることから，これらについての認知度の向上が目標とされている．さらに，高齢者の健康に焦点をあてた取り組みを強化する必要があり，介護保険サービス利用者の増加の抑制，認知機能低下およびロコモティブシンドローム（運動器症候群）の予防とともに，良好な栄養状態の維持，身体活動量の増加および就業などの社会参加の促進が目標とされている．

2009 年には「歯科保健と食育のあり方に関する検討会報告書」で「噛ミング 30（カミングサンマル）」が提唱され，歯科保健からの食育の推進も期待された．このような流れが 2011 年の歯科口腔保健法の制定へとつながった．

7 歯科口腔保健の推進に関する法律

2011 年（平成 23）年に「歯科口腔保健の推進に関する法律」が公布，施行された．この法律では，口腔の健康が質の高い生活を営むうえで基礎的かつ重要な役割を果たしていること，日常生活における歯科疾患の予防に向けた取り組みが口腔の健康の保持にきわめて有効であることなどから，次の 3 つの基本理念が定められた．

> 一　国民が，生涯にわたって日常生活において歯科疾患の予防に向けた取り組みを行うとともに，歯科疾患を早期に発見し，早期に治療を受けることを促進すること．
> 二　乳幼児期から高齢期までのそれぞれの時期における口腔とその機能の状態および歯科疾患の特性に応じて，適切かつ効果的に歯科口腔保健を推進すること．
> 三　保健，医療，社会福祉，労働衛生，教育その他の関連施策の有機的な連携をはかりつつ，その関係者の協力を得て，総合的に歯科口腔保健を推進すること．

また，国および地方公共団体の責務，歯科医師などの責務，国民の責務，歯科口腔保健に関する知識などの普及，障害児・者などが定期的に歯科検診を受けることなどのための施策，口腔の状態が全身の健康に及ぼす影響に関する研究の推進，都道府県は口腔保健支援センターを設けることができることなどが定められた．

II 地方自治体の役割

1 市町村

市町村では，母子保健や老人保健などの住民の日常生活に密着した基本的な対人保健サービスが行われている．地域保健法には「市町村は，当該市町村が行う地域保健対策が円滑に実施できるように，必要な施設の整備，人材の確保及び資質の向上などに努めなければならない」と規定されており，各種保健サービスを提供するための施設として市町村保健センターの整備が進められている．また，地域保健において都道府県なみの機能も兼ね備えた保健所をもつ市（指定都市，中核市，政令市，特別区）も増えている．

2 都道府県

保健と福祉の一体化という観点から，都道府県では保健福祉部や健康福祉部といった名称が多く使われている．この部の下に複数の課があり，医務，薬務，保健予防，環境衛生，食品・生活衛生などの業務を分担している．地域保健法では「都道府県は，当該都道府県が行う地域保健対策が円滑に実施できるように，必要な施設の整備，人材の確保及び資質の向上，調査及び研究などに努める」ことを義務づけており，また市町村の保健対策が円滑に実施されるように「その求めに応じ，必要な技術的扶助を与えることに努めなければならない」とされている．都道府県の地域保健関連機関としては保健所のほか，衛生研究所や公害研究所などの試験研究機関，精神保健センター，健康増進センターなどが設置され，広域的で専門的な地域保健対策を担っている．

III 母子保健

人生の長期的な健康を調べるライフコース疫学では，妊娠中の胎児の状況が出生後だけではなく成人になってからの健康にも影響していることが示唆されている．そのため母子保健は公衆衛生上重要な分野となっている．

1 わが国の母子保健対策

日本の母子保健対策は，思春期における学校教育から始まり，妊娠の届出による妊娠中の母子健康手帳の交付，マタニティマークの配布，妊産婦健康診査，子どもが出生してからの乳幼児に対する先天性代謝異常などの検査，乳幼児健康診査，1歳6か月および3歳児健康診査，保健師などによる訪問指導などが施策として実施されている．また，妊娠や出産にかかわる療養援護や医療援護も行われている．また，母子保健に関する取り組みを推進するために「健やか親子21」が2001年から開始され，現在は「健やか親子21（第二次）」(2015年4月から10年計画) として進められている．

2 母子保健対策における歯科保健

母子保健対策に歯科保健も組み込まれている．たとえば，妊産婦健康診査の一環として歯科健診（妊産婦への歯周疾患健診）を実施している市町村は多い．さらに**母子保健法に基づき市町村で実施され受診率が9割を超える1歳6か月および3歳児健康診査**には，歯科健診が含められており，これにあわせて歯科保健指導やフッ化物歯面塗布を実施している市町村も多い．また，2012年に厚生労働省は母子健康手帳の改訂をし，省令様式の中にう蝕予防のためのフッ化物応用に関する内容が盛り込まれた．具体的には「1歳6か月の頃」「3歳の頃」の保護者の記録に「歯にフッ化物の塗布やフッ素入り歯磨きの使用をしていますか」という質問項目が記載された．この年齢の児は歯磨剤を飲み込むことが多いため，飲み込んでも問題ない適量の使用を勧めなくてはならない．歯の萌出から2歳までは切った爪程度の少量，3～5歳は歯ブラシに出した歯磨剤の長さが5mm以下と推奨されている（歯磨剤の形態やフッ化物濃度により異なる)[2,3]．ちなみに米国など一部の国では6歳未満の子どもに歯磨剤の利用を推奨していない場合があるが，これは水道水フロリデーションにより水道水中からフッ化物を摂取しているからである．実施していないヨーロッパの国々や日本では乳幼児期からのフッ化物配合歯磨剤の利用が推奨されている．

社会が子ども・子育てを支援するための仕組みづくりとして，2012年に**子ども・子育て関連3法***が成立し，2016年から子ども・子育て支援新制度が設けられた．2014年には「子どもの貧困対策の推進に関する法律」が施行された．2012年の子どもの相対的貧困率は16.3%（ひとり親世帯では54.6%）と高く，こうした子どもたちへの対策が求められる．う蝕は所得が低いほど多いという**健康格差**が知られて

★**子ども・子育て関連3法**：「子ども・子育て支援法」，「認定こども園法の一部改正法」，「子ども・子育て支援法及び認定こども園法の一部改正法の施行に伴う関係法律の整備等に関する法律」

おり，子どもの貧困の観点からも歯科保健対策は重要となる[4]．

IV 学校保健

教育基本法の第一条には「教育は，人格の完成を目指し，平和で民主的な国家及び社会の形成者として必要な資質を備えた心身ともに健康な国民の育成を期して行われなければならない」と健康のことが明記されている．そのため「保健管理」と「保健教育」で構成される，児童生徒と教職員の健康を保持増進する，学校の安全管理も含めた学校保健の活動が行われている．このために**学校保健安全法**（旧学校保健法）がより具体的な事柄を定めている．

保健教育とは保健学習・指導をさし，保健管理とは実践的な保健活動をさす．それらを実施していくために学校保健委員会や職員保健委員会，児童（生徒）保健委員会により主に運営される学校保健組織活動がある．学校保健委員会には校長や養護教諭などの教員だけではなく，非常勤の学校医・学校歯科医・学校薬剤師の学校三師も参加する．保健教育は授業中に実施されるような保健学習と，集団や個人に行われる保健指導がある．保健管理には健康診断（定期健康診断・臨時健康診断）がある．健康診断には歯科健診も含まれる．

健康診断の結果をもとにした学校保健統計調査における疾病・異常などの状況としては，小学生全体で最も多いのはう歯（う蝕経験）であり，次に多いのが近視である．経年的には，う歯は減少し近視が増加しているが，通院が必要な疾病という意味では，う蝕が非常に多い疾患である状況に変わりはない．このように歯科疾患の有病率が高いことは世界的にも知られており，WHOなどが実施した「2010年世界の疾病負担研究（The Global Burden of Disease 2010 Study）」においては全291疾患中，最も有病率が高かったのは永久歯の未処置う蝕，6位が歯周病，10位が乳歯の未処置う蝕であった[5]．こうした有病率が高い疾患への対策を実施する際にも学校は重要な場となりうる．

学校保健における歯科保健への対策としては，歯科疾患の予防のための保健教育や，保健管理として歯磨きやフッ化物洗口が実施されている．子どものう蝕の大半が歯ブラシの届かない可能性が高い大臼歯の裂溝や隣接面から発生していることが知られ，歯磨きだけでは十分にう蝕が予防しきれず，フッ化物応用の重要性が認識されている[6]．また，学校でのフッ化物洗口は，貧困などの家庭環境に左右されずに恩恵を得られるため，う蝕の健康格差を減らすことが知られている[7]．

V 成人保健

1 成人保健の活動および関係する法律

平均寿命が，男性：80.8歳，女性：87.1歳（2015年）となる中で，健康寿命の延伸やQOLの向上を目標とした保健活動が展開されている．健康増進法が2002年に施行されるとともに，「21世紀の国民健康づくり運動（健康日本21，2013年より健康日本21第二次）」，「新健康フロンティア戦略」などが制定され，健康寿命の延伸と健康格差の縮小，生活習慣病の発症予防・重症化予防などが推進されている．さらに，老人保健法が改正され，2008年に「高齢者の医療の確保に関する法律」が施行された．そこでは，40〜74歳を対象に，医療保険者が特定健康診査，特定保健指導を義務づけている．特定健診には歯科健診は含まれていないが，特定保健指導において歯の健康の保持増進について保健指導用の教材が用意されている．そこでは，糖尿病と歯周病との関係や肥満対策における歯科疾患の関連などについて記載されている．

2 歯科保健の現状

2011年に実施された歯科疾患実態調査によれば，喪失歯所有者率は50歳以降50％を超え60〜64歳では83％に達していた．20歯以上の歯を有している人の割合は，50〜54歳で93.0％なのに対し，60〜64歳で78.4％，70〜74歳で52.3％，80〜84歳で28.9％と急激に減少している．また，歯周病についてみると，50歳以降，いずれの年代においても80％以上の人で何らかの症状を呈していた．4 mm以上の歯周ポケットを有する者の割合は40〜44歳で25.5％，50〜54歳で35.5％と増加している．う蝕については20歳以降もおおよそ1.0歯の未処置歯がある．また，成人期以降，歯肉退縮に伴い根面う蝕も増加する．

3 歯科保健事業

1—歯周疾患検診

残存歯数が20本以上あれば咀嚼機能が維持されるという調査に基づき8020運動が実践されている．主に行政における成人歯科保健対策は「健康増進法」および「高齢者の医療の確保に関する法律」に基づいて実施されている．

歯周疾患検診は，1995年度より，老人保健事業の総合健康診査の一環として導入された．その後，2000年度からは，「老人保健法」に基づく老人保健事業として，2008年度からは「健康増進法」に基づく健康増進事業の一環として実施されてきた．実施にあたっては，地域の特性や実情を踏まえ，集団で実施する方式や個別に指定歯科医療機関で検診を受診する方式を選定する．

40歳，50歳，60歳および70歳の者を対象に歯周病に関連する自覚症状や歯科医療機関などの受診状況，生活習慣や身体的因子に関する問診を実施する．さらに，

歯周病検診票（例）

（太枠の中をご記入ください）　　　　　　　　　　　　検査日　年　月　日　　No.

氏名	ふりがな	男 女	年齢		住所	

［あてはまるところに○をつけ，（ ）内には必要な事項を記入してください］

○歯みがきは1日何回しますか

a. 0回　b. 1回　c. 2回　d. 3回以上

b～d.を選んだ方は、1回あたり何分みがきますか

（　）分

○歯間ブラシまたはフロスを使っていますか

a. 毎日　b. 週1回以上　c. 月1～3回　d. 使っていない

○過去1年間に歯科検診を受診しましたか

a. はい　b. いいえ

○（　　　　　　　　　　　）

＊自治体で歯・口腔に関して健康増進計画に具体的な目標としている項目がある場合などには、質問項目を補足する等して問診票を作成してもよい。

○たばこを吸ったことがありますか

a. 現在吸っている

（　）本／日で（　）歳から（　）年間

b. 昔吸っていた

（　）本／日で（　）から（　）歳の（　）年間

c. 吸ったことがない

○全身の状態であてはまるものはどれですか

a. 糖尿病　b. 関節リウマチ

c. 狭心症・心筋梗塞・脳梗塞　e. 内臓型肥満

d. 妊娠

f. その他（　　　　　）

○自分の歯や口の状態について気になることや聞きたいことを、自由に記載してください

〔　　　　　　　　　　　　〕

現在歯・喪失歯の状況（喪失歯のうち，補綴処置の不要な歯には×を記入）

右	8	7	6	5	4	3	2	1	1	2	3	4	5	6	7	8	左
	8	7	6	5	4	3	2	1	1	2	3	4	5	6	7	8	

1. 健全歯数	2. 未処置歯数	3. 処置歯数	4. 現在歯数	5. 要補綴歯数	6. 欠損補綴歯数
（／）	（C）	（○）	（1＋2＋3）	（△）	（◎）

補綴状況（Br，義歯，インプラント）

歯肉の状況

17または16　11　26または27

BOP

PD

BOP

PD

47または46　31　36または37

個人コード（最大値）　歯肉出血

歯周ポケット

［歯肉出血BOP］

0: 健全

1: 出血あり

9: 除外歯

X: 該当歯なし

［歯周ポケットPD］

0: 健全

1: 浅いポケット

2: 深いポケット

9: 除外歯

X: 該当歯なし

口腔清掃状態

1. 良好

2. 普通

3. 不良

歯石の付着

1. なし

2. 軽度（点状）あり

3. 中等度（帯状）以上あり

その他の所見

・歯列咬合	1. 所見なし	2. 所見あり
・顎関節	1. 所見なし	2. 所見あり
・粘膜	1. 所見なし	2. 所見あり
・その他		

判定区分

1. 異常なし	2. 要指導	3. 要精密検査	
・CPI：歯肉出血0，かつ，歯周ポケット0	a. CPI：歯肉出血1，かつ，歯周ポケット0	a.CPI：歯周ポケット1	e. 生活習慣や基礎疾患等、更に詳しい検査や治療を要する
	b. 口腔清掃状態不良	b.CPI：歯周ポケット2	
	c. 歯石の付着あり（軽度、中等度以上）	c. 未処置歯あり	f. その他の所見あり（更に詳しい検査や治療が必要な場合）
	d. 生活習慣や基礎疾患、歯科医療機関等の受診状況等、指導を要する	d. 要補綴歯あり	

指導内容・目標

検査者（医療機関）名　（医療機関コード：　　）

［市町村への連絡事項（個別検診の場合）］

1 検査した医療機関にて指導予定

2 検査した医療機関にて治療・経過観察・定期検診予定

3 他医療機関（歯科）を紹介（紹介先：　　）

4 他医療機関（医科）を紹介（紹介先：　　）

歯周疾患健診を受診し、結果の説明と保健指導を受けました。署名

図 10-7　歯周病検診票の一例　（8020 推進財団：歯周病検診マニュアル 2015）

口腔内検査として，現在歯の状況，喪失歯の状況，歯周組織の状況，口腔清掃状態を検査する（図 10-7）．

2─周術期における口腔機能の管理などチーム医療の推進

周術期における口腔機能の管理として，がん患者などの周術期における歯科医師の包括的な口腔機能の管理などが進み，術後の誤嚥性肺炎などの外科的手術後の軽減が目的である．診療保険点数として，周術期口腔機能管理計画策定料や周術期口腔機能管理料（Ⅰ，Ⅱ，Ⅲ）が，また周術期における入院中の患者の歯科衛生士

の専門的口腔衛生処置として周術期専門的口腔衛生処置が導入された．また，口腔ケア・退院時支援などに関する診療報酬上の評価として摂食機能訓練の適用拡大が行われている．

VI 高齢者保健

1 老人保健の活動および関係する法律

高齢者保健に関する法律は老人保健法（1982年）から「高齢者の医療の確保に関する法律（2008年）」へ改定された．「高齢者の医療の確保に関する法律」では，医療保険者が40～74歳の人に対し特定健康診査，特定保健指導を実施することを義務づけている．また，75歳以上の人に対しては，後期高齢者医療広域連合に健康診査を実施するよう努力義務を課している．なお，老人保健事業として実施してきた歯周疾患検診，骨粗鬆症検診，がん検診については2008年より「健康増進法（2002年）」に基づく事業として市町村が実施することとなった．

また，老人福祉に関しては，「老人福祉法」が1963年に制定された．施策としては，ゴールドプラン（1989年，高齢者保健福祉推進10カ年戦略），新ゴールドプラン（1994年全面改定，高齢者保健福祉5カ年計画），ゴールドプラン21（1999年～2003年）と引き継がれ，健康日本21に統合された．2000年には「介護保険法」が制定され，介護サービスを社会保険制度として提供することとなった．

2 高齢者の健康状態

総数（2015年）でみると，死因は，第1位：悪性新生物，第2位：心疾患，第3位：肺炎，第4位：脳血管疾患，第5位：老衰である．入院受療率は5～14歳，外来受療率は15～19歳を底に加齢とともに上昇．65歳以上の老人では50％が有訴者となっている．

認知症高齢者も増加の一途をたどっている．2012年で認知症高齢者は全国に約462万人と推計されている．その後も増加し続け，2025年には700万人を超えるとの試算もある．

3 高齢者の口腔健康状態

1―喪失歯

2011年の歯科疾患実態調査の結果からみると，1人あたりの喪失歯数は，60～64歳では5.9歯，70～74歳では11.0歯，80～84歳は16.1歯，85歳以上は19.7歯であった．年齢の増加とともに喪失歯は増加している．それに伴い，義歯装着者が増加し咀嚼機能の低下が顕著である．

80～84歳において20歯以上を所有する者は28.9％に達していた．この割合は1999年では13.0％，2005年では21.1％というように年代とともに増加している．

2 ― 口腔乾燥症

人口の高齢化やストレスにより口腔乾燥症が問題となってきた．唾液腺の退縮および唾液分泌量の減少によって生じる．また，シェーグレン症候群など全身的な疾患の症状として生じることもある．口腔乾燥症に対しては主に対症療法を行う．

3 ― 摂食嚥下障害

認知症などの精神疾患や脳血管疾患の後遺症などにより摂食嚥下機能の低下がみられる．

4 高齢者対策

1 ― 地域包括ケアシステムおよび介護サービス

団塊の世代が75歳以上となる2025年をめどに，重度な要介護状態となっても住み慣れた地域で自分らしい暮らしを人生の最後まで続けることができるよう，住まい・医療・介護・予防・生活支援が一体的に提供される地域包括ケアシステムの構築が検討されている．地域包括ケアシステムは，おおむね30分以内に必要なサービスが提供される日常生活圏域を単位として想定されている（図10-8）．

「介護」，「医療」，「予防」という専門的なサービスと，「住まい」と「生活支援・福祉サービス」が相互に連携しながら日常的な生活をサポートする．口腔・栄養管

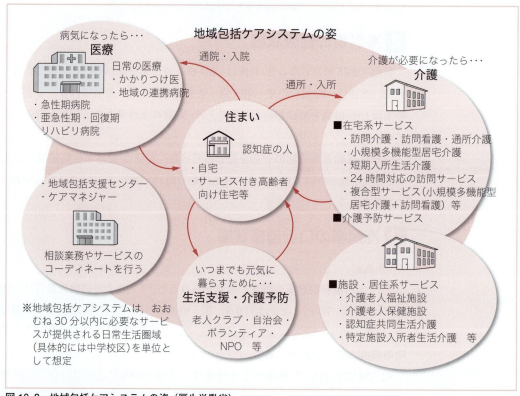

図10-8　地域包括ケアシステムの姿（厚生労働省）

理にかかる取り組みを進めるため，多職種協働による支援を充実させる必要がある．また，「介護保険法」の2014年の改正では，二次予防事業と介護予防・日常生活支援総合事業を「新しい総合事業」に再編した．そこでは，二次予防事業の対象者と要支援の人をセットにして「介護予防・生活支援サービス事業」を提供することとなった．加えて，予防給付の訪問介護事業，通所介護事業が総合事業へ移行されることとなった．

2─認知症対策

認知症に対しては，発症予防と早期発見が対策の中心となる．国の認知症施策推進総合戦略（新オレンジプラン）では，認知症に対する対策として，①医療・介護などの連携による認知症の人への支援，②認知症の予防・治療のための研究開発，③認知症高齢者などにやさしい地域づくりをあげている．同プランでは，「口腔にかかる機能の向上が認知機能低下の予防につながる可能性が高い」ことが指摘されている．

容態の変化に応じて医療・介護などが有機的に連携し，適時・適切に切れ目なく提供する必要がある．基本的な考え方には，①本人主体の医療・介護などの徹底，②発症予防の推進，③早期診断・早期対応のための体制整備があげられる．また，医療と介護の両方を必要とする状態の高齢者が，住み慣れた地域で自分らしい暮らしを続けることができるよう，地域における医療・介護の関係機関が連携して，包括的かつ継続的な在宅医療・介護を提供することが重要である．このため，関係機関が連携し，多職種協働により在宅医療・介護を一体的に提供できる体制を構築するため，都道府県・保健所の支援のもと，市区町村が中心となって，地域の医師会などと緊密に連携しながら，地域の関係機関の連携体制の構築を推進することが求められている．

5 高齢者に対する歯科保健医療

1─在宅および施設入所高齢者への対策

介護予防が必要である65歳以上の高齢者を早期に発見し，介護を必要とする生活を未然に防ぐため25のチェック項目（基本チェックリスト）が厚生労働省によって作成された．歯科保健に関連する項目として，

> ・「半年前に比べて固いものが食べにくくなりましたか（1. はい　0. いいえ）」
> ・「お茶や汁物などでむせることがありますか（1. はい　0. いいえ）」
> ・「口の渇きが気になりますか（1. はい　0. いいえ）」

の3項目が設定されている．介護予防サービスには「運動器の機能向上」「栄養改善」「口腔機能の向上」が含まれている．この3項目については双方向に関連することが多くの調査により明らかになっており，相互連携をとりながら事業を実施するこ

とが望まれる．

　介護保険における口腔関連サービスには，地域支援事業として，一般介護予防事業，介護予防・生活支援サービス事業が，また介護報酬としての居宅サービスには，居宅療養管理指導費，口腔機能向上加算，選択的サービス複数実施加算が，施設サービスには，口腔衛生管理体制加算，選択的サービス複数実施加算，口腔衛生管理加算，経口維持加算Ⅱがある．施設など入所者が認知機能や摂食嚥下機能の低下により食事の経口摂取が困難となっても，自分の口から食べる楽しみを得られるよう，多職種による支援の充実をはかる必要がある．

2 ― 口腔機能向上支援

　口腔機能向上支援は，生涯を通じて心を通わせ，味を楽しみ，安全に食することを目的としている．本事業は，①口腔機能向上の必要性についての教育，②口腔清掃の自立支援，③摂食嚥下機能などの向上支援の3つの軸により成り立っている．

1）口腔機能向上の必要性についての教育

　住民に積極的に参加していただくには，まず，口腔機能の向上が日常生活においていかに重要であるかを理解していただく必要がある．そのために図表やビデオ，パンフレット，および実際の体験者の事例なども交えて説明することが有効である．

2）口腔清掃の自立支援

　口腔清掃を行うことで，口腔を清潔に保ち歯科疾患の予防につながることはもちろんだが，それ以外にもインフルエンザなどの気道感染を予防する効果も明らかになっている．また，口腔清掃の刺激は嚥下機能などを含む反射機能への刺激にもなる．したがって，口腔清掃の重要性について理解できるようなわかりやすい説明とともに自立した取り組みにつながるよう支援していくことが重要である．

3）摂食嚥下機能などの向上支援

　加齢に伴い，摂食嚥下機能が低下することを理解し，機能向上訓練などをセルフケアとして実施できるように対策を検討する．

　口腔機能向上を実施することにより，①食べる楽しみを得ることから，生活意欲の高揚がはかれる，②会話，笑顔がはずみ，社会参加が継続する，③自立した生活と日常生活動作の維持，向上がはかれる，④低栄養，脱水を予防する，⑤誤嚥，肺炎，窒息を予防する，⑥口腔内の崩壊（う蝕，歯周病，義歯不適合）を予防する，⑦経口摂取の質と量が高まることが明らかになっている．

3 ― 誤嚥性肺炎予防

　2016年時点で死因の第3位は肺炎が占めている．高齢者においてはその比率は大きくなり，80歳代では約11～15％程度を占めるようになっている．その中では，細菌などに汚染された食物などを誤嚥することで生じる誤嚥性肺炎も多く認められている．それに対して，口腔ケアを日常的に実施することにより，誤嚥性肺炎の発症率が有意に減少することが明らかになった．このことは高齢者における継続的な

口腔ケアの必要性を示している.

VII 産業歯科保健

1 産業保健の活動および関係する法律

　産業保健活動は大きく，労働基準に関する活動と労働者の健康管理に関する活動に分類することができる．労働基準に関する活動は「**労働基準法**」に基づき，労働災害補償や労働条件を対象としている．また，労働者の健康管理に関する活動は「**労働安全衛生法**」に基づき健康相談，産業医の研修・支援および職業性疾病の予防が対象となっている.

　関連法規については，まず，労働者保護の理念から「**労働基準法（1947年）**」が制定された．同年に災害補償を行うための「**労働者災害補償保険法（1947年）**」が，さらに労働災害の防止を目的として労働者の健康管理を目的とする「**労働安全衛生法（1972年）**」が制定された.

2 職業性疾病

1―職業性疾病

　職業性疾病とは，ある職業に従事することが原因で発症する特有の病気をいう．要因として，物理的，化学的，および生物学的な作業環境によるものと，作業方法などの作業条件によるものとがある.

2―職業性歯科疾患

　職業性歯科疾患には，①原因物質が直接口腔に作用する場合，②原因物質が吸収された後に生じる中毒症状のうち口腔内に症状が発症する場合，および，③原因物質が吸収され，血液や唾液に混入した状態で口腔内に分泌され，それが作用する場合がある（表10-2）.

1）歯の酸蝕症

　歯の酸蝕症は，酸の作用により歯質，特にエナメル質の表面が脱灰した状態であり，症状が進むと脱灰部の咬耗をきたし表在性の実質欠損を呈する．前歯の唇側面の切縁1/3の部分に多く，下顎中切歯に起こりやすい．欠損は切縁より唇側面の下方に広がるので，侵食面は前方に傾斜している．慢性の経過をたどるため自覚症状はそれほどない．酸による侵食の程度により4段階に分けられる.

表10-2 口腔に症状を現す職業性疾病

原因	原因物質	疾病および口腔症状
金属	鉛 水銀 クロム 蒼鉛 銅 カドミウム	鉛中毒，顔面蒼白，鉛縁，歯肉縁，味覚の異常 水銀中毒，歯肉炎，口内炎，流涎，金属味 粘膜のクロム潰瘍，口蓋および扁桃に潰瘍性の口内炎 歯肉に青紫の色素沈着（蒼鉛縁），流涎 緑色の歯石沈着 歯頸部に黄色環（カドミウムリング）
ハロゲン	フッ素 塩素 臭素 ヨウ素	カタル性・潰瘍性口内炎，歯の腐食 カタル性・潰瘍性口内炎 カタル性・潰瘍性口内炎，歯肉の着色 カタル性・潰瘍性口内炎，歯肉の着色
その他の無機物	ヒ素	歯肉炎，口内炎，骨疽
	リン（黄リン）	潰瘍性口内炎，骨疽（腐骨の形成）
酸類	硫酸，硝酸，塩酸，酢酸，ギ酸など	歯の酸蝕症
アルカリ類	苛性ソーダ，苛性カリ，炭酸ソーダなど	口腔粘膜の剝離
ガス	亜硫酸ガス	歯の酸蝕症
有機化合物	アニリン タール ベンゾール	口唇チアノーゼ，歯肉に青紫の色素沈着 口内炎，歯肉炎，歯肉癌 口内炎，チアノーゼ，唾液分泌異常
ニトロ化合物	ニトロベンゼンなど PCB	粘膜（特に口唇）のチアノーゼ，歯肉の色素沈着 歯肉の色素沈着（青紫色）
粉塵	鉱物性および金属性	じん肺，歯の摩耗症，歯肉炎，歯石沈着
作業と習慣	ガラス吹きなど	歯の摩耗症，前歯部の半月状欠損，歯の転位，歯肉肥大

（日本歯科医師会編：産業衛生. 1982.）

<診断基準>

第1度（E1）：歯の表面のエナメル質のみが侵されたもの．
　第1型：エナメル質の白濁した状態
　第2型：実質欠損がエナメル質のみにとどまり，象牙質に到達しない状態
第2度（E2）：歯の実質欠損が象牙質まで進行し，象牙質固有の黄色が認められるもの．
　第1型：楔上実質欠損の深くなったもの
　第2型：歯の唇面においてエナメル質の1層が剝離した状態
　第3型：歯，特に下顎前歯切端部の欠損または脱灰性咬耗を生じたもの
第3度（E3）：象牙質は完全に露出し，歯髄付近，または歯髄まで侵されているもの．
　　　　　　前歯部では歯冠部の約1/2まで欠損しているもの．
第4度（E4）：歯冠部が2/3以上欠損しているもの．

　強い無機酸類を直接取り扱う職業に携わる人に生じることがある．火薬工場，メッキ工場などの酸処理部門の従業員で製造過程などにおいて酸を取り扱う職場で発症することがある．
　対策としては，空気中の濃度を，塩酸であれば7 mg/m^3，硝酸であれば5 mg/

m³, 硫酸1mg/m³の許容濃度以下にする作業環境管理を行う，作業方法を改善する，および保護具などを使用するなどが考えられる．

2）黄色環（カドミウムリング）など

カドミウム化合物を扱う職場に従事した場合，カドミウムがエナメル質表面に沈着し特有の黄金色が輪状に取り巻く（カドミウム黄色環）．また，銅や青銅工場に従事する者に緑色〜青紫色の着色がみられることがある．

3）歯の摩耗症

(1) 粉塵による摩耗

硬度の高い粉塵が生じている現場で作業する場合，上下顎すべての歯の切縁や咬合面に発症する．粉塵を咬合することによって摩耗するため，すべての歯が均一的に摩耗する．

(2) 器具による摩耗

靴屋がひもを歯で押さえたりすることで，小さなへこみが前歯の切縁に生じる．また，ガラスのビン吹き工や管弦楽吹奏者で管の先端を歯で固くくわえる習慣があるような場合に，その部分の歯質が摩耗し，咬合したときに歯列の間に円形の欠損が生じる．

(3) 菓子屋う蝕

お菓子の製造過程に従事する場合，製造物を味見したりすることが多い．そのことによりう蝕が多く発症することが知られている．

(4) その他

仕事のストレスや騒音が口腔粘膜疾患や歯ぎしりに影響するとされている．

3 産業保健管理および産業保健活動

事業者は安全管理体制の整備をはかる必要がある（労働安全衛生法）．産業歯科医は産業医のような法的に規定された業務はないが，歯科保健に関する疾患管理や保健指導について従事する．

労働安全衛生法の66条第3項では特定の有害な業務に従事する労働者に対して，歯科医師による健康診断を義務づけている．対象となるのは「塩酸，硝酸，硫酸，亜硫酸，フッ化水素，黄リン酸，その他の歯またはその支持組織に有害なガス，蒸気または粉塵を発散する場所」での業務（労働安全衛生法施行令第22条）となっている．つまり，歯科医師は酸蝕症に対する**特殊健康診断**などを実施する役割をもっている．健康診断は労働安全衛生規則第48条により，これらの業務への雇用時，配置替え時，それ以降は6カ月以内に1回，定期的に実施することになっている．歯科医師による法的健康診断は特殊健康診断のみである．

職域における歯科保健については，日本歯科医師会が「今後の歯科健診のあり方検討会」の報告書を公表した[2]．この報告書では，健診の目的を疾患の早期発見・早期処置から，疾患のリスクを早期発見し，そのリスクに対応した対処を行うことへの転換が提唱されている．さらに，今後の具体的な方策として，受診者や健診実

施者が個別に選択できる歯科健診プログラムの提供，および健康教育を中心とした歯科健診プログラムの2点を基盤とした歯科健診への転換をはかることがあげられている．これらの報告に基づき，日本歯科医師会は2009年に「標準的な成人歯科健診プログラム・保健指導マニュアル」[3]を作成した．

VIII 精神保健

1 精神保健の活動および関係する法律

　1995年，「精神保健及び精神障害者福祉に関する法律（精神保健福祉法）」が制定され，ノーマライゼーションの観点から精神保健対策が改善していった．さらに，1999年に「精神障害福祉法」の改正により，精神障害者に対する福祉サービスの責任が都道府県行政から市町村行政に移管した．その後，2005年に「障害者自立支援法」が成立した．その結果，障害の種類（身体障害，知的障害，精神障害）にかかわらず障害者の自立支援を目的とした共通の福祉サービスは共通の制度により提供することが示された．また，一般就労へ移行することを目的とした事業を創設するなど，働く意欲と能力のある障害者が企業などで働けるよう，福祉側から支援が行われるようになった．さらに2013年，障害者総合支援法に改正，施行された．そこでは難病患者も支援対象とするとともに，家計の負担能力に応じた応能負担を原則とすることになった．

2 精神障害者の口腔健康状態

　精神障害者で自律的な行動が制限されている場合には十分な口腔保健行動が実施できず，劣悪な口腔環境になってしまう．その結果，う蝕や歯周病の発症頻度が高くなると考えられる．また，精神障害者で日常的に向精神薬を服用している場合には，副作用として口腔乾燥症状が生じることが多い．また，抗てんかん薬の服用により歯肉増殖が生じることもある．

3 精神障害者への歯科保健活動

　精神障害者のなかで自律的な行動が低下している場合，自己管理への関心が低下していることに対する対応が課題である．また，歯科医療機関で治療を受けるためのシステムの構築も課題である．

■ 参考文献

1) Mckinley, J.（1979）. A case for refocusing upstream：the political economy of health, In Patients, physicians and illness（ed. E. Jaco）, pp.96-120. Basingstoke, Macmillan.
2) フッ化物応用委員会編：う蝕予防のためのフッ化物配合歯磨剤応用マニュアル．社会保険研究所，東京，2006．
3) お母さんに伝えたい！子どもにあわせた市販歯ブラシ＆歯磨剤選び方ガイド　保存版．歯科衛生士，37：18-30, 2013．
4) 相田　潤：歯科疾患の健康格差とは何か？その原因と対策．8020：はち・まる・にぃ・まる：36-39, 2016．
5) Marcenes W et al.：Global burden of oral conditions in 1990-2010：a systematic analysis. J Dent Res 92：592-597, 2013.
6) Burt A, Eklund A：Dental Caries. Dentistry, Dental Practice, and the Community 6th edn. Elsevier Saunders, St. Louis, 2005.
7) Matsuyama Y, Aida J et al.：School-Based Fluoride Mouth-Rinse Program Dissemination Associated With Decreasing Dental Caries Inequalities Between Japanese Prefectures：An Ecological Study. J Epidemiol, 26：563-571, 2016.
8) 日本歯科医師会編：産業衛生．一世出版，東京，1982．
9) 日本歯科医師会「今後の歯科健診のあり方検討会」報告書（http://www.8020zaidan.or.jp/8020/data/JDA_DentalExam_Report_200501.pdf）
10) 日本歯科医師会「標準的な成人歯科健診プログラム・保健指導マニュアル」（https://www.jda.or.jp/program/main.pdf）

11章 — 保健・医療・福祉の制度

I 社会保障制度

1 社会保障制度とは

　人間は，一人ひとりが自立した人格である．しかし，一人では生きていけない存在ともいえる．人は，家族や友人，地域や職場の人々とのかかわりあいの中で，愛情や安らぎを感じ，社会における自分の居場所や役割を見出してこそ，豊かな社会生活を送ることができる．社会の中でともに生きる存在として，他者や社会に関心をもち，自身の利害だけではなく，他者の立場に立って物事を考え，互いに思いやりの心をもち，変わりゆく時代の中で人々が幸せに暮らすためにはどのような社会が望ましいかを考えることが，さらなる未来へ向かって活力のある社会をつくることにつながると同時に，個人の生きがい，幸福にもつながる．

　日本国憲法第25条には「すべて国民は，健康で文化的な最低限度の生活を営む権利を有する．国は，すべての生活部面について，社会福祉，社会保障及び公衆衛生の向上及び増進に努めなければならない」と規定されている．

　この内容を受け，昭和25年，社会保障制度審議会において，社会保障制度が次のように定義された．「社会保障制度とは，疾病，負傷，分娩，廃疾，死亡，老齢，失業，多子その他困窮の原因に対し，保険的方法又は直接公の負担において経済保障の途を講じ，生活困窮に陥った者に対しては，国家扶助によって最低限度の生活を保障するとともに，公衆衛生及び社会福祉の向上を図り，もってすべての国民が文化的社会の成員たるに値する生活を営むことができるようにすることをいうのである」，「このような生活保障の責任は国家にある．国家はこれに対する総合的企画を立て，これを政府及び公共団体を通じて民主的能率的に実施しなければならない．他方国民もまたこれに応じ，社会連帯の精神に立って，それぞれその能力に応じてこの制度の維持と運用に必要な社会的義務を果さなければならない」

　一般に社会保障とは，「国民の生活の安定が損なわれた場合に，国民に健やかで安心できる生活を保障することを目的として，公的責任で生活を支える給付を行うもの」とされている．具体的には，病気や失業，退職，子育て，介護など，個人の責任や努力では対応できない危険（リスク）により生活が不安定になったとき，法律に基づく公的な制度を活用することで国民が相互に連帯して支え合うと同時に，リスクにつながると考えられる要因について予防を図ることで，誰もがすこやかで

安心な生活を営むことができるよう社会全体として保障することである.

2 社会保障制度の分野と機能

日本の社会保障制度は，①社会保険，②公的扶助，③社会福祉，④公衆衛生の4つの分野から構成されている．また，①生活安定・向上機能，②所得再分配機能，③経済安定機能の3つの機能をもっている．

1―社会保障制度の分野

1) 社会保険

社会保険とは，人生におけるさまざまなリスクに備え，国民が相互に連帯してあらかじめそれぞれの能力に応じた社会的義務を果たすことで，実際にリスクに遭遇したときに，必要な給付を行う制度である．日本の社会保険には，傷病に備える「医療保険」，老後の生活に備える「年金保険」，失業に備える「雇用保険」，仕事上の傷病に備える「労働者災害補償保険」，介護に備える「介護保険」がある．日本では，すべての国民が公的な医療保険に加入し，保険を使って医療を受けることができ（国民皆保険），すべての国民が年金保険に加入し，老後の生活の保障を受けることができる（国民皆年金）．

2) 公的扶助

資産や能力などすべてを活用してもなお生活に困窮する国民に対し，困窮の程度に応じて必要な保護を行い，健康で文化的な最低限度の生活を保障し，その自立を助長する制度であり，生活保護制度のことをさす．保険料を財源とする社会保険方式とは違い，税を財源としている．

3) 社会福祉

社会福祉とは，個人の責任による解決に委ねられない困難に対して，公的な保障を行うことにより，生活の安定や自己実現を支援する制度であり，児童福祉制度，障害者福祉制度，老人福祉制度などがある．税を財源としており，経済的困難にかかわらず，個々の事情に応じて必要な保障が行われる．

4) 公衆衛生

国民が健康的な生活を送り，その健康を保持・増進させるために公的に行われる保障で，妊産婦・乳幼児に対する健康診査や生活習慣病対策，感染症予防や公害対策など，国民の生命と健康に直結するさまざまな疾病を予防するために行われる．

2―社会保障制度の機能

1) 生活安定・向上機能

病気のときには，医療保険により負担可能な程度の自己負担で必要な医療を受けることができる．失業の際には雇用保険により，また退職の際には年金保険により，給付を受けることができる．社会保障により，生活を営むうえでのさまざまなリスクをおそれず目標に向かって安定した生活を送ることができ，またそれが社会全体

の活力につながる．これが社会保障のもたらす「生活安定・向上機能」である．

2）所得再分配機能

所得の再分配とは，たとえば，高所得者から低所得者へ所得を移転したり，稼得能力のある者から稼得能力のなくなった者に所得を移転したりすることである．国民に対し，所得水準に応じた負担を求めることにより，所得の多寡にかかわらず，社会的な公平と機会の均等を与え，国民の生活の安定をはかることができる．

3）経済安定機能

たとえば，雇用保険は，失業中の家計を支える効果に加え，消費の減少による景気の落ち込みを抑制する効果がある．もし社会保障が不安定となれば，将来の生活への不安から，貯蓄をしようと消費を抑制することになり，社会の活力が低下するおそれがある．このように社会保障には，景気の変動を緩和し，経済社会の安定に寄与することで経済成長を支えていく「経済安定機能」がある．

II 社会保障制度と法規

1 社会保険と法規

1―医療保険に関する法規

医療保険は加入者の職業や年齢などにより保険が異なり，それぞれ次のような法規において，加入者とその扶養家族についての疾病，負傷，出産，死亡などに関して保険給付を行うことが規定されている．

健康保険法（大正11年法律第70号）においては大企業や中小企業の労働者について，国家公務員共済組合法（昭和33年法律第128号）においては国家公務員，地方公務員等共済組合法（昭和37年法律第152号）においては地方公務員，私立学校教職員共済法（昭和28年法律第245号）においては私立学校教職員，船員保険法（昭和14年法律第73号）においては船員について規定されている．

また，農業従事者，自営業者，医師や退職者など，先述の保険の未加入者については国民健康保険法（昭和33年法律第192号）において規定されている．

さらに，平成20年，高齢者の医療の確保に関する法律（昭和57年法律第80号）が改正されたことにより，75歳以上の後期高齢者について規定された．

2―年金保険に関する法規

1）国民年金法（昭和34年法律第141号）

国民年金制度は，国民の共同連帯によって，老齢，障害または死亡に関して必要な給付を行うことにより国民生活の安定が損なわれることを防止し，健全な国民生活の維持および向上に寄与することを目的としている．日本国内に住所を有する20歳以上60歳未満のすべての者に加入の義務がある．

2）厚生年金保険法（昭和29年法律第115号）

厚生年金制度は，常時5人以上の従業員を使用する事業所，船舶などに強制的に適用され，適用事業所で働く70歳未満のすべての者に加入の義務がある．国民年金同様，労働者の老齢，障害または死亡について保険給付を行い，労働者およびその遺族の生活の安定と福祉の向上に寄与することを目的としている．国民年金制度の基礎年金に上乗せして報酬に比例した年金を給付する．国家公務員，地方公務員，私立学校教職員について行われていた共済年金制度は，平成27年10月1日よりすべて厚生年金制度に統一されている．

3―雇用保険に関する法規

1）雇用保険法（昭和49年法律第116号）

労働者が失業した場合および労働者について雇用の継続が困難となる事由が生じた場合に必要な給付を行うほか，労働者が自ら職業に関する教育訓練を受けた場合に必要な給付を行うことにより，労働者の生活および雇用の安定をはかるとともに，求職活動を容易にするなど，その就職を促進し，あわせて労働者の職業の安定に資するため，失業の予防，雇用状態の是正および雇用機会の増大，労働者の能力の開発および向上その他労働者の福祉の増進をはかることを目的としている．

4―労働者災害補償保険に関する法規

1）労働者災害補償保険法（昭和22年法律第50号）

業務上の事由または通勤による労働者の負傷，疾病，障害，死亡などに対して迅速かつ公正な保護をするため，必要な保険給付を行い，あわせて業務上の事由または通勤により負傷し，または疾病にかかった労働者の社会復帰の促進，当該労働者およびその遺族の援護，労働者の安全および衛生の確保などを図り，労働者の福祉の増進に寄与することを目的としている．

5―介護保険に関する法規

1）介護保険法（平成9年法律第123号）

加齢に伴って生じる心身の変化に起因する疾病などにより要介護状態となり，入浴，排泄，食事などの介護，機能訓練ならびに看護および療養上の管理その他の医療を要する者などについて，これらの者が尊厳を保持し，その有する能力に応じ自立した日常生活を営むことができるよう，必要な保健医療サービスおよび福祉サービスにかかる給付を行うため，国民の共同連帯の理念に基づき介護保険制度を設け，その行う保険給付などに関して必要な事項を定め，国民の保健医療の向上および福祉の増進を図ることを目的としている．市町村，特別区域内の住所を有する40歳以上のすべての者に加入の義務がある．

2 公的扶助と法規

1―公的扶助に関する法規

1）生活保護法（昭和 25 年法律第 144 号）

　国が生活に困窮するすべての国民に対し，その困窮の程度に応じ，必要な保護を行い，その最低限度の生活を保障するとともに，その自立を助長することを目的としている．すべての国民は，この法律の定める要件を満たす限り，この法律による保護を，無差別平等に受けることができる．この法律により保障される最低限度の生活は，健康で文化的な生活水準を維持することができるものでなければならない．

3 社会福祉と法規

1―社会福祉に関する法規

1）児童福祉法（昭和 22 年法律第 164 号）

　すべての国民は，児童が心身ともに健やかに育成されるよう努めなければならない．国および地方公共団体は，児童の保護者とともに，児童を心身ともに健やかに育成する責任を負う．ここでいう児童とは，満 18 歳に満たない者をいう．

2）身体障害者福祉法（昭和 24 年法律第 283 号）

　身体障害者の自立と社会経済活動への参加を促進するため身体障害者を援助し，および必要に応じて保護し身体障害者の福祉の増進をはかることを目的としている．

3）精神保健及び精神障害者福祉に関する法律（精神保健福祉法）（昭和 25 年法律第 123 号）

　精神障害者の医療および保護を行い，その社会復帰の促進および自立と社会経済活動への参加の促進のために必要な援助を行い，ならびにその発生の予防その他国民の精神的健康の保持および増進に努めることによって，精神障害者の福祉の増進および国民の精神保健の向上をはかることを目的としている．

4）知的障害者福祉法（昭和 35 年法律第 37 号）

　知的障害者の自立と社会経済活動への参加を促進するため，知的障害者を援助するとともに必要な保護を行い，知的障害者の福祉をはかることを目的としている．

5）発達障害者支援法（平成 16 年法律第 167 号）

　発達障害者が基本的人権を享有する個人としての尊厳にふさわしい日常生活または社会生活を営むことができるよう，発達障害を早期に発見し，発達支援を行うことに関する国および地方公共団体の責務を明らかにするとともに，学校教育における発達障害者への支援，発達障害者の就労の支援，発達障害者支援センターの指定などについて定めることにより，発達障害者の自立および社会参加のためのその生活全般にわたる支援をはかり，すべての国民が，障害の有無によって分け隔てられることなく，相互に人格と個性を尊重し合いながら共生する社会の実現に資することを目的としている．

6) 障害者の日常生活及び社会生活を総合的に支援するための法律（障害者総合支援法）（平成17年法律第123号）

障害者および障害児が基本的人権を享有する個人としての尊厳にふさわしい日常生活または社会生活を営むことができるよう，必要な障害福祉サービスにかかる給付，地域生活支援事業その他の支援を総合的に行い，障害者および障害児の福祉の増進をはかるとともに，障害の有無にかかわらず国民が相互に人格と個性を尊重し安心して暮らすことのできる地域社会の実現に寄与することを目的としている．

7) 老人福祉法（昭和38年法律第133号）

老人の福祉に関する原理を明らかにするとともに，老人に対し，その心身の健康の保持および生活の安定のために必要な措置を講じ，老人の福祉をはかることを目的としている．

4 公衆衛生と法規

1―保健衛生に関する法規

1) 地域保健法（昭和22年法律第101号）

地域保健対策の推進に関する基本指針，保健所の設置，その他地域保健対策の推進に関し基本となる事項を定めることにより，母子保健法その他の地域保健対策に関する法律による対策が，地域において総合的に推進されることを確保し，地域住民の健康の保持および増進に寄与することを目的としている．この法律では，厚生労働大臣が地域保健対策の円滑な実施および総合的な推進をはかるため「地域保健対策の推進に関する基本指針」を策定すること，保健所や市町村保健センターについて規定されている．**保健所**は都道府県，地方自治法で定める指定都市，中核市その他の政令で定める市または特別区がこれを設置することとされている．地域保健に関する思想の普及および向上に関する事項などの14項目について，企画，調整，指導およびこれらに必要な事業を行うこととされており，この中に歯科保健に関する事項が含まれている．**市町村保健センター**は，市町村により設置することができるとされ，住民に対し，健康相談，保健指導および健康診査その他地域保健に関し必要な事業を行うことを目的とする施設とされている．

2) 学校保健安全法（昭和33年法律第56号）

学校における児童生徒などおよび職員の健康の保持増進をはかるため，学校における保健管理に関し必要な事項を定めるとともに，学校における教育活動が安全な環境において実施され，児童生徒などの安全の確保がはかられるよう，学校における安全管理に関し必要な事項を定め，学校教育の円滑な実施とその成果の確保に資することを目的としている．

3) 母子保健法（昭和40年法律第141号）

母性ならびに乳児および幼児の健康の保持および増進をはかるため，母子保健に関する原理を明らかにするとともに，母性ならびに乳児および幼児に対する保健指導，健康診査，医療その他の措置を講じ，国民保健の向上に寄与することを目的と

している.

4) 高齢者の医療の確保に関する法律(高齢者医療確保法)(昭和57年法律第80号)

国民の高齢期における適切な医療の確保をはかるため,医療費の適正化を推進するための計画の作成および保険者による健康診査などの実施に関する措置を講ずるとともに,高齢者の医療について,国民の共同連帯の理念などに基づき,前期高齢者にかかる保険者間の費用負担の調整,後期高齢者に対する適切な医療の給付などを行うために必要な制度を設け,国民保健の向上および高齢者の福祉の増進をはかることを目的としている.平成20年4月から老人保健制度が廃止され,主に75歳以上を対象とした公的医療保険である後期高齢者医療制度が始まっている.

5) 健康増進法(平成14年法律第103号)

わが国における急速な高齢化の進展および疾病構造の変化に伴い,国民の健康の増進の重要性が著しく増大していることに鑑み,国民の健康の増進の総合的な推進に関し基本的な事項を定めるとともに,国民の栄養の改善その他の国民の健康の増進を図るための措置を講じ,国民保健の向上をはかることを目的としている.「21世紀における第2次国民健康づくり運動〔健康日本21(第二次)〕(平成25～34年度)」の根拠となる法律である.

6) 歯科口腔保健の推進に関する法律(歯科口腔保健法)(平成23年法律第95号)

口腔の健康が国民が健康で質の高い生活を営む上で基礎的かつ重要な役割を果たしているとともに,国民の日常生活における歯科疾患の予防に向けた取り組みが口腔の健康の保持にきわめて有効であることから,歯科疾患の予防などによる口腔の健康の保持(歯科口腔保健)の推進に関し,基本理念を定め,ならびに国および地方公共団体の責務などを明らかにするとともに,歯科口腔保健の推進に関する施策の基本となる事項を定めることなどにより,歯科口腔保健の推進に関する施策を総合的に推進し,国民保健の向上に寄与することを目的としている.

2―予防衛生に関する法規

1) 予防接種法 (昭和23年法律第68号)

伝染のおそれがある疾病の発生およびまん延を予防するために公衆衛生の見地から予防接種の実施その他必要な措置を講ずることにより,国民の健康の保持に寄与するとともに,予防接種による健康被害の迅速な救済をはかることを目的とする.

2) 検疫法 (昭和26年法律第201号)

国内に常在しない感染症の病原体が船舶または航空機を介して国内に侵入することを防止するとともに,船舶または航空機に関してその他の感染症の予防に必要な措置を講ずることを目的としている.

3) 感染症の予防及び感染症の患者に対する医療に関する法律(感染症法)(平成10年法律第114号)

感染症の予防および感染症の患者に対する医療に関し必要な措置を定めることにより,感染症の発生を予防し,およびそのまん延の防止をはかり,公衆衛生の向上

および増進をはかることを目的としている.

4）がん対策基本法（平成 18 年法律第 98 号）

がん対策の一層の充実を図るため，がん対策に関し，基本理念を定め，国，地方公共団体，医療保険者，国民，医師などおよび事業主の責務を明らかにし，ならびにがん対策の推進に関する計画の策定について定めるとともに，がん対策の基本となる事項を定めることにより，がん対策を総合的かつ計画的に推進することを目的としている．

5）アレルギー疾患対策基本法（平成 26 年法律第 98 号）

アレルギー疾患対策の一層の充実をはかるため，アレルギー疾患対策に関し，基本理念を定め，国，地方公共団体，医療保険者，国民，医師その他の医療関係者および学校などの設置者または管理者の責務を明らかにし，ならびにアレルギー疾患対策の推進に関する指針の策定などについて定めるとともに，アレルギー疾患対策の基本となる事項を定めることにより，アレルギー疾患対策を総合的に推進することを目的としている．

III 歯科口腔保健対策と歯科口腔保健の推進に関する法律

歯科疾患は有病率が非常に高いことから，わが国では，これまで種々の歯科口腔保健対策が行われてきた．古くは，歯科衛生思想の普及啓発をするために，昭和3年に，6月4日を「ムシ歯予防デー」と定めた活動が始まった．この普及啓発活動は，戦時中の一時中断や幾度かの名称変更を経て，現在では「歯と口の健康週間」として，6月4日〜10日の期間にて実施している．

平成元年には，80歳で20本以上の歯を保つことを目的とした「8020（ハチマル・ニイマル）運動」が厚生省（当時）と日本歯科医師会により提唱された．「80歳」は当時の平均寿命であり「生涯」を意味し，一方，「20本」は自分の歯で食べられるために必要な歯の数を意味する．

現在，わが国の8020達成者の割合は，51.2％で，8020運動が提唱された当時（8.5％）と比べ，高齢者の歯・口腔状況は大きく改善されている（図 11-1）．

平成23年には，歯科口腔保健の推進に関する施策を総合的に推進し，国民保健の向上に寄与することを目的として，「歯科口腔保健の推進に関する法律」が制定された（図 11-2）．歯科口腔保健の推進に関する法律第4条においては，歯科医師，歯科衛生士，歯科技工士などの歯科医療等業務に従事する者に対して，①歯科口腔保健に資するよう，医師その他歯科医療等業務に関連する業務に従事する者との緊密な連携をはかりつつ，適切にその業務を行うこと，②国および地方公共団体が歯科口腔保健の推進に関して講ずる施策に協力することの2つの取り組みを努力義務として規定している．

また，翌年の平成24年に，歯科口腔保健に関する施策を，総合的に推進するための方針，目標，計画などを定めた「歯科口腔保健の推進に関する基本的事項」が

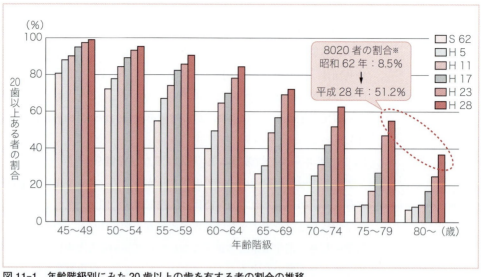

図11-1 年齢階級別にみた20歯以上の歯を有する者の割合の推移
※ 国が公表している「8020者」は，対象を75〜84歳の者としている．

歯科口腔保健の推進に関する法律の概要（平成23年8月10日公布・施行）

目的（第1条関係）
- 口腔の健康は，国民が健康で質の高い生活を営む上で基礎的かつ重要な役割
- 国民の日常生活における歯科疾患の予防に向けた取組が口腔の健康の保持に極めて有効
- 国民保健の向上に寄与するため，歯科疾患の予防等による口腔の健康の保持（以下「歯科口腔保健」）の推進に関する施策を総合的に推進

基本理念（第2条関係）
① 国民が，生涯にわたって日常生活において歯科疾患の予防に向けた取組を行うとともに，歯科疾患を早期に発見し，早期に治療を受けることを促進
② 乳幼児期から高齢期までのそれぞれの時期における口腔とその機能の状態及び歯科疾患の特性に応じて，適切かつ効果的に歯科口腔保健を推進
③ 保健，医療，社会福祉，労働衛生，教育その他の関連施策の有機的な連携を図りつつ，その関係者の協力を得て，総合的に歯科口腔保健を推進

責務（第3〜6条関係）
①国及び地方公共団体，②歯科医師等，③国民の健康保持増進のために必要な事業を行う者，④国民について，各々の責務を規定

国及び地方公共団体が講ずる施策（第7〜11条関係）
① 歯科口腔保健に関する知識等の普及啓発等
② 定期的に歯科検診を受けること等の勧奨等
③ 障害者等が定期的に歯科検診を受けること等のための施策等
④ 歯科疾患の予防のための措置等
⑤ 口腔の健康に関する調査及び研究の推進等

実施体制
- 基本的事項の策定等（第12, 13条関係）
- 財政上の措置等（第14条関係）
- 口腔保健支援センター（第15条関係）

図11-2 歯科口腔保健の推進に関する法律の概要

（厚生労働省資料を改変）

図 11-3　歯科口腔保健の推進に関する基本的事項における目標一覧

1. 口腔の健康の保持・増進に関する健康格差の縮小の実現

2. 歯科疾患の予防

ライフステージ	具体的指標	現状値→目標値
乳幼児期	・3歳児でう蝕のない者の増加	・77.1%→90%
学齢期（高等学校を含む）	・12歳児でう蝕のない者の増加 ・中高生で歯肉に炎症所見を有する者の減少	・54.6%→65% ・25.1%→20%
成人期（妊産婦を含む）	○20歳代で歯肉に炎症所見を有する者の減少 ○40歳代で進行した歯周炎を有する者の減少 ・40歳の未処置歯を有する者の減少 ○40歳で喪失歯のない者の増加	・31.7%→25% ・37.3%→25% ・40.3%→10% ・54.1%→75%
高齢期	・60歳で未処置歯を有する者の減少 ○60歳代における進行した歯周炎を有する者の減少 ○60歳で24歯以上を持つ者の増加 ○80歳で20歯以上を持つ者の増加	・37.6%→10% ・54.7%→45% ・60.2%→70% ・25.0%→50%

3. 生活の質の向上に向けた口腔機能の維持・向上

具体的指標	現状値→目標値
・3歳児で不正咬合等が認められる者の減少	・12.3%→10%
○60歳代の咀嚼良好者の増加	・74.3%→80%

4. 定期的に歯科検診又は歯科医療を受けることが困難な者

具体的指標	現状値→目標値
(1) 障害者 ・障害(児)者入所施設での定期的な歯科検診実施率の増加	・66.9%→90%
(2) 要介護高齢者 ・介護老人福祉施設及び介護老人保健施設での定期的な歯科検診実施率の増加	・19.2%→50%

5. 歯科口腔保健を推進するために必要な社会環境の整備

具体的指標	現状値→目標値
○過去1年間に歯科検診を受診した者の増加	・34.1%→65%
○3歳児でう蝕がない者の割合が80%以上である都道府県の増加	・6都道府県→23都道府県
○12歳児の一人平均う歯数が1.0未満である都道府県の増加	・7都道府県→28都道府県
・歯科口腔保健の推進に関する条例を制定している都道府県の増加	・26都道府県→36都道府県

※○は「健康日本21（第2次）」と重複しているもの

（厚生労働省資料を改変）

示された（図11-3）．この基本的事項では，「歯科疾患の予防」，「生活の質の向上に向けた口腔機能の維持・向上」，「定期的に歯科検診または歯科医療を受けることが困難な者に対する歯科口腔保健」，「歯科口腔保健を推進するために必要な社会環境の整備」の各々の視点から具体的な目標などを定めており，これらを達成することにより「口腔の健康の保持・増進に関する健康格差の縮小」の実現を目指すこととしている．その計画期間は，「健康日本21（第二次）」と同様に，平成25年度を初年度とし，平成34年度に最終評価を行うこととしている．

■ 参考文献
1) 厚生労働統計協会：国民衛生の動向・厚生の指標，63，2016.

Index —索 引

あ
- アジェンダ 21 ……………………… 8
- アタッチメントロス ………… 23, 104
- アデノシン三リン酸 …………… 184
- アレルギー疾患対策基本法 …… 257
- 悪臭 ………………………………… 16
- 悪性腫瘍 ………………………… 115
- 安静時唾液 ……………………… 65

い
- イタイイタイ病 ………………… 16
- インスリン ……………………… 118
- インフルエンザワクチン ……… 206
- インプラント周囲炎 ……… 108, 170
- インプラント周囲粘膜炎 … 108, 170
- 医師・歯科医師・薬剤師調査 …… 41
- 医療過誤 ………………………… 201
- 医療施設調査 ……………………… 40
- 医療事故 ………………………… 201
- 医療的ケア児 …………………… 225
- 医療保険 ………………………… 251
- 移植片対宿主病 ………………… 215
- 遺伝性歯肉線維腫症 …………… 105
- 痛み ………………………………… 79
- 一般廃棄物 ……………………… 207
- 咽頭期 ……………………………… 77

う
- ウイルス ………………………… 190
- う蝕 ……………………… 20, 85, 97
- ──のリスク因子 …………… 130
- ──の発症要因 ………………… 94
- う蝕活動性試験 ………………… 132
- う蝕感受性 ………………………… 95
- う蝕性白濁 ………………………… 97

え
- エチレンオキサイドガス滅菌 … 202
- エナメル質 ………………………… 60
- 衛生行政報告例 …………………… 41
- 衛生的手洗い …………………… 194
- 疫学 ………………………………… 43

お
- オーラルフレイル ……………… 188
- オゾン層破壊 ……………………… 7
- 温室効果ガス ……………………… 8
- 温熱感覚 …………………………… 10
- 温熱環境の 4 要素 ………………… 10

か
- カポジ肉腫 ………………… 219, 220
- カリエスフリー …………………… 4
- カルバペネム耐性腸内細菌科細菌 · 192
- がん ……………………… 125, 156
- がん対策基本法 ………………… 257
- 化学細菌説 ………………………… 85
- 化学的・生物学的プラークコント
  ロール ………………………… 137
- 化学的清掃法 …………………… 165
- 仮性ポケット …………………… 104
- 菓子屋う蝕 ……………………… 247
- 介護保険 ………………………… 251
- 介護保険法 ………………… 241, 253
- 介入疫学 …………………………… 44
- 回転運動 …………………………… 83
- 外因性着色 ………………………… 70
- 獲得被膜 …………………………… 69
- 顎関節 ……………………………… 82
- 顎関節症 ………………………… 116
- 顎顔面の発生 ……………………… 61
- 顎下腺 ……………………………… 65
- 滑走運動 …………………………… 83
- 学校保健 ………………………… 238
- 学校保健安全法 ………………… 255
- 学校保健統計調査 ………………… 37
- 官能検査 ………………………… 111
- 患者調査 …………………………… 39
- 感覚温度 …………………………… 11
- 感染症の予防及び感染症の患者に
  対する医療に関する法律 …… 256
- 感染症法 ………………………… 256
- 感染性心内膜炎 ………………… 121
- 感染性廃棄物 …………………… 207
- 関節リウマチ …………………… 156
- 関節円板 …………………………… 82

き
- 気温 ………………………………… 10
- 気候 ………………………………… 11
- 気湿 ………………………………… 10
- 気息性嗄声 ………………………… 78
- 気流 ………………………………… 10
- 記述疫学 …………………………… 44
- 揮発性硫黄化合物 ……………… 109
- 器質的ケア ……………………… 159
- 機能的ケア ……………………… 159
- 喫煙 ……………………………… 153
- 客観的評価 ………………………… 29
- 急性痛 ……………………………… 79
- 頬粘膜圧痕 ……………………… 178
- 局所薬物配送療法 ……………… 152
- 菌体外多糖 ………………………… 89

く
- クレンチング …………………… 178
- グラインディング ……………… 178
- グローブ ………………………… 198
- 空気 ………………………………… 8

け
- 下水道 ……………………………… 10
- 系統抽出法 ………………………… 30
- 系統的ブラッシング …………… 165
- 健康寿命 …………………… 14, 182
- 健康増進法 ………… 234, 239, 256
- 健康日本 21 ……………… 234, 239
- 検疫法 …………………………… 256

こ
- コモンリスクファクターアプ
  ローチ …………………………… 2
- ゴーグル ………………………… 197
- 呼吸器疾患 ……………………… 156
- 固有口腔 …………………………… 56
- 雇用保険 ………………………… 251
- 雇用保険法 ……………………… 253
- 五大栄養素 ……………………… 184
- 誤嚥性肺炎 ………… 102, 155, 157
- 口蓋 ………………………………… 57
- 口蓋裂 ……………………………… 62
- 口峡 ………………………………… 57

261

口腔	55
——の発生	61
口腔カンジダ症	112, 220
口腔ケア	159
口腔フローラ	67
口腔がん	4
口腔衛生学	1
口腔乾燥症の症状	66
口腔期	76
口腔細菌叢	67
口腔疾患の罹患状況	4
口腔前庭	55
口腔粘膜	62
口腔白板症	114
口腔扁平苔癬	114
口腔保健行動	29
口臭	108
口臭測定器	111
口唇裂	62
口内炎	112
公害	15
公衆衛生	6, 251
公的扶助	251
光化学オキシダント	15
咬合	177
咬合干渉	177
咬頭干渉	177
後天性免疫不全症候群	217
高圧蒸気滅菌	202
高血糖	120
高齢者の医療の確保に関する法律	239, 241, 256
構音	78
国際協力	6
国民医療費統計	40
国民健康・栄養調査	35
国民生活基礎調査	37
国民年金法	252
骨縁下ポケット	106
骨欠損の分類	106
骨粗鬆症	156
根尖性歯周炎	98
根分岐部病変	143
根面う蝕	97

さ

サージカルマスク	197
サーベイランス	5
サルコペニア	183
砂漠化	7

再石灰化	91, 94
三大栄養素	184
産業歯科保健	245
産業廃棄物	207
酸性雨	7
残根	98

し

シェーグレン症候群	242
シックデー	120
四分位	50
刺激唾液	64
脂質	184
歯科口腔保健の推進に関する法律	235, 256
歯科口腔保健対策と歯科口腔保健の推進に関する法律	257
歯科疾患実態調査	31, 239, 241
歯科診療所の従事者数	40
歯冠部う蝕	97
歯間ブラシ	164
歯垢	85, 99
歯根膜	60
歯根膜炎	107
歯周ポケット	73, 104
歯周炎	99, 106
歯周基本治療	149
歯周病	99
——のリスク因子	139
歯周病原性細菌	68, 99
歯髄	60
歯髄炎	98
歯石	72
歯槽骨	61
歯肉	61
歯肉ポケット	104
歯肉炎	103
歯肉縁下歯石	72
歯肉縁上歯石	72
歯肉溝滲出液	101
歯肉増殖	105
歯肉病変	103
歯列	58
歯列弓	58
耳下腺	65
地盤沈下	16
児童福祉法	254
色素沈着物	70
疾病予防の概念	129, 130
悉皆調査	30
質的研究	47

社会福祉	251
社会保険	251
社会保障制度	250
手術時（外科的）手洗い	194
主観的評価	29
周術期口腔機能管理	157
周術期口腔機能管理計画策定料	240
周術期口腔機能管理料	240
周術期専門的口腔衛生処置	241
終末期	225
終末期医療	225
従属人口指数	14
循環器疾患	156
準備期	76
小窩裂溝う蝕	97
少子高齢化	17
消毒	202
障害者の日常生活及び社会生活を総合的に支援するための法律	255
障害者総合支援法	248, 255
上水	9
常在菌	194
食事摂取基準	184
食道期	77
食物残渣	72
職業性歯科疾患	245
職業性疾病	245
心因性疼痛	81
心疾患	156
侵害受容性疼痛	80
侵襲性歯周炎	107
神経障害性疼痛	80
真性ポケット	104
振動	16
新オレンジプラン	243
新ゴールドプラン	241
新健康フロンティア戦略	239
人口ピラミッド	13
人口静態	11
人口静態統計調査	12
人口統計	14
人口動態	14
人口動態統計	14
腎疾患	156

す

スーパーフロス	168
スクラッビング法	161
スクリーニング	46
スクリーニング検査	46

スケーリング……………………147
スタンダードプレコーション……193
スティルマン改良法………………163
スティルマン法……………………163
ストレスタンパク質………………92
スペシャルニーズ…………………221
水質基準……………………………9
水道水フロリデーション…………133
水道法………………………………9
推奨量………………………………184
推定平均必要量……………………184
健やか親子21………………………237

せ

セメント-エナメル境………………141
セメント質……………………………60
セルフケア……………………………159
世界保健機関………………………2, 6
正の相関………………………………49
生活保護法…………………………254
生理的口臭…………………………108
成人保健……………………………239
声帯……………………………………78
政府統計………………………………30
精神障害……………………………224
精神保健……………………………248
精神保健及び精神障害者福祉に
　関する法律………………………254
摂食嚥下………………………………74
摂食障害……………………………224
舌………………………………………56
舌圧痕………………………………178
舌下腺…………………………………65
舌苔…………………………69, 110
　──の除去………………………172
先行期…………………………………75
洗口剤…………………………………71
洗浄…………………………………204
全数調査………………………………30

そ

ソーシャルキャピタル……………233
咀嚼…………………………………181
咀嚼機能低下………………………186
咀嚼粘膜……………………………173
早期接触……………………………177
早産………………………156, 211
相関……………………………………48
層化抽出法……………………………31
騒音……………………………………16
造血幹細胞移植……………………214
象牙質…………………………………60

た

タッピング…………………………178
タンパク質…………………………184
多剤耐性アシネトバクター………193
多剤耐性菌…………………………191
多職種連携……………………………3
多段抽出法……………………………31
唾液……………………………………64
　──の緩衝作用……………………94
　──の自浄作用……………………95
唾液検査……………………………132
唾液腺…………………………57, 64, 65
唾液腺マッサージ…………………176
唾液分泌……………………………174
大気汚染………………………………15
代謝…………………………………184
代表値…………………………………47
耐用上限量…………………………184
脱灰……………………………………85
縦磨き………………………………162
単純無作為抽出法……………………30
炭水化物……………………………184

ち

チャーターズ法……………………163
地域歯科保健………………………229
地域保健法…………………………255
地域包括ケアシステム……157, 242
地球温暖化………………………7, 8
知的障害者福祉法…………………254
知的能力障害………………………223
智歯周囲炎…………………………108
蝶番運動………………………………84

つ

痛覚の閾値……………………………63

て

テトラサイクリン系抗菌薬…………71
ディスポーザブル製品……………195
データのバラつき……………………47
データの尺度…………………………47
データの分類…………………………47
デブライドメント…………………147
デンタルフロス……………………161
デンタルプラーク……………………66
手洗い………………………………193
低温プラズマ滅菌…………………202
低血糖………………………………120
低体重児出産……………………156, 211

と

トゥースフレンドリー食品…………93
トクホ…………………………………93
土壌汚染………………………………17
統合失調症…………………………224
糖尿病……………………………118, 156
糖尿病連携手帳……………………119
特異度…………………………………46
特殊健康診断………………………247
特殊粘膜……………………………173
特定保健用食品………………………93

な

内因性着色……………………………71

に

日常的手洗い………………………194
妊娠性エプーリス…………………212
妊婦…………………………………211

ね

年金保険……………………………251
年少人口指数…………………………14

の

ノーマライゼーション……………232

は

ハイリスクアプローチ……………230
ハイリスクストラテジー…………230
バージャー病………………………124
バイオハザードマーク……………209
バイオフィルム……67, 89, 99, 101
　──の糖代謝………………………90
バイオフィルム感染症………………90
バス法………………………………162
バンコマイシン耐性腸球菌………192
歯………………………………………58
　──の酸蝕症……………………245
　──の動揺度……………………142
　──の摩耗症……………………247
排膿…………………………………142
発声……………………………………78
発達障害児…………………………221
発達障害者支援法…………………254
針のリキャップ……………………199
針刺し防止…………………………199

ひ

ヒト免疫不全ウイルス……191, 217
ヒドロキシアパタイト………………60
ヒヤリ・ハット……………………202
ビタミン……………………………184
非プラーク性歯肉病変……………104
非感染性疾患……………………2, 154
非感染性廃棄物……………………207

非歯原性歯痛 …………………… 81	慢性痛 …………………………… 80	**数字・欧文**
被覆粘膜 ………………………… 173	**み**	2 点弁別閾 ……………………… 63
一人平均現在歯数 ……………… 33	ミネラル ………………… 184, 185	5R …………………………… 154
表層下脱灰 ……………………… 97	ミュータンスレンサ球菌	21 世紀の国民健康づくり運動 …239
標準偏差 ………………………… 49	……………………… 67, 85, 87	8020 運動 ……………………… 233
病的口臭 ………………………… 108	水俣病 …………………………… 16	χ^2 検定 …………………… 51, 52
敏感度 …………………………… 46	水 ………………………………… 8	**A**
ふ	**め**	*Aggregatibacter actinomycetem-comitans* …………………… 68
ファーケーションプローブ …… 144	メインテナンス ………… 149, 150	AIDS …………………………… 217
フェニトイン …………………… 105	メチシリン耐性黄色ブドウ球菌	ATP …………………………… 184
フォーンズ法 …………………… 162	……………………………… 192	**B**
フッ化物 ………………………… 133	滅菌 ……………………………… 202	BMI …………………………… 184
フッ化物による為害作用 ……… 136	**も**	BOP ……………………… 104, 142
フッ化物歯面塗布 ……………… 135	毛様白板症 ……………………… 220	B 型肝炎ウイルス ……………… 190
フッ化物洗口 …………………… 134	目標量 …………………………… 184	B 型肝炎ワクチン ……………… 206
フッ化物配合歯磨剤 …………… 134	**や**	**C**
フレミタス ……………………… 178	薬物性歯肉増殖症 ……………… 105	CAL …………………………… 141
フロスレッダー ………………… 168	**ゆ**	CD4 陽性 T リンパ球 ………… 217
フロッシング …………………… 161	有意差検定 ……………………… 50	CEJ …………………………… 141
ブラキシズム …………………… 178	有病率 …………………………… 20	CFI ………………………… 25, 26
ブラッシング …………………… 161	**よ**	CPI ……………………… 23, 145
プラーク …………………… 66, 99	予防の概念 ……………………… 129	CPI プローブ ………………… 23
プラーク性歯肉炎 ……………… 104	予防接種法 ……………………… 256	CRE …………………………… 192
プレフレイル …………………… 188	予防的口腔清掃 ………………… 146	C 型肝炎ウイルス ……………… 191
プロフェッショナルケア ……… 159	横磨き …………………………… 162	**D**
不快指数 ………………………… 11	**ら**	def ……………………………… 21
付着の喪失 ………………… 23, 104	ラッピング ……………………… 196	dft 指数 ………………………… 21
負の相関 ………………………… 49	ラテックスアレルギー …… 195, 199	df 歯率 ………………………… 21
輻射熱 …………………………… 10	**り**	df 者率 ………………………… 21
物理的プラークコントロール … 136	リポ多糖 ………………………… 100	DMF ……………………… 20, 21
分析疫学 ………………………… 44	罹患率 …………………………… 20	DMFT 指数 …………………… 20
分泌型 IgA ……………………… 101	良性腫瘍 ………………………… 115	DMF 歯率 ……………………… 20
へ	**る**	DMF 者率 ……………………… 20
ヘルスプロモーション ………… 229	ルートプレーニング …………… 147	**E**
ペリクル ………………………… 69	**れ**	EPS …………………………… 99
ヘルス・リテラシー …………… 129	レッドコンプレックス ………… 100	e-Stat ………………………… 31
平滑面う蝕 ……………………… 97	**ろ**	**G**
平均寿命 ………………………… 14	ローリング法 …………………… 163	GI ……………………………… 23
平均値 …………………………… 49	老人福祉法 ……………………… 255	GI 値 ………………………… 186
平均余命 ………………………… 14	老年化指数 ……………………… 14	Glickman の分類 ……………… 143
ほ	老年人口指数 …………………… 14	**H**
ホワイトスポット ……………… 97	労働安全衛生法 ………………… 247	HIV …………………………… 217
ポピュレーションアプローチ … 231	労働者災害補償保険 …………… 251	**I**
母子保健 ………………………… 237	労働者災害補償保険法 ………… 253	ICDAS ………………………… 22
母子保健法 ……………………… 255	**わ**	**K**
ま	ワルダイエルのリンパ咽頭輪 … 57	Keyes の 3 つの輪 …………… 94
マイクロコロニー ……………… 101		**L**
マテリアアルバ ………………… 72		LDDS ………………………… 152
慢性歯周炎 ……………………… 106		

Lindhe と Nyman の分類 ……… 143	PMTC …………………… 150, 160	*Streptococcus mutans* …… 67, 131
LPS …………………………… 100	*Porphyromonas gingivalis*	*Streptococcus sobrinus* … 67, 131
M	…………………………… 68, 100	**T**
Miller の歯の動揺度の分類 …… 142	PPD ……………………………… 141	*Tannerella forsythensis* ………… 68
MRSA ………………………… 192	PTC ……………………………… 160	*Tannerella forsythia* ………… 100
N	**Q**	TCH ……………………………… 179
NCDs ……………………… 2, 154	QOL ……………………………… 229	through-and-through ………… 143
Newbrun の 4 つの輪 …………… 94	**R**	*Treponema denticola* …… 68, 100
O	Red complex ……… 67, 100, 139	**V**
OHI ………………………… 25, 26	**S**	VRE ……………………………… 192
O'Leary の PCR ……………… 143	*S. mutans* ……………………… 86	VSC ……………………………… 109
P	*S. sobrinus* …………………… 86	**W**
PHP ……………………………… 28	SDGs ……………………………… 3	WHO …………………………… 2, 6
PlI ………………………………… 27	SPT ……………………………… 149	WHO 口腔診査法 ………………… 5
PMA 指数 ………………………… 23	Stephan のプラーク pH 曲線 …… 96	

【編者略歴】

泉福 英信(せんぷく ひでのぶ)
1992年　日本大学大学院松戸歯学科修了
1992年　国立予防衛生研究所歯科衛生部研究員
1996年　ハーバード大学医学部ジョスリン糖尿病センターリサーチフェロー
　　　　（～1998年）
1997年　国立感染症研究所口腔科学部主任研究官
2003年　国立感染症研究所細菌第一部室長
2015年　横浜市立大学大学院客員教授

デンタルスタッフの
口腔衛生学・歯科衛生統計　　ISBN978-4-263-42246-5

2018年2月10日　第1版第1刷発行

編　者　泉福　英信
発行者　白石　泰夫

発行所　医歯薬出版株式会社
〒113-8612　東京都文京区本駒込1-7-10
TEL.（03）5395-7638(編集)・7630(販売)
FAX.（03）5395-7639(編集)・7633(販売)
https://www.ishiyaku.co.jp/
郵便振替番号　00190-5-13816

乱丁，落丁の際はお取り替えいたします　　印刷・教文堂／製本・愛千製本所
© Ishiyaku Publishers, Inc., 2018. Printed in Japan

本書の複製権・翻訳権・翻案権・上映権・譲渡権・貸与権・公衆送信権（送信可能化権を含む）・口述権は，医歯薬出版(株)が保有します．
本書を無断で複製する行為（コピー，スキャン，デジタルデータ化など）は，「私的使用のための複製」などの著作権法上の限られた例外を除き禁じられています．また私的使用に該当する場合であっても，請負業者等の第三者に依頼し上記の行為を行うことは違法となります．

JCOPY ＜(社)出版者著作権管理機構　委託出版物＞
本書をコピーやスキャン等により複製される場合は，そのつど事前に(社)出版者著作権管理機構（電話 03-3513-6969，FAX 03-3513-6979，e-mail：info@jcopy.or.jp）の許諾を得てください．